现代国药名典丛书

U0383906

药性字典

吴克潜 编

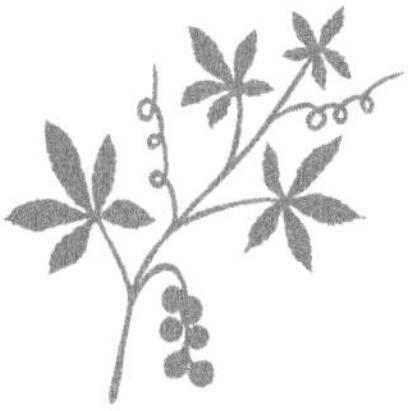

上海交通大学出版社
SHANGHAI JIAO TONG UNIVERSITY PRESS

内容提要

《药性字典》是一部20世纪30年代编纂出版的简明实用的中药辞书，具有较高的学术价值。该书由我国中医名家吴克潜主编。每一种药名下设置有产地、性味、主治、用量、禁忌等5项细目，一些重要的药物后有“编者按”补充内容。收入常用中药600余品，取舍严谨，可供中医药研究者参考使用。

图书在版编目（CIP）数据

药性字典 / 吴克潜编 . —上海：上海交通大学出版社，2018（2019重印）
ISBN 978-7-313-18832-8

Ⅰ. ①药… Ⅱ. ①吴… Ⅲ. ①药性—字典 Ⅳ. ① R285. 1-61

中国版本图书馆CIP数据核字（2018）第011104号

药性字典

编　　者：吴克潜
出版发行：上海交通大学出版社　　地　　址：上海市番禺路951号
邮政编码：200030　　电　　话：021-64071208
印　　制：当纳利（上海）信息技术有限公司　　经　　销：全国新华书店
开　　本：710 mm × 1000 mm　1/16　　印　　张：41.5
字　　数：622千字
版　　次：2018年4月第1版　　印　　次：2019年3月第2次印刷
书　　号：ISBN 978-7-313-18832-8/R
定　　价：400.00元

出版说明

中医药学是中国古代科学的瑰宝，也是打开中华文明宝库的钥匙。中国古代药学著作主要以本草类图书为主，历代都有官府重修本草和民间新撰本草著作出现，内容日趋增多，知识日益丰富，但编修体例变化不大。晚清以来，中国传统药学著作的编写出现重大变化。西方药典编写方法不断影响，中医药科学化思潮不断扩展，中药新研究成果不断涌现，中药新分类体系不断梳理，中药教材和普及读物不断需求，都是传统大型综合本草著作无法承担的。与此同时，中药辞典应运而生，代替综合本草著作，承担起总结中药学知识的任务，中药辞典编纂蔚然成风。

据不完全统计，民国时期编纂出版的中药辞典多达十余种，比较重要的药典有[①]：

书名	编纂者	出版
《中华药典》	卫生部	内政部卫生署 1930 年铅印本
《国药字典》	陈景岐	上海中西书局 1930 年铅印本
《中药大辞典》	卫生报馆	上海卫生报馆 1930 年铅印本
《中国药物新字典》	江忍庵	上海中国医药研究会 1931 年铅印本
《药性字典》	吴克潜	上海大众书局 1933 年铅印本
《中国药学大辞典》	陈存仁	上海世界书局 1934 年铅印本
《中华新药物学大辞典》	吴卫尔	中国新医学研究会 1934 年铅印本
《应用药物辞典》	章巨膺	民友印刷所 1934 年铅印本
《实用药性辞典》	胡安邦	上海中央书店 1935 年铅印本
《标准药性大字典》	潘杏初	上海医药研究学会 1935 年铅印本
《药物辞典》	董坚志	上海文业书局 1937 年铅印本
《药性辞源》	冯伯贤	上海中央书店 1937 年铅印本
《中西药典》	张公让	张公让诊所 1943 年铅印本

民国时期的中药辞典编纂工作虽然处于探索阶段，但大多是参考了古今中外各方面资料基础上编写而成，内容丰富，资料翔实。这些药典的编写体例、内容均较传统本草著作有很大变化，主编者多秉持对中药知识“以科学方法整理”的理念，“采用现代科学实验方法”而产生的新的中药学知识被编写者大量吸收，新式辞典严谨、规范、简明、清晰的编写风格逐渐吸收、融合，随着编纂经验的积累，编排体例亦不断完善，并有合理、便捷的展现。这些药典的主要特点有：（一）科学性。内容上既重视对传统本草著作的总结、提炼，又大量吸收了中药科学研究的新成果，尤其重视药物成分、形态、分科、用量的各自清晰的表述。（二）条理性。通过词目的设置，将传统本草著作中混在一起的性味、归经、功效、主治等叙述内容，进行分门别类，分条纂述，有序排列；对于新科研成果，亦通过药物“有效成分”“生理效应”等新设条目予以系统归纳，科学表述。（三）检索性。通过建立索引系统，或采用笔画顺序等编排体例，使读者便于查找所需内容。（四）便利性。通过系统化梳理，使每一种药物的相关内容集中在同一词条下，可以独立成章，不必前后翻找；对不同药物的知识，通过统一的编排体例与叙述模式，以消除阅读理解的障碍。

这批中药辞书是现代中药研究著作中具有基础性的重要成果。对于这批具有开创性意义的中药学术成果进行收集、整理、出版，既可成为当代中药研究者重要的参考资料，也是“切实把中医药这一祖先留给我们的宝贵财富继承好、发展好、利用好”（习近平语）的一项重要工作。

这批出版于20世纪三四十年代的药典，流传至今，已经较难访寻查阅，即便是国内一些重要的图书收藏机构，也没有一家能全部收藏这批药典的。我们希望通过不断努力，把这批中药药典汇成“现代国药名典丛刊”影印出版。

《药性字典》，吴克潜[②]编，民国二十二年（1933）大众书局初版，民国三十八年（1949）再版。全书正文594页，每页上下两栏，竖排。词条不分类，按药物首字笔画为序排列，前置目次，便于检索。书末附有“煎药方法”“服药方法”“别名附录”等。全书注重实用，采入药物都为“寻常必需之要药”，不收“险僻之味，秽浊不堪应用之药，药肆不备之品”，共收药物600余味，取舍颇为严谨。每一种药名下设置有产地、性味、主治、用量、禁忌等5项细目，一些重要的药物后有“编者按”补充内容，有编者个人“偶到之见地”，有前人“卓识远见”，也有近今“新有之发明”等。本书还有与其他中药辞典不同的三个特点：（一）药物词条下不注“药性”，编者认为古人所分宣通、补泄、轻重、滑涩、燥湿等药性，因药有“补中兼泻，通中兼补”特征，需要通过“性味”和“主治”合而观之，所以不再单独列为细目。（二）对于药材宜用“末”“水飞”“醋粹”“酒炒”“煎服”等法，皆以成法采入。（三）对于主治病名费解的，增加注释，使读者有更“透澈之明瞭”

《药性字典》是一部民国时期较早编纂出版的简明常用中药辞书，具有较高的学术价值，可供中医药研究者参考使用。本书据原本影印，书前有孙文蔚序、自序、凡例等，一并保留。

桑行之

2018年4月

注 释：

① 据《中国中医古籍总目》及焦振廉《民国时期中医药著作概述》、王鼎等《民国时期本草著作的特征初探》、李楠《民国时期中药辞典的编纂及其对中药学发展的影响》统计，民国时期编纂的中医药类辞典达28种，其中中药辞典15种。需要说明的是，这15种中药辞典中，《辞典本草》内容与一般本草著作无异，徒具辞典之名，而程瀚章《新医药辞典》实为西医药学辞典，收录内容与中药无关，这两部书应予剔除。

② 吴克潜（1898–1991），浙江海宁人。著名中医内儿科专家，中医教育家。幼承家学，博览群书，27岁到上海行医，并创办《医药新闻》报，任主编。1926年后，先于上海中医学院，上海国医学院任教，后应中国医学院之聘，任教授兼教务长，31岁任中华全国医药联合会执行委员兼学术委员。1949年后，历任南通医学院附属医院中医科主任，苏州医学院附属每一医院中医科主任、中医教研室主任，主任医师、教授，江苏省中医学会理事、顾问，江苏省政协委员，农工民主党江苏省委员会委员，农工民主党苏州市副主委等职。擅长中医内、儿科、主要著作有《吴氏儿科》《古今医方集成》《病源辞典》《药性辞典》《医药精华集》《诊断学》《吴克潜医案医话集》等，桃李满天下，是现代中医界的老前辈。

吳克潛編

藥性字典

大眾書局印行

中華民國廿二年十二月出版

藥性字典 全一冊

▲精裝布面定價二元五角
▲平裝紙面定價大洋二元
（外埠酌加郵費匯費）

編輯者 吳克潛
發行人 樊劍剛
印刷者 大衆書局
出版者 大衆書局

總發行所 上海四馬路 大衆書局

代售處 各省各大書局

（二）人參

原皮參

吉林參

遼東參

大山參

白參

野山參

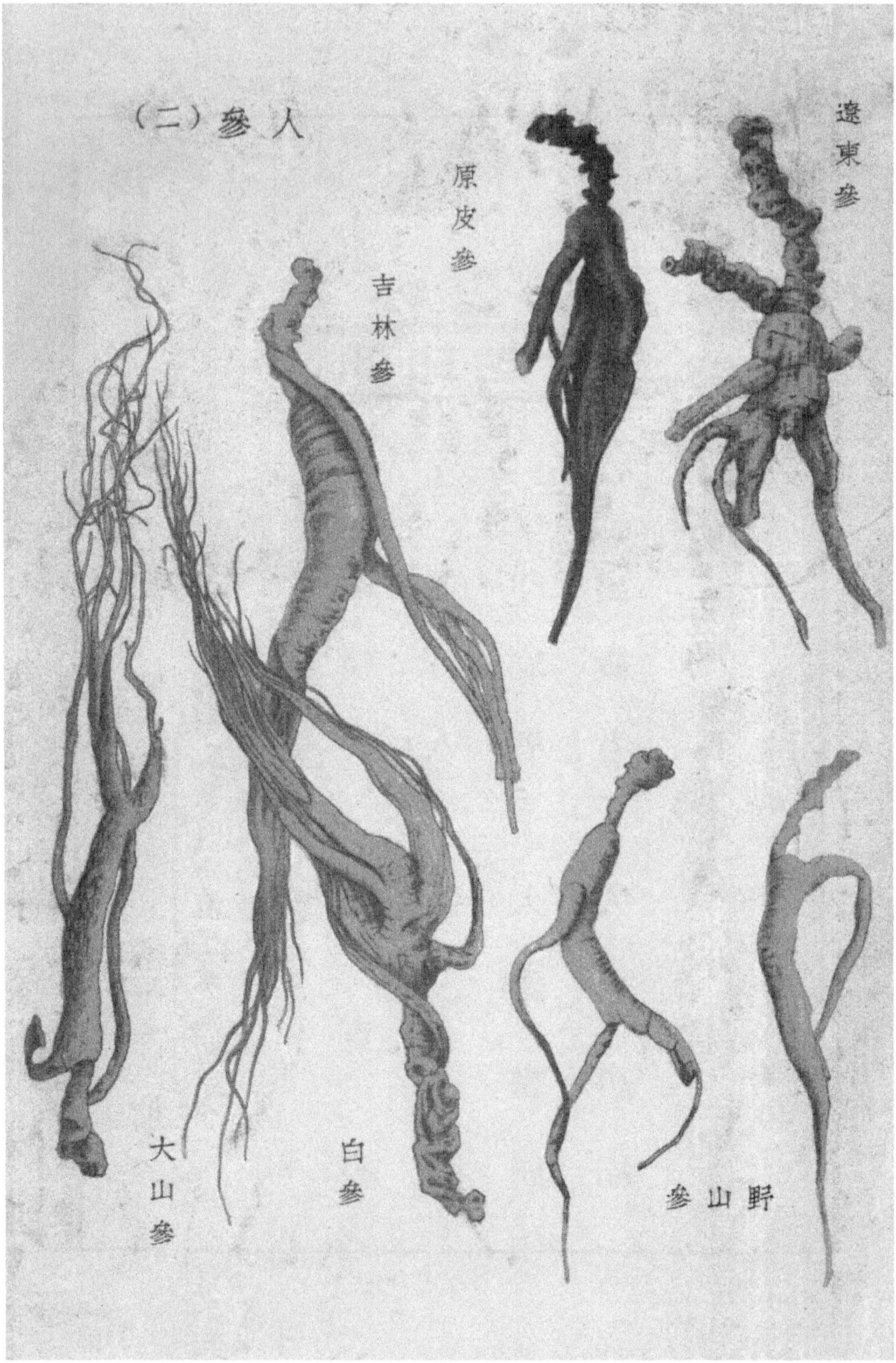

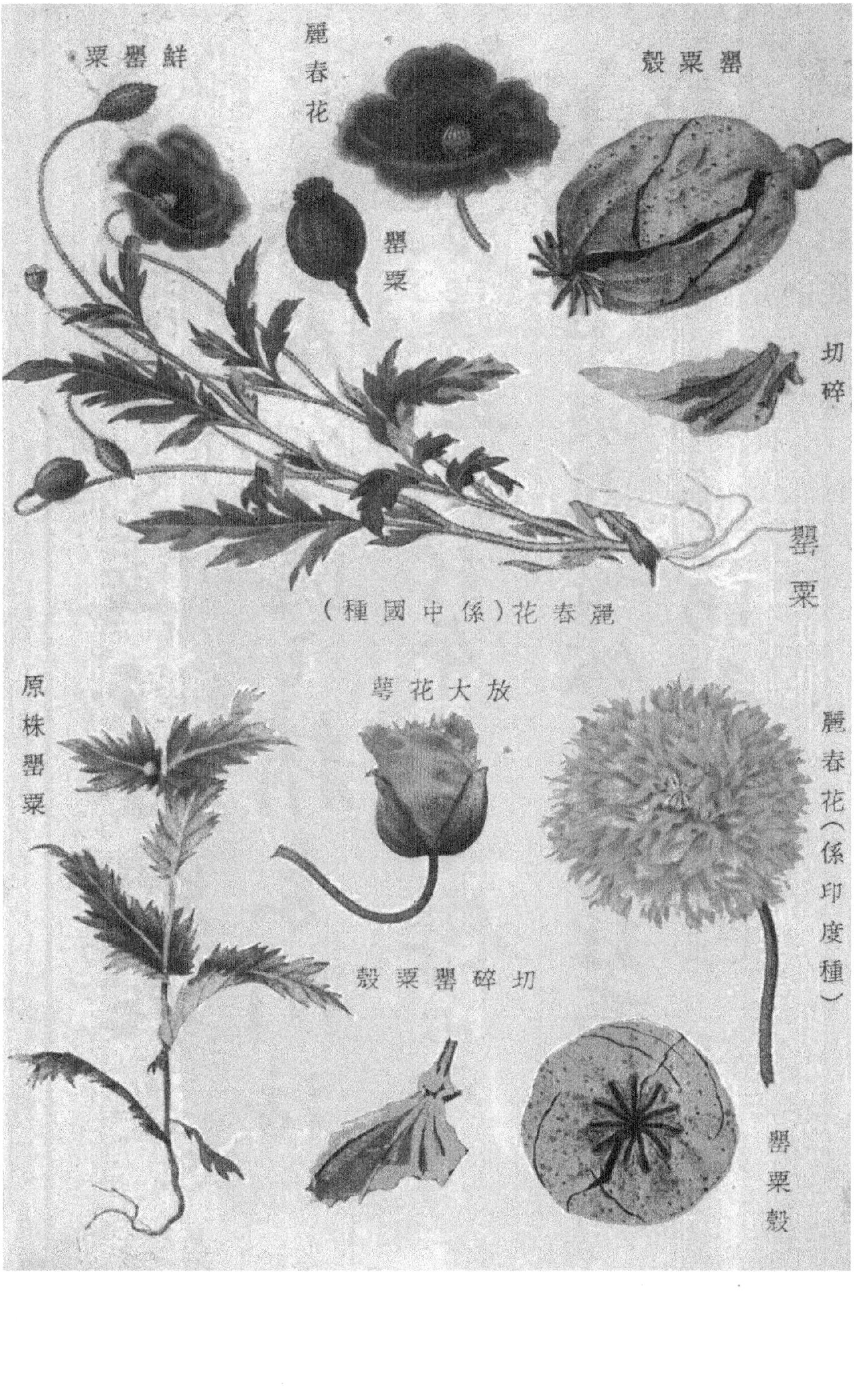
鮮罂粟
麗春花
罂粟殼
罂粟
切碎
罂粟
麗春花（係中國種）
原株罂粟
放大花蕚
麗春花（係印度種）
切碎罂粟殼
罂粟殼

藥石之性各有特長是書本經驗之精意刪浮泛之華詞於本草中傑作之

中央國醫館常務理事

武進謝利恒

酌古準今

吳興蔡濟平敬題

是編由博返約
藥性簡明切當
吳克潛先生有道

顧渭川書題

我國藥學典籍如綱目等取材蕪雜而不精立說又間多怪誕既不便於檢閱更不合於近代所需要本書取材嚴謹編製適度誠為醫林寶筏藥界明燈我國藥物之配合調劑有相反相成之妙用原無所謂禁忌本書特列禁忌一条使後之學者知所惕厲尤爲難得敢書数言於卷首

中國醫學院　蔣文芳

月　日第　號

會址　老靶子路二四二號

藥性字典

國醫先務

徐相任題

含英咀華

吳興沈信卿題

克潛先生有道

薈集郡學

薛文元拜題

百藥應知性丹成濟
世宜蒼生關痛癢國
脉賴維持耆术延年
品蔘苓養氣宜君臣
相佐使善用仗神醫

癸亥冬石門華夫夏逸題

以科學方法整理舊醫籍固為
我國醫界當務之急然亦一大難
事也今
先生不畏其難毅然有藥性字
典之輯具此精神以進定必為我
醫界大闢光明之道此特其嚆矢
焉爾

石門女史夏平如題

孫序

表兄吳子克潛。性耽於醫。稽古考今。研習無倦。醫寓世居浙之硤石鎭。杏林春暖。譽滿鄉邦。蓋已非一日矣。丙寅以還。遷居海上。闢醫室於豐裕里。當時海上人仕之震於其名而求治者。踵相接也。然兄不以診繁而廢其學。主辦醫報。編刊醫書。皆於百忙中出之。於是四方醫家。相繼問難。不獨爲病家之救星。仰且爲醫界之宗師矣。今歲大衆書局欲編藥性字典而難於人選。耳兄之名。輾轉託人。求爲編纂。兄既以事屬利濟。責無旁貸。窮半載之力。始告厥成。藥性計凡六百餘味。皆詳其別名產地性味主治。旁及用量禁忌。靡不悉備。醫界得之。可資爲參考。家庭備之。可便於稽查。綱張目舉。一覽無遺。利羣壽世之作。允宜以此書冠首矣。付梓有日。樂爲之序。

中華民國二十二年冬

鴿湖孫文蔚識

上海大衆書局印行

自序

我國醫學。肇自神農。神農嘗百草。一日遇七十二毒。復命僦貸季理色脈。對察和齊。摩踵詭告。以利天下。是上古固先有藥而後有醫也。夫治病之道。莫先於用藥。用藥之道。莫先於識藥。神農本經藥祇三百六十五種。而分別上中下三品。辨其純駁。明其體用。後之用者。莫之能易。是眞能識藥之性者。後世藥品日增。互有發明。其合於用者固不爲少。而繁而無當者亦居其多數也。循是以降。歷代醫家各從本人之意以爲之增廣。一得之偏見。亦筆而出之。其有效於此而不效於彼者。比比然也。藥性之不講。病家輒疑夫藥之不效。而本經有效之品。亦浸浸乎啓人疑竇矣。等而下之。混堂浴體之水。污濁不堪者。謂可以發痘。寡婦牀頭之灰。意義全無者。謂可以療瘡。甚而天靈之蓋。已死之胎。均謂有補身強腦之效。以宅心慈悲之業。爲率獸食人之舉。失之醫道遠矣。且夫搜羅險僻之藥。必至遺棄純正之味。視用藥如試投以偶合。變醫道爲行險以僥倖。毀成法。騖玄虛。如此而欲求醫藥之進步。不亦戛戛乎難哉。本書之輯。則力矯是弊。選擇藥品。務取其適於用者。斟酌損益。得六百有餘種。皆市上所有而醫者堪以取用者。首正其名。次詳產地。後則列舉性味主治用量禁忌。使人曉然於眞僞之分。剛柔之辨。燥濕之殊。補瀉之異。皆所以明藥之性而使人人瞭然於胸也。若夫未明其性而徒以博採爲能事者。既非神農嘗草詳識藥性之旨。復非適應潮流研求精益之方。上不合古。近不合時。啓人藉口。無俾實際。則非余之所敢知也。

中華民國二十二年冬

海甯吳克潛識

藥性字典　凡例

一、是書注重實用。故所採皆尋常必需之要藥。其險僻之味。穢濁不堪應用之藥。藥肆不備之品。皆不收入。庶使醫者易於應用。病者敢於嘗服。

二、是書凡述一藥。皆就其全體研究。而尤注重於主治。首述產地。明其藥之爲何類。以何地產者爲良也。次述性味。明其性質味道之各異。以及有毒無毒之分別也。次述主治。則就歷代諸家之言而加以總括。俾明其藥性之最要點究爲如何也。次述用量。明其藥之宜乎輕用及重用俾無過劑及不中病之失也。次述禁忌。明其藥之特點。有不宜於某某病者。俾用時加以審愼也。（有雖忌而可用者。是在佐使之得當。否則拘泥於禁忌。世將無可用之藥。譬如陽明實證。雖孕婦不得不酌用大黃。太陽表實。雖高年不得不酌用麻黃。活法固在人也。）至於誤用如有解法。則連述於後。庶幾一目瞭然。俯拾卽是。

三、是書每種藥味之後。間有加以編者按語者。則以此藥極爲重要而解釋不厭求詳也。按語中大意。或爲鄙人偶到之見地。歷試而均確者。或爲前人之發明。別有卓識遠見者。或爲近今新有之發明。錄之可供硏究者。末後則附以配合使用之方法。復援引古今成方以爲例。俾用藥者及服藥者得之。均可深切明瞭其眞性。庶無扞格之患而有應變之巧。

四、是書注重於使醫者病者。對於藥用均有透澈之明瞭。故於主治病名之費解者。逐條之下。皆加以註釋。俾免不求甚解之譏。以杜囫圇吞棗之患。

五、是書於古人所分藥性有宣通補瀉輕重滑澀燥濕十劑．雖不明爲區別．(因藥有補中兼瀉通中兼補者．若明爲區別．反致拘泥)然能就性味及主治兩條合而觀之．則亦有可見處．並未有意遺漏也．

六、是書所引歷代諸家之說．上自本草．下至綱目．備要．均悉本原文．而加以節錄．並標明書名或人名．以昭鄭重．其雜採諸書者．則別加括要一條以補之．

七、是書於藥之宜爲末．宜水飛．宜醋焠．宜酒炒．宜煎服等等．均依成法採入之．

八、是書所錄藥物．以筆畫多寡分先後．藉便檢查．

九、是書末附藥物別名表．俾檢原名不得時．取以備查．

十、是書末附煎藥服藥之方法．藉便普通社會之依法應用．

十一、是書卷首附刊藥名檢查提要。藉便閱者明瞭檢查藥名之筆劃。

十二、是書紕謬支離。自知不免。倘希海內明達。不吝指教。俾將來能擴充改編則幸甚。

中華民國二十二年冬

海甯吳克潛謹識

藥名檢查提要

一　凡檢查一種藥名。先數其首字之筆劃。數得幾劃。先在目錄中翻尋。俟尋得此種藥名。再查其頁數。按其頁數一翻即得。

二　藥名有本爲二字。而醫者處方中信筆寫成三字者。或首字爲標其出處。如杭菊花淮牛膝之類。或首字爲標其製法。如薑半夏製香附之類。或首字爲標其名貴。如眞滁菊上肉桂之類。則須檢查其第二字之筆劃。故閱者偶有檢查第一字而不得其藥名。即宜留心檢查其第二個字即得。亦有寫成四字五字之藥名。須檢查其第三個字者。如老山人參九孔石决明之類。檢查人字石字即得。

三　處方中藥名間有寫成別名者。或故弄玄虛而其上冠以特別字樣者。則宜檢查別名表。或遍查目錄中。有無與此相類之字樣。亦可因而尋得。如爲鄭重計。則宜就詢醫生。更可知尋得之藥名。是否正確。

藥性字典

目錄

二畫

三畫

上海大衆書局印行

四畫

五畫

六畫

七畫

八畫

九畫

十畫

十一畫

上海大衆書局印行

十二畫

十三畫

上海大衆書局印行

十四畫

十五畫

十六畫

十七畫

十八畫

十九畫

二十畫

二十一畫

二十二畫

二十三畫

二十四畫

二十六畫

二十八畫

二十九畫

增補

藥性字典

國醫 吳克潛 編

二畫

丁香

【產地】產安南及我國西藏兩廣等地。有丁香及鷄舌香二種。丁香又名公丁香。鷄舌香又名母丁香。性質相似。綱目香木類。

【性味】味辛性溫無毒。

【主治】丁香爲健脾胃補腎陽要藥。主去胃寒。理元氣。療虛噦。止瀉利。治口氣冷氣。腎氣奔豚。陰寒腹痛。風毒風䘌。

【開寶】主溫脾胃。止霍亂擁脹。風毒諸腫。齒疳䘌。能發諸香。

【李珣】風䘌骨槽勞臭。殺蟲辟惡去邪。治奶頭花。止五色毒痢。五痔。

【大明】治口氣冷氣。冷勞反胃。鬼疰蠱毒。殺酒毒。消痃癖。療腎氣奔豚氣。陰痛腹痛。壯陽煖腰膝。

【保昇】療嘔逆甚驗。

【元素】去胃寒。理元氣。氣血盛者勿服。

【綱目】治虛噦。小兒吐瀉。痘瘡胃虛灰白不發。

【註】䘌。腐蝕也。疳䘌。疳症之腐蝕者。風䘌。因風生蟲而腐蝕者。　骨槽風。耳前及腮頰腫痛。久則牙牀骨內腐潰者。　奔豚。腎積病也。有氣從少腹起。上衝胸腹或咽喉。仍復還止。宜服奔豚丸及增損五積丸。　五痔。牡痔牝痔腸痔脈痔血

上海大衆書局印行

痔也。

【用量】普通三分至一錢。

【禁忌】凡病非屬虛寒。一切有火熱證者忌。呃逆由於熱者大忌之。忌見火畏鬱金。

【附錄】

【鷄舌香】主風水毒腫。霍亂心痛。治心腹冷氣不和。吹鼻殺腦疳。

【編者按】呃逆之治有三。寒呃用丁香柿蒂湯。熱呃用五汁飲。（梨汁地栗汁鮮葦根汁麥門冬汁鮮藕汁或蔗漿。單用一二汁如梨汁地栗汁蔗漿亦可。）至於普通偶然之呃逆。只須清痰理氣。切不可誤認而妄用丁香也。

九香蟲

【產地】產貴州赤水河中。大如指頭。狀似水黽身青黑色。入藥綱目蟲類。

【性味】味鹹性溫。無毒。

【主治】九香蟲主壯元陽。通滯氣。

【綱目】主胸膈滯氣。脾腎虧損。壯元陽。

【括要】治肝胃氣滯腰腹疼痛及脾胃虛弱泄瀉。用九香蟲一兩半。車前子新會皮於朮各四錢。杜仲八錢。共研末蜜丸。名烏龍丸。每服錢半取效。

【註】元陽命門眞火也。壯年命火盛。則食量多而精血足。老年命火衰。則多腰痠腿軟便溏溺多陽痿精少也。

【用量】普通一二錢。

【禁忌】胃火血熱者慎用。

人中白

【產地】乃人溺沉澱白色。經久而乾者。以童子便壺及老僧溺器多年。其中所製得之人中白爲最佳。綱目人類。

【性味】味鹹。性平。無毒。

【主治】人中白爲除熱降火要藥。主大衄。諸竅出血。肌膚汗血。治痘疹煩熱。口咽生瘡。瀉三焦火。敷治瘡毒。

【唐本】主療鼻衄。湯火灼瘡。

【蘇茶】燒研主惡瘡。

【大明】治傳尸勞熱。肺痿。心膈熱。吐血羸瘦。渴疾。

【綱目】降火消瘀血。治咽喉口齒諸瘡。疳䘌諸竅出血。肌膚汗血。

【括要】治痘瘡倒陷。煅爲末。水服之。治走馬牙疳。煅末。加麝香少許貼之。

【註】大衄。大吐血或鼻中大出血。　傳尸勞。瘵蟲傳染之病。多由精氣內虧。或得之病人傳染。或得之臨尸哭泣。變化甚多。　疳䘌。竅中作癢生蟲。成瘡發熱。多生於鼻中。曰鼻疳。由疳蟲上蝕所致。倒陷。痘已透發飽滿。忽然膿漿退去。毒反內攻者。虛症倒陷宜補托。實症則或開發透毒。或清裏解毒。人中白則用以清裏解毒者也。　走馬牙疳。胃中火熾。牙肉突然腐爛。勢如走馬之速。牙齒盡

脫血肉發黑者爲胃爛不救之症。

【用量】普通八分至二錢外用無定量。

【禁忌】凡虛寒及溏洩或陽虛無火食不消者均忌。

【編者按】人中白降相火消瘀血。諸瘡多由血毒火盛故治之甚驗著名方劑有人中白散其一（人中白麝香蝦蟆蘆薈）內服治小兒疳氣。寒熱。積滯不化。肚腹脹痛。其二（人中白孩兒茶冰片黃蘗白硼砂薄荷青黛黃連）外用治小兒走馬牙疳。口疳。膿耳。手臁瘡。腿上瘡。痔瘡。其他用入喉症。風火疫毒。血熱之方者甚多。不勝枚舉。

人中黃

【產地】乃從糞便中製出者。法以甘草入竹內。兩端閉緊。浸糞池中。經久則甘草得糞清之氣。而穢濁則不入也。立春後取出入藥。綱目人類。

【性味】味苦。（或作甘）性寒。無毒。

【主治】人中黃爲解熱毒要藥。主入胃通行五臟。大解熱毒。治天行熱疾。惡瘡。瘟疫。療中菌毒。藥毒惡瘡。

【大明】主天行熱狂。熱疾。解中諸毒。惡菌毒。

【括要】解胃家熱毒。治溼毒。大解五臟實熱。及痘瘡因熱黑陷。

【註】惡瘡。瘡之皮膚潰爛。浸淫不休而無定名者。虛者宜補多攻少。實者宜清血解毒。人中黃之設。多爲實熱之證所用。黑陷痘瘡。形色變黑而陷伏。多由邪火太熾所致。

【用量】普通八分至二三錢。

【禁忌】傷寒瘟疫。非陽明實熱。痘瘡非大熱鬱滯。因而紫黑乾陷者均忌。小兒胎稟虛寒。體瘦色白者。亦忌之。

【附錄】

【糞清】又名金汁。主清痰火。消食積。治天行熱疾。心胃實熱。陽毒熱狂。中惡。瘟病垂死者。治惡瘡。解蕈毒。及小兒初生。胎毒不散者。

人牙

【產地】乃人口中脫下之牙也。綱目人類。

【性味】味甘鹹。性熱。有毒。

【主治】人牙主發痘瘡陰疽。治倒靨。

【藏器】主除勞。治瘧。蠱毒氣。入藥須燒用。

【綱目】治乳癰未潰。痘瘡倒靨。

【註】蠱毒。爲蛇蟲之毒。下於食物中。食之嗅之則中毒。其蠱或由自然。或由人造。多產於兩廣貴州一帶。各蠱毒均有解法。　倒靨。痘瘡初出。爲風寒所襲。突變黑色或青紫。毒有內陷之象。謂之倒靨。參看人中白倒陷註。

【用量】普通三五分。

【禁忌】痘瘡方出之際。外爲風寒穢氣所冒。腠理閉塞。血澀不行。毒不能出。或變黑倒靨。宜用人牙以酒麝達之。若伏毒在心。昏冒不省人事。及氣虛色白。癢塌不能作膿。或熱痱紫泡之證。止宜解毒補虛。苟誤用此。則鬱悶聲啞。反成不救。故非易用之物也。

人乳汁

【產地】乃婦女產後。乳內生出之乳汁也。以頭胎或溫良無病之婦女所泌者爲良。綱目人類。

【性味】味甘鹹。性平無毒。

【主治】人乳汁爲補虛潤澤要藥。主補五臟。滋血液。治老人便祕。療目痛多淚。止消渴。健腦髓。

【別錄】主補五藏。令人肥白悅澤。療目赤痛多淚。

【蘇恭】和雀屎去目中努肉。

【大明】益氣。治瘦憔悴。悅皮膚。潤毛髮。點眼止淚。

【註】努肉。目中瘀肉。突出於目兩眥。時覺疼痛者。 消渴有上消中消下消之別。其症善飢善渴。飲一溲一。飲一溲二。病由積漸而成。

【用量】普通爲哺兒服食之品。入藥無定量。

【禁忌】人乳性涼。滋潤燥渴。枯涸者宜之。若藏氣虛寒。滑泄不禁。及胃弱不思食。脾虛不磨食。均忌。

人參

【產地】我國吉林遼甯產者最良。山西長子縣。雲南姚安縣。安徽舒城縣。亦有出產。高麗產出頗富。日本美國亦有之。綱目山草類。

【性味】味甘微苦性微寒（或作性溫）無毒。

【主治】人參為大補元氣要藥。功能治一切衰弱癆瘵。通行周身。補五臟之氣。瀉五臟之火。効益雖多。而其功頗緩。紅色名別直參。（亦曰高麗參）性溫而力較峻。

【本經】主補五臟。安精神。定魂魄。止驚悸。除邪氣。明目。開心益智。

【別錄】療腸胃中冷。心腹鼓痛。胸脅逆滿。霍亂吐逆。調中。止消渴。通血脈。

【甄權】主五勞七傷。虛損痿弱。止嘔噦。補五臟六腑。保中守神。消胸中痰。治肺痿及癇疾。冷氣上逆。傷寒不下食。凡虛而多夢紛紜者加之。

【李珣】止煩躁。變酸水。

【大明】消食開胃。調中治氣。殺金石藥毒。

【元素】治肺胃陽氣不足。肺氣虛促。短氣少氣。補中緩中。瀉心肺脾胃中火邪。止渴生津液。

【綱目】治男婦一切虛證。發熱自汗。眩運頭痛。反胃吐食。痎瘧。滑瀉久痢。小便頻數淋瀝。勞倦內傷中風中暑痿痹吐血嗽血下血血淋血崩自汗盜汗。胎前產後諸病。

【註】消渴見人乳汁條。 五勞。心勞肝勞脾勞肺勞腎勞。七傷。凡大飽。大怒氣逆。強力舉重。久坐溼地。形寒飲冷。憂愁思慮。風雨寒暑。恐懼不節。七者皆足致傷。或謂陰痿裏急精漏精少精清小便數爲七傷。總之五勞七傷六極。通言虛損之症也。 肺痿。肺臟枯痿。似近時所謂肺癆結核症。 金石毒。古人用金石藥煉丹服。以求長生。多易中毒得病。 痎瘧。夜病爲痎。晝病爲瘧。 痿痹、痿弱也。痹、麻痹或不仁也。有風寒溼痺及周痺痛痺著痺五痺等類。

【用量】普通五分至三錢大劑一兩。

【禁忌】凡肺家有熱諸證。及陰虛火動之候。與痘疹初發。身雖熱而斑點未形。與傷寒始作。形證未定而邪熱熾。均忌反藜蘆。

【編者按】人參之見重於世甚久。而尤以有清一代。達官貴人。莫不餌之。以爲補身最妙。無過於參。且用爲貴重之禮品焉。上有好者。下必有甚焉。於是積習相沿。中人之家。亦莫不以一餌人參爲幸。窮苦病家。至垂危則典質稱貸以購人參。以爲可奪造化而起死回生。結果則人財兩失。故徐靈胎氏痛惡人參。以爲殺其人而傾其家者。人參也。且我國自朝鮮併日。而近來之東北。又被竊據。若再樂用高麗吉林諸參。不啻殺其民而傾其國。竊願民衆之速破此結習也。查人參之功用。經西醫日醫數十年來之研究。對於其効益頗滋懷疑。而我國乃視爲百病靈藥。未免太甚。編者考人參之功用。不出下列數條。一、病後元氣傷者。用人參佐他藥以調理之。二、病人邪去正脫者。用人參佐他藥以扶持之。然皆非單用人參所能奏効。三、別直參治衰弱症。稍有補氣提神之効。如是而已。且人參天產者難得。皆由日韓廣種販運。（見日本各種醫藥書誌之記載）則其功用與本草所載之眞人參。又有別矣。近來藥肆合丸。關於方中用人參者。大率以黨參代之。功効亦殊不弱。鄙意以爲黨參一份。黃芪甘草各半。用以代人參。功効有過之無不及者。而玉竹一藥。時珍云。可以代參。鄙意以爲玉竹用淡附子製過。加入黨參等分。確可替代別直參。惟須倍其量耳。人參配合之方劑。古方有四君子湯。（人參白朮茯苓甘草）十全大補湯。生脈散。兩儀膏等。其著者也。（誤服參。萊菔子煎汁飲之立解。）

【附錄】

【參條】乃人參之横生蘆頭上者。其力甚薄。止可用以調理常病。生津止渴。其性横行。凡指臂無力者。服之甚效。

【參鬚】橫生蘆頭上而更細者。其性與參條同而力尤薄。

【太子參】雖甚細如參條。短緊結實而有蘆紋。功似人參。

【參蘆】乃人參之蘆頭。性苦溫。能涌吐虛勞痰飲。可代瓜蒂爲探吐良藥。加竹瀝吐頑痰良。

【參葉】乃人參之葉。大苦大寒。損氣敗血。其性與人參相反。

【珠兒參】參之產於閩中者。味苦微甘。性寒。補肺降火。肺熱者宜之。

【土人參】味甘淡香。性微寒。補氣生津。治欬嗽喘逆。痰壅火升。久瘧淋瀝難產經閉。瀉痢由於肺熱。反胃噎膈由於燥濕。凡有升無降之症用之效。

〔編者按〕據本草從新云。人參黨參土人參西洋參薺苨沙參桔梗相似不可不辨。沙參體虛無心而味淡。薺苨體虛無心而味甘。桔梗體堅有心而味苦。黨參體實有心而味甘。土人參體實有心而味甘淡。人參體實有心而味甘微帶苦。自有餘味。西洋參雖似遼東人參。但氣味不香耳。

刀豆

【產地】處處有之。多栽種於田園。綱目穀部。

【性味】味甘。性平。無毒。

【主治】刀豆主溫中下氣。補元陽。利腸胃治病後呃逆。

【刀豆】主溫中下氣。利腸胃。止餩逆。益氣補元。

【刀豆殼】治腰痛。久痢。婦女經閉血痞腹脅脹痛（焙末好酒服加麝香尤妙）療喉癬。（燒灰吹之。）楊梅瘡。（煎濃汁頻服）

【刀豆根】治頭風。用五錢酒煎服。鼻淵。焙末酒服。

【註】餩逆。即呃逆。喉胸間似有氣上逆。呃呃作聲而無物也。 鼻淵。俗名腦漏。鼻中流濁汁不止。且多腥臭。

【用量】普通一二三錢。

【禁忌】不詳。

三畫

三七

【產地】我國湖廣一帶多產之。山野自生。庭園亦可栽植。莖高一二三尺。根作團塊。綱目山草類。

【性味】味甘微苦。性溫。無毒。

【主治】三七為散瘀定痛要藥。功能散一切惡血。保一切新血。治血瘀成腫成痛。外敷能消腫止血。

【綱目】主止血。散血。定痛。金刃箭傷。跌撲杖瘡。血出不止者。嚼爛塗。或為末摻之。血即其止。亦主吐血。衄血。下血。血痢。崩中。經水不止。產後惡血不下。血暈。血痛。赤目。癰腫。虎咬蛇傷諸病。

【日本】金魚將死。入山漆葉（三七葉）汁於魚口。即活。無名瘡癤。挼葉敷之。

【註】衂血。血溢出甚多也。如吐衂鼻衂之類。崩中。謂血下崩。血痢。痢之挾血或下純血者。血暈。因血冲而昏暈也。

【用量】普通錢半至三錢。大劑一兩左右。

【禁忌】無。

【編者按】三七散瘀血之功既偉。安新血之功亦大。如昔時犯人於受杖前服一二錢。血不冲心。杖後服。幷末敷之。去瘀消腫易愈。此其功之兼見者也。至於止吐下血。則能安新血。治瘡退腫。則能化毒血。故凡血證初起。即欲止血。亦當先進三七。以免瘀血留滯。爲他日患。單方。男女紅眼。十分重者。三七根打汁。塗眼四周。甚妙。無名腫毒。塗之亦效。狀似人參者佳。以末摻入豬血。血化如水者眞。

土茯苓

【產地】產我國四川湖北。及南省諸山谷中皆有之。蔓生如蓴。莖有細點。根白。入藥。綱目蔓草類。

【性味】味甘淡。性平。無毒。

【主治】土茯苓爲楊梅瘡毒要藥。主去風濕。利關節。解輕粉毒。治拘攣骨痛。惡瘡癰腫。

【藏器】主食之當穀不飢。調中止血。健行不睡。

【綱目】健脾胃。强筋骨。去風溼。利關節。止泄瀉。治拘攣骨痛。惡瘡癰腫。解汞粉銀朱毒。

上海大衆書局印行

【註】拘攣筋脈拘急也。

【用量】普通三五錢。大劑數兩。

【禁忌】忌茗醋。

【編者按】土茯苓治楊梅結毒。須多服久服。然後見功。治小兒遺傳梅毒亦可。並療癬疥溼瘡。瘡毒水腫。日人亦盛稱其効。時珍曰。楊梅瘡有數種。治之則一。其證多屬厥陰陽明。而兼他經。邪之所在。則先發出。如兼少陰太陰。則發於咽喉。如兼少陽大陽。則先發頭耳。蓋相火寄於厥陰。肌肉屬於陽明故也。醫用輕粉刦去痰涎。瘡卽乾愈。然毒竄經絡筋骨。血液枯涸。筋失所養。變爲拘攣癰漏廢疾。土茯苓能解輕粉毒。用一兩爲君。苡仁金銀花防風木通木瓜白鮮皮各五分。皂角子四分。虛氣加人參七分。血虛加當歸七分。名搜風解毒湯。治未服輕粉病深者月餘。淺者半月卽愈。已服輕粉。筋骨攣痛癱瘓者。亦效。一日三服。忌茶牛羊鵝雞魚肉燒酒法麵房勞。蓋祕方也。參看輕粉條。

土當歸

【產地】山野多年生草根入藥。拾遺草類。

【性味】味辛。性溫。無毒。

【主治】土當歸主除風和血。

【括要】主除風和血。酒煎服。治手足閃拗。同荆芥葱白煎湯淋洗之。

【拾遺】別有一種土當歸。又名荷包牡丹。用其根搗汁冲服令人沉醉。金瘡之聖藥也。
【註】金瘡瘡口破裂出血或爲刀箭毒藥所傷而常發者。
【用量】普通一二錢。
【禁忌】不詳。

大豆黃卷

【產地】黑大頭所製成。處處有之。綱目穀類。
【性味】味甘性平。無毒。
【主治】大頭黃卷爲清熱開胃。推陳去積要藥。主行水去濕胃氣結積。治濕痺筋攣膝痛。
【本經】主溼痹筋攣膝痛。
【別錄】五臟不足胃氣結積。益氣止痛。去黑皯。潤肌膚皮毛。
【孟銑】破婦人惡血。
【綱目】除胃中積熱消水病脹滿。宜腎。
【註】溼痹四肢緩弱皮膚不仁。或身作痠痛。宜利溼行水。宜通之法治之。皯生於面上。初起如塵垢日久堅似煤形枯暗不澤。大小不一。似俗所謂雀斑而黑。多因憂思抑鬱所致。
【用量】普通錢半至三錢。
【禁忌】惡海藻龍膽。

大青

【產地】我國各省多有產之。莖葉皆可入藥。別有一種名藍草。與此草同類。子名藍實。功用亦同。此草內含藍汁。可以染色。綱目隰草類。

【性味】味苦。微鹹。性大寒。無毒。

【主治】大青爲解散熱毒要藥。主傷寒時疾熱狂。陽毒發斑。淸心涼胃。治金石藥毒。

【別錄】主時氣頭痛。大熱口瘡。

【弘景】除時行熱毒甚良。

【甄權】治溫疫寒熱。

【大明】治熱毒風。心煩悶。渴疾口乾。小兒身熱疾風疹。及金石藥毒塗署腫毒。

【綱目】主熱毒痢黃疸喉痹丹毒。

【註】陽毒發斑。斑疹之屬於陽症者。其色紫赤。其形焮腫。　金石毒見人參條註。喉痺見五倍子條註。

【用量】普通一錢至三錢。

【禁忌】此乃陰寒之物。止用以除天行熱病。不可施之虛寒脾弱之人。

【附錄】

【小青】多產福建。功用與大青相彷。主解蛇螫毒。治血痢腹痛。生搗汁敷癰腫瘡癤。

大風子

【產地】產我國南方熱地。子仁入藥。綱目喬木類。

【性味】味辛。性熱。有毒。

【主治】大風子爲殺蟲刼毒。大瘡。癘瘋要藥。主風癬疥癩。治楊梅毒瘡。

【綱目】主風癬疥癩。楊梅諸瘡。攻毒殺蟲。

【註】痲瘋。即大風又名癘風。

【用量】普通一錢至三錢。

【禁忌】爲外科瘡瘍要藥。然能傷血。不可多服。

【編著按】大風子爲治痲瘋要藥。（痲瘋初起。皮肉不仁。漸至毛髮盡落。即昔之所謂大風也。）近世發明實驗。確有殊效。然服之每每礙胃。獲一益而旋招一損。故醫學家競相研究製爲針藥。以避內服。比年以來。雖收進步之益。猶未完全成功。則以是症調理。亦頗困難也。吾中醫於痲瘋症治法。恆以大風子與苦參合用。則更宜佐以相當補益。庶免偏頗。是不可不審也。

大戟

【產地】山野或平澤自生之宿根有毒草。產江浙等地。春生紅芽。莖高尺許。傷其莖有白汁流出。根外部赤黃。內白色。入藥。綱目毒草類。

【性味】味苦。性寒。有小毒。

【主治】大戟爲泄臟腑水濕要藥。主消水腫。祛痰涎。利大小便。瀉痘毒陷。

【本經】主蠱毒。十二水。腹滿急痛。積聚中風。皮膚疼痛。吐逆。

【別錄】頸腋癰腫。頭痛。發汗。利大小便。

【大明】瀉毒藥。泄天行。黃病溫瘧。破癥結。

【甄權】下惡血癖塊。腹內雷鳴。通月水。墮胎孕。

【蘇頌】治隱瘮風。及風毒脚腫。並煮水日日熱淋取愈。

【註】蠱毒。見人牙條。 十二水。十二經之水。 溫瘧。瘧疾之先熱後寒。或但熱不寒者。

【用量】普通八分至二錢。

【禁忌】大戟力峻。取效甚捷。而用之亦宜愼。反甘草。用菖蒲解之。得棗良。不損脾。

【編者按】大戟商陸甘遂芫花俱爲泄水聖藥。用之效如桴鼓。但能傷眞氣。中病須卽止。沈金鰲曰。四物異性同功。而大戟泄臟腑水溼。甘遂行經墜水溼。芫花消伏飲痰癖。商陸專除水腫。此同中又各有異處。（參看各條）著名方劑有十棗湯。（芫花甘遂大戟各等分。加大棗十枚。）治諸飲或因水而咳。有控涎丹。（大戟甘遂白芥子等分）治一切痰涎逗留胸膈上下。變生諸證。有百祥丸。（大戟棗肉）治痘瘡紫黑乾陷。毒入腎經而發寒者。宜急下奪之。又治嗽而吐青綠水。均効。

大棗

【產地】產我國山東山西河北等省。他處亦多有之。生棗晒乾。卽名大棗。綱目五果類。

【性味】味甘。性平。（或作溫）無毒。

【主治】大棗爲補中益氣。和解百藥要藥。主養脾平胃。調榮衛生津液。潤心肺治虛損。

【本經】主心腹邪氣。安中養脾氣。平胃氣。通九竅。助十二經。補少氣。生津液。身中不足。大驚四肢重。和百藥。

【別錄】補中益氣。堅志強力。除煩悶。療心下懸。除腸澼。

【大明】潤心肺。止嗽。補五臟。治虛損。除腸胃澼氣。和光粉燒。治疳痢。

【孟詵】小兒患秋痢。與蛀棗食之良。

【之才】殺烏頭附子天雄毒。

【東垣】和陰陽。調榮衛。生津液。

【註】腸澼痢疾之古名。

【用量】普通二三錢。

【禁忌】生棗多食令人熱渴膨脹。動臟腑。損脾元。助濕熱。忌與葱魚同食。大棗多食。壅氣助濕。凡中滿者。小兒疳病者。齒痛及患痰熱者。均忌。

【編者按】凡用藥治病。榮衛欲其調和。津液欲其輸佈。氣血欲其流通。百藥欲其協濟。故古方中每並加薑棗。取其藥性純而不邪治宏也。士瀛曰。裏不足者。以甘補之。形不足者。溫之以氣。大棗甘溫。能補脾胃而津液自生。則十二經脈自通。今人於溫脾健胃。則用紅棗。滋陰養胃。則用黑棗。紅棗卽大棗。黑棗產於南方。黏液多而溫性少。又名南棗者是也。著名方劑有大棗湯（大棗十五枚。附子一枚。甘草一尺。黃耆四兩。生薑二兩。麻黃五兩。）治歷節疼痛甚良。

大黃

【產地】產陝西甘肅四川等處。爲多年生宿根草。根黃色。帶有赤色之紋。故亦曰錦紋。綱目毒草類。

【性味】味大苦。性大寒。無毒。（或作有毒）

【主治】大黃爲瀉實熱。蕩積滯要藥。主血閉。熱結。功能下瘀。破癥。蕩滌腸胃。推陳致新。調中化食。治大便燥結。女子經閉。

【本經】主下瘀血。血閉。寒熱。破癥瘕積聚。留飲宿食。蕩滌腸胃。推陳致新。通利水穀。調中化食。安和五臟。

【別錄】平胃下氣。除痰實。腸間結熱。心腹脹滿。女子寒血閉脹。小腹痛。諸老血留結。

【甄權】通女子經候。利水腫。利大小腸。貼熱腫毒。小兒寒熱時疾。煩熱。蝕膿。

【大明】通宣一切氣。調血脈。利關節。泄壅滯水氣。溫瘴熱瘧。

【元素】瀉諸實熱不通。除下焦溫熱。消宿食。瀉心下痞病。

【綱目】下痢赤白。裏急腹痛。小便淋瀝。實熱燥結。潮熱譫語。黃疸。諸火瘡。

【註】癥瘕。腹中積塊也。堅者曰癥。有物形者曰瘕。黃疸。皮膚面目發黃也。亦有不宜用大黃者。惟實甚者可瀉之。

【用量】普通五分至三錢。

【禁忌】凡氣分病。及胃寒血虛。妊

娠產後。均忌。

〔編者按〕大黃近世推爲要藥。東西各國皆有出產。而以我國產者爲最良。藥用至繁。配合少量則健胃而助消化。多量則峻下而通大腸。入於清血解毒劑中。去伏火。治瘡毒。破積聚。入於調經藥中。泄血熱。通月水。而溶藥水中及外科藥劑。亦多應用之。故邇來大黃經外人採購作提煉之需者。爲數不鮮。至我國則以大黃爲瀉下峻劑。非實症不用。虛人尤愼之。其有體虛病實者。則必斟酌而加以輔佐。故有製用者。取其力緩而易與。著名方劑有大承氣湯。(芒硝大黃枳實厚朴)治熱症腸中燥結。腹中滿痛。大黃䗪蟲丸。(大黃䗪蟲黃芩甘草桃仁杏仁芍藥乾漆地黃虻蟲水蛭蠐螬)治五勞內有乾血肌膚甲錯。及大黃黃連瀉心湯。大黃附子湯。大陷胸湯。大黃牡丹湯等。東垣曰。大黃用之於下必用生。若邪在上。必酒浸引上至高之分。驅熱而下。若止用生。則遺至高之邪熱。是以愈後或目赤或喉痹。或頭腫。或膈上熱痰生也。

大腹皮

【產地】產我國南方溫熱之地。即檳榔之一種。其子腹大形扁者。皮入藥綱目夷果類。

【性味】味辛。性微溫。無毒。

【主治】大腹皮爲下氣行水要藥。

主脾胃不和。寒熱不調。濕熱鬱結。痰滯中焦。治脚氣霍亂。功同檳榔。其性較緩。

【開寶】主冷熱氣攻心腹大腸。蠱毒。痰膈醋心。並以薑鹽同煎入疏氣藥用之良。

【大明】下一切氣。止霍亂。通大小腸。健脾。開胃調中。

【綱目】降逆氣。消肌膚中水氣浮腫。脚氣壅逆。瘴瘧。痞滿。胎氣惡阻脹悶。

【註】霍亂。腹中揮霍撩亂之通稱。或吐或瀉。或腹痛。或吐瀉痛兼作。或不吐不瀉。有寒霍亂。熱霍亂。溼霍亂。乾霍亂之別。大抵屬於暑溼及積滯之霍亂。可用大腹皮。若寒霍亂則宜用大溫之劑。熱霍亂則宜用清涼之劑。迥不相侔也。 脚氣。脚脛痿弱麻痹或作腫。久則氣上衝心。 惡阻。婦人懷孕後。嘔惡胃呆乃常見之象。用藥調其氣。使清升濁降自愈。

【用量】普通一錢至二三錢。

【禁忌】病涉虛弱者忌。鴆鳥多集此樹。宜以酒洗。清再大豆汁洗。晒乾用。

大蒜

【產地】處處有之。隨地可以播種。綱目葷菜類。

【性味】味辛。性溫。有毒。

【主治】大蒜主散癰腫。療癥結。破冷氣。除風濕。通氣血。健脾胃。治吐血。肺病。霍亂轉筋。殺蟲毒。伏邪氣。

【別錄】主歸五臟。散癰腫。䘌瘡。除風邪。殺毒

上海大衆書局印行

氣。

【蘇恭】下氣消穀化肉。

【藏器】去水惡痒氣。除風溼。破冷氣。爛痃癖。伏邪惡。宣通溫補。療瘡癬。殺鬼去痛。

【日華】健脾胃。治腎氣。止霍亂。轉筋腹痛。除邪祟。解溫疫。療勞瘧。冷風傳風。損冷痛。惡瘡。蛇蟲蠱毒。溪毒。沙虱並搗貼之。熟醋浸。經年者良。

【宗奭】溫水搗爛服。治中暑不醒。搗貼足心。止鼻衄不止。和豆豉丸服。治暴下血。通水道。

【綱目】搗汁飲。治吐血。心痛。煮汁飲。治角弓反張。同鯽魚丸。治膈氣。同蛤粉丸。治水腫。同黃丹丸。治痢瘧孕痢。同乳香丸。治腹痛。搗膏敷臍。能達下焦。消水利大小便。貼足心。能引熱下行。治泄瀉暴痢及乾溼霍亂。止衄血。納肛中。能通幽門。治關格不通。

【註】蠱見丁香條註。　霍亂轉筋。霍亂症之轉筋者。以寒霍亂爲多。參看大腹皮條。　蠱毒見人牙條註。　溪毒。爲水中惡蟲之毒所中也。　角弓反張。腰背反折。眼目上插。形其攣急之狀也。　關格。不得入曰格。不得出曰關。言胃不能納而便不能出。上下不通也。

【用量】普通一錢至三錢。

【禁忌】久食傷肝損眼。生痰助火昏神。合青魚鮓食。令人腹內生瘡腸中腫。又成疝瘕。發黃疾。合蜜食殺人。凡服一切補藥。不可食之。

【編者按】蒜、葱、韭雖爲佐膳之品。然皆有強烈氣味。多食使口臭。昏人目。就中以蒜爲尤甚。故養生家不常用也。時珍曰。其氣熏烈。能通五臟達諸竅。去寒溼。辟邪惡。消癰腫化癥積肉食此其功也。

大薊

【產地】生田野間。處處有之。花葉多作針刺狀。生長較小薊爲高大而相似。根入藥。綱目隰草類。

【性味】味甘。性溫。無毒。

【主治】大薊主涼血消腫。治瘡癰。通乳汁。

【別錄】主女子赤白沃。安胎。止吐血鼻衄。令人肥健。

【甄權】搗根絞汁。服半升。主中血下立瘥。

【大明】葉治腸癰腹臟瘀血作運。扑損生研酒幷小便任服。又惡瘡疥癬同鹽研署之。

【註】腸癰。腸中生癰也。有大腸癰小腸癰之別。今之所謂盲腸炎。亦腸癰之一。赤白沃。女子前陰所下赤白濁物也。

【用量】普通一錢至二三錢。

【禁忌】大小薊性下行。以其能下氣。故主崩衄多效。惟不利於脾弱泄瀉及血虛胃弱不思飲食之症。

女貞子

【產地】處處有之。生川谷中。葉隆冬不凋。實入藥。綱目灌木類。

【性味】味苦。性平。無毒。

【主治】女貞子爲除熱益精要藥。主補中安五臟。養精神。健腰膝。治白髮。

【本經】主補中。安五臟。養精神。除百病。久服肥健。

【綱目】強陰。健腰膝。變白髮。明目。

【用量】普通一錢至三錢。

【禁忌】氣味俱陰。老人當入保脾胃藥及椒紅溫煖之劑。不然恐有腹痛作洩之患。

小麥

【產地】處處有之。北方者良。綱目穀類。

【性味】味甘。性平。無毒。

【主治】小麥主除客熱。養心氣。爲服食滋養之品。

【別錄】主除客熱。止煩渴咽燥。利小便。養肝氣。止漏血唾血。令女人易孕。

【思邈】養心氣。心病宜食之。

【宗奭】煎湯飲治暴淋。

【綱目】陳者煎湯飲。止虛汗。燒存性油調。塗諸瘡湯火傷灼。

【用量】普通二三錢。

【禁忌】脾虛作脹者。不甚相宜。入藥宜完用。皮肉不可分拆。拆則性溫。明麪不能消熱止煩也。

【附錄】

【浮小麥】麥之性輕。入水浮起者。味鹹。性寒。無毒。主益氣除煩。治盜汗自汗。骨蒸虛熱。婦人勞熱。

【麥苗】味辛。性寒。主消酒毒。暴熱。酒疸目黃。並搗汁日飲。

小薊

【產地】生田野間。處處有之。苗根可作菜茹。莖高尺餘。較大薊矮小而相似。根入藥。綱目隰草類。

【性味】味甘。性溫。(或作微寒)無毒。

【主治】小薊主益血除熱。治吐血下血。破瘀生新。功同大薊而力薄。不能消腫。

【別錄】主養精保血。

【藏器】破宿血生新血。暴下血。血崩。金瘡出血嘔血等。絞取汁溫服。作煎和糖合金瘡及蜘蛛蛇蠍毒。服之亦佳。

【大明】治熱毒風。并胸膈煩悶。開胃下食。退熱。補虛損。苗去煩熱。生研汁服。

【孟說】作菜食除風熱。夏月熱煩不止。搗汁半升服立瘥。

【註】金瘡見土當歸條註。

【用量】普通一錢至二三錢。

【禁忌】參看大薊條。

山豆根

【產地】產我國兩廣一帶。苗蔓如豆綠葉。經冬不凋。根入藥。綱目蔓草類。

【性味】味苦。性寒。無毒。

【主治】山豆根爲清熱解毒要藥。主消腫毒。利咽喉。去肺大腸風熱。治喉症。療諸瘡。解諸藥毒。

【開寶】主解諸藥毒。止痛。消瘡腫毒。發熱欬嗽。治人及馬急黃。殺小蟲。

【蘇頌】含之咽汁。解咽喉腫毒極妙。

【綱目】研末湯服五分。治腹脹喘滿。酒服三錢。治女人血氣腹脹。又下寸白諸蟲。丸服止下痢。磨汁服止卒患熱厥心腹痛。五種痔痛。研汁塗諸熱腫禿瘡。蛇狗蜘蛛傷。

【用量】普通一錢至三錢。

【禁忌】病人虛寒者勿服。

【編者按】山豆根解毒。治一切熱腫禿瘡蛇狗蜘蛛咬傷。研汁塗之。皰腫齒痛。含之嚥汁。中諸藥毒及蠱毒。煎汁頻飲。喉風急症。牙關緊閉。水穀不下。山豆根天花粉等分。水煎頻含。嚥下數口卽愈。

山奈

【產地】我國福建廣東四川。俱有出產。地下莖如生薑。有香味。入藥。綱目芳草類。

【性味】味辛性溫。無毒。

【主治】山奈主開鬱理氣。治心腹痛。辟瘴癘氣。助消化。止霍亂。可作香料。與油煉合製爲膏藥。

【綱目】主暖中。辟瘴癘惡氣。治心腹冷氣痛。寒溼霍亂。風蟲牙痛。入合諸香用。

【括要】面上雀斑。山奈子。鷹糞。蜜陀僧。蓖麻子研末。乳汁調塗。入箱中防衣服蛀。

【註】霍亂見大腹皮條註。

【用量】普通三分至一錢。

【禁忌】不詳。

山查

【產地】產北地。他處亦多有之。庭園可以栽植。果實作球圓形。色紅兼微黃。入藥。綱目山果類。

【性味】味酸甘。性溫。無毒。

【主治】山查爲破氣消積。散瘀化痰要藥。主去腥羶油膩之積。止兒枕作痛。治積塊痰塊血塊。健脾開膈。

【唐本】主煮汁服。止水痢。沐頭洗身治瘡癢。

【弘景】煮汁洗漆瘡多瘥。

【蘇頌】治腰痛有效。

【吳瑞】消食積。補脾。治小腸疝氣。發小兒瘡疹。

【丹溪】健胃行結氣。治婦人產後兒枕痛。惡露不盡。煎汁入砂糖服之立效。

【括要】化飲食消肉積。癥瘕痰飲。痞滿吞酸。滯血痛脹。化血塊氣塊。活血。

【註】小腸疝氣。睾丸下墜或作脹。牽引少腹急痛之症。　惡露。產後所應泌出之惡血也。　癥瘕。見大黃條註。

【用量】普通錢半至三錢。

【禁忌】多食令人嘈煩易飢。反伐脾胃生發之氣。蓋以破洩太過。中氣受傷也。脾虛不運。及胃家無食積。均忌。如脾胃虛兼有積滯。當與補藥同施。

【編者按】山查多炒焦入藥。名焦山查。凡消食積。山查以除腥膩肉積之功勝。麥芽以除米麵粉積之功勝。穀芽以補為消。大黃瀉滌宿滯。檳榔除痰食之積。破堅力強。萊菔除痰食之積。破堅力緩。厚朴除積。因於冷滯者為勝。枳實除積。因於熱結者為勝。此其不同之點。用藥者所不可不知也。士瀛曰。化食磨積。核亦有力。此物少食能健胃。過食則傷胃也。

山茶花

【產地】產南方諸省。花入藥。綱目灌木類。

【性味】味苦。(或作甘微辛)性溫。(或作寒)無毒。

【主治】山茶花主涼血治吐血衄血腸風下血。

【丹溪】主吐血衄血腸風下血。並用紅者為末。入童溺薑汁及酒調服。可代鬱金。

【綱目】湯火傷灼。研末麻油調塗。

【註】腸風。腸中溼熱鬱積。時時便血。多見於糞前。

【用量】普通一二錢。

【禁忌】不詳。

山茱萸

【產地】產我國山東河南等地。與吳茱萸甚不相類。樹實入藥。綱目灌木類。

【性味】味酸。(或辛酸)性平。(或作溫)無毒。

【主治】山茱萸爲滋陰助陽。養血澁精要藥。主逐寒濕痹。安五臟。通九竅。煖腰膝。添精髓。治陽萎遺精。血弱體痛。

【本經】主心下邪氣寒熱。溫中。逐寒溼痹。去三蟲。

【別錄】腸胃風邪。寒熱疝瘕。頭風風氣去來。鼻塞目黃。耳聾面皰。下氣出汗。強陰益精。安五臟。通九竅。止小便利。久服明目強力。

【甄權】治腦骨痛。療耳鳴。補腎氣。興陽道。堅陰莖。添精髓。止老人尿不節。治面上瘡。能發汗。止月水不定。

【大明】煖腰膝。助水臟。除一切風。逐一切氣。破癥結。治酒皶。

【元素】溫肝。

【註】痹見人參及大豆黃卷條註。　疝瘕。少腹發熱。內作急痛。　癥結同癥瘕。見大黃條。　酒皶。嗜飲鼻赤也。

【用量】普通一錢至二三錢。

【禁忌】命門火燥。強陽不痿者。膀胱熱結。小便不利者。均忌。陰虛血熱。不宜用。卽用。當與黃柏同功。

【編者按】山茱萸爲滋補之藥。故補劑中多用之。六味地黃丸其一例也。海藏曰。止小便利。秘精氣。取其味酸澁以秘滑也。汪昂曰。如何澁劑能利九竅。蓋精氣充則九竅利也。同人參當歸。氣血並補。同生地茯苓。補陰瀉火。同益智五味牡蠣。止虛汗及小便淋瀝不禁。同杜仲牛膝山藥等補腰腎。同補骨脂菟絲子金櫻子等治精關不固。均良。

山慈姑

【產地】處處有之。爲原野自生之多年生草本。名甘菜。其地下鱗莖。謂之山慈姑。綱目山草類。

【性味】味甘微辛。性平。有小毒。

【主治】山慈姑爲治腫瘍要藥。功能清熱散結解毒。喉科亦多用之。

【藏器】主治癰腫瘡瘻瘰癧結核等。醋磨傅之亦剝人面皮除皯黯。

【綱目】主疔腫攻毒破皮解諸毒蛇蟲狂犬傷以此敷之。

【註】癰瘡之大者。起發緩而毒深者曰疽。瘻。頸腫也。或以虛勞日久。賁門生瘤爲瘻瘡。　瘰癧結核之生於頸腋間。皯黯。生於面上。初起如塵垢。日久堅似煤形。枯暗不澤。大小不一。似俗所謂雀斑而黑。　疔外症之總名。或曰瘡之根深形小中堅似釘而勢疾者。

【用量】普通一錢至三錢。

【禁忌】不詳。

【編者按】癰疽疔腫惡瘡。山慈姑連根煎服。亦可外傅。粉痣面䵟。夜塗日洗。喉症內服。

川芎　又名芎藭

【產地】產四川陝西及江南各地。爲多年生草本。或自生。或栽種。根爲塊狀結節。味辛烈。入藥。綱目芳草類。

【性味】味辛。性溫。無毒。

【主治】川芎爲順氣行血要藥。功能行氣開鬱。入肝理血。上行頭目。下行血海。主治頭痛及婦女一切氣鬱血鬱。心腹痛。腰脚軟。破宿血。養新血。補肝散風。

【本經】主中風入腦頭痛。寒痹筋攣緩急。金瘡。婦人血閉無子。

【別錄】除腦中冷痛。面上遊風去來。目淚出。多涕唾。忽忽如醉。諸寒冷氣。心腹堅痛。中惡卒急腫痛。脅風痛。

【甄權】脚脚軟弱。半身不遂。胞衣不下。

【大明】一切風。一切氣。一切勞損。一切血。補五勞。壯筋骨。調衆脈。破癥結宿血。養新血。吐血。鼻血。溺血。腦癰。發背。瘰癧癭贅痔瘻瘡疥。長肉排膿。消瘀血。

【好古】搜肝風。補肝血。潤肝燥。益肝虛。

【蘇頌】齒根出血。含之多瘥。

【綱目】燥溼止瀉利。行氣開鬱。

【註】痺見人參及大豆黃卷條註。癥結。見山茱萸條註。瘰癧見山慈姑條註。癭贅。贅疣之堅硬者。痔瘻見山慈姑條註。

【用量】普通三分至錢半。

【禁忌】其性疏散。不宜久服。反能損肝。畏黃連。伏雌黃。

【編者按】川芎氣味芳烈而善散。主治既如上述。而近世尤用爲婦女要藥。蓋婦女量窄多鬱。而胎產期中血分又易耗易滯。

上海大衆書局印行

在在須用川芎以宣其鬱而開其滯。惟血分過耗。體氣過虛。究不相宜。故如陰虛火升。月經先期。娠妊胎動。產後血少者每多忌之。著名方劑有四物湯。即以川芎爲使。有越鞠丸治諸鬱。亦以川芎爲要藥。加味芎歸湯治交骨不開。即以當歸爲君。川芎爲臣。炙龜板爲佐。血餘炭爲使。治血塊猛劑。即以川芎爲君。巴豆爲使。其他治頭痛効方。不勝枚舉。宗奭曰。治頭面風不可缺。以他藥佐之。東垣曰。頭痛必用川芎。如不愈。各加引經。太陽羌活。陽明白芷。少陽柴胡。太陰蒼朮。厥陰吳萸。少陰細辛。丹溪曰。鬱在中焦。須川芎開提其氣以升之。氣升則鬱自降。故川芎總解諸鬱。直達三焦。爲通陰陽氣血之使。特補述於此。以闡川芎之用。

【附錄】

【蘼蕪】味辛。性溫。即川芎之苗。本經主治欬逆。定驚風。辟邪惡。除蟲毒鬼疰。別錄主身中老風。頭中久風。風眩。蘇頌作飲止泄瀉。時珍。蘼蕪花入面脂用。

川槿皮

【產地】產我國四川。他省出者名土槿皮。皮薄而氣劣。拾遺木類。

【性味】味性缺。

【主治】川槿皮主殺蟲治癬。爲外

用要藥。

【括要】主殺蟲。生剝其皮。置蟻其上。卽死。治癬瘡。煎湯用皂莢浸擦之。多年頑癬。同輕粉斑蝥大楓子以河井水各半。煎露一夜。筆蘸塗之。荷葉癬。同海桐皮檳榔輕粉紅娘子浸水中。用鵝翎掃上。如癢。卽以竹片刮破搽之。粉刺同硫黃杏仁輕粉樟腦麝香爲末。雞子淸調搽。

【用量】普通少內服。外用無定量。

【禁忌】今人多以黃葛皮或土槿皮僞充。氣薄而劣。不可混用。

四　畫

丹皮

【產地】牡丹處處皆有。庭園亦多種植之。花開美麗而大。爲羣花之王。色有紅白紫等。其根部之皮入藥。綱目芳草類。

【性味】味辛苦。性微寒。（或作性溫）無毒。

【主治】丹皮爲理血要藥。功能淸伏火。凉血熱。通月經。排瘀血。主治胎前產後。冷熱氣血之病。爲女科良劑。

【本經】主寒熱。中風瘈瘲。驚癇邪氣。除癥堅瘀血留舍腸胃。安五臟。療癰瘡。

【別錄】除時氣頭痛。客熱五勞。勞氣。腰痛。風噤癲疾。

【甄權】治冷氣。散諸痛。女子經脈不通。血瀝腰痛。

【大明】通關腠血脈。排膿。消撲損瘀血。續筋骨。除風痺。治胎下胞。產後一切冷熱血氣。

【元素】治神志不足。無汗之骨蒸。衄血吐血。

【東垣】心虛。腸胃積熱。心火熾盛。心氣不足。以丹皮爲君。

【綱目】和血生血。治血。涼血中伏火。除煩熱。

【註】瘛瘲。手足抽掣之狀。瘛。筋脈拘急也。瘲。筋脈弛張也。　風痺。痺之由於風者。參看人參條。

【用量】普通一錢至三錢。

【禁忌】入血涼血而能行血。凡女子血崩。及經行過期不盡。均忌與行血藥同用。忌蒜及芫荽鐵氣。

【編者按】丹皮之用大致有三。一、主一切血症。二、主月經不調。三、主瘡瘍外症。然瀉多於補。用者所不可不知。潔古曰。牡丹皮入腎心包。故治無汗之骨蒸。地骨皮入腎三焦。故治有汗之骨蒸。要皆二物能涼血之功也。

丹砂

【產地】產我國四川湖南等省山中。以辰州者爲最良。故又號辰砂。綱目石類。

【性味】味甘性微寒。無毒。

【主治】丹砂爲安神要藥。

【本經】主身體五藏百病。養精神。安魂魄。益氣明目。殺精魅邪惡鬼。能化爲汞。

【別錄】通血脈。止煩滿消渴。益精神。悅澤人面。除中惡腹痛。毒氣疥瘻諸瘡。

【甄權】鎭心。主尸疰抽風。

【大明】潤心肺。治瘡痂息肉。幷塗之。
【綱目】治驚癇解胎毒痘毒驅邪瘧能發汗。
【註】消渴見人乳汁條註。尸疰。十疰之一。有氣疰勞疰鬼疰冷疰食疰尸疰。水疰。土疰生疰死人疰等種。爲傳尸癆瘵病之重者。

【用量】普通水飛用以拌和他藥。單服者二三分以至錢許。

【禁忌】丹砂但宜生研水飛火煉則有毒。不可用。多服丹砂。以其性質重墜。能使人神定呆木。

【編者按】丹砂用途甚廣。常以拌和他藥。及爲丸衣。其功用重在鎮納安神。故多入安神藥中。海藏曰。同遠志龍骨等養心氣。同當歸丹參等養心血。同枸杞地黃等養神。同厚樸川椒等養脾。同南星川烏等祛風。可以明目。可以安胎。可以解毒。可以發汗。隨佐使而見功。

丹參

【產地】產陝西一帶。今各處俱有之。葉對生。作心臟形。根紫赤色。入藥。綱目山草類。

【性味】味苦。性微寒(或作微溫)無毒。

【主治】丹參爲通經要藥。功能活血調經。治心腹邪氣。寒熱積聚。宿血惡露。

【本經】主心腹邪氣。腸鳴幽幽如走水。寒熱積聚。除瘕破癥。止煩滿。益氣。

【別錄】養血。去心腹痛疾。結氣。腰脊強。脚痺。除風邪留熱。

【弘景】清洒飲。療風痺。足軟。

【大明】養神定志。通利關脈。治冷熱勞。骨節疼痛。四肢不遂。頭痛赤眼。熱溫狂悶。破宿血。生新血。安生胎。落死胎。止崩帶。調月經。血邪心煩。惡瘡疥癬。癭贅。一切腫毒。

【綱目】活血。通心包絡。治疝痛。

【註】癥瘕見大黃條註。痺見人參條註。癭贅見川芎條註。疝見山查條註。

【用量】普通二錢至三四錢。大劑一兩。

【禁忌】孕婦無故忌。畏鹹水。反藜蘆。

【編者按】丹參爲女科調經良劑。故昔有一味丹參。功兼四物之稱。產後養血去瘀。亦倚重之。能入心養血。天王補心丹中有此味。治勞心過度。神志不寧。煩熱。健忘怔忡等症。時珍曰。五參五色。配治五藏。人參入脾曰黃參。沙參入肺曰白參。玄參入腎曰黑參。牡蒙入肝曰紫參。丹參入心曰赤參。其苦參則右腎命門之藥也。觀此可知五參功用之專長及其差別之一斑矣。

五加皮

【產地】產我國陝西江浙湖南等地。五葉者良。根皮入藥。綱目灌木類。

【性味】味辛。性溫。無毒。

【主治】五加皮爲祛風濕。壯筋骨要藥。主疼痹風弱。五緩虛羸。小兒行遲。疝氣腹痛。治瘀留皮肌。陰癢囊濕。

【本經】主心腹疝氣。腹痛益氣。療躄。小兒三歲不能行。疽瘡陰蝕。

【別錄】男子陰痿囊下溼。小便餘瀝。女人陰痒及腰脊痛。兩脚疼痺風弱。五緩虛羸。補中益精。堅筋骨。強志意。

【甄權】破逐惡風血。四肢不遂。賊風傷人。軟脚暨腰。主多年瘀血在皮肌。治痺溼內不足。

【大明】明目下氣。治中風骨節攣急。補五勞七傷。

【蘇頌】釀酒飲治風痺。四肢攣急。

【雷斅】作末浸酒飲。治目僻眼癱。

【綱目】葉作蔬食去皮膚風溼。

【註】風痺。見丹皮及人參條註。　五勞七傷。見人參條註。

【用量】普通一錢至三錢。

【禁忌】下部無寒濕邪而有火。及肝腎虛而有火均忌。

【編者按】五加皮治風溼。性純而有効。著名方劑有五加皮酒。爲明高郵人周從魯所治。法用秈米粉和五加皮末。於伏日爲麴。至冬日釀酒。蓋周以郵地卑下。人多病溼。創爲此酒。飲者輒愈。流傳遂廣也。

五味子

【產地】產高麗及我國山東陝西一帶。江浙間亦有之。有南五味北五味黑五味諸種。就中以北五味爲最良。子赤黑色含有滋潤。入藥。綱目蔓草類。

【性味】味酸。（皮甘。肉酸。核辛苦。都具鹹味五味俱備）性溫無毒。

【主治】五味子爲肺虛咳逆上氣要藥。主歛肺滋腎袪痰止咳。生津止渴。歛汗退熱。治勞傷。補不足。

【本經】主益氣。治欬逆上氣。勞傷羸瘦。補不足。強陰益男子精。

【別錄】養五臟。除熱。生陰中肌。

【甄權】治中下氣。止嘔逆。補虛勞。令人體悅澤。

【大明】明目。暖水臟。壯筋骨。治風。消食。反胃。霍亂轉筋。痃癖奔豚冷氣。消水腫。心腹氣脹。止渴除煩熱。解酒毒。

【東垣】生津止渴。治瀉痢。補元氣不足。收耗散之氣。瞳子散大。

【好古】治喘欬嗽。壯水鎭陽。

【註】霍亂轉筋見大蒜條註。　痃積聚之懸於腹中者。　癖積聚之潛匿於兩肋間者。此症有宜攻者。有宜補者。有宜攻補兼施者。　奔豚見丁香條註。

【用量】普通五分至二錢。大劑倍用。

【禁忌】咳初起。脈數。有實火。及肝家有動氣。肺氣有實熱。痧疹初發。及一切停飲均忌。

【編者按】五味子滋補及收斂之長。人所習知。而不知其祛痰止咳。治肺氣虛而似實者。效亦倍著也。東垣曰。酸以收逆氣。肺寒氣逆。宜此與乾薑同治之。又五味收肺氣。乃火熱必用之藥。故治嗽以之爲君。但有外邪者不可驟用。有痰。半夏爲佐。喘。阿膠爲佐。俱分量少多不同耳。丹溪曰。五味大能收肺氣。宜其有補腎之功。收肺氣非除熱乎。補腎非煖水藏乎。乃火熱嗽必用之藥。冦氏謂食之多致虛熱者。收補之驟也。何惑之有。黄昏嗽。乃火氣浮入肺中。不宜用涼藥。宜五味子五倍子斂而降之。著名方劑有五味子湯。茯苓五味湯。(茯苓五味各二錢。肉桂甘草各一錢。治氣逆。)五子衍宗丸。(參看菟絲子條)茯苓甘草五味薑辛湯。(茯苓甘草乾薑細辛五味子。治咳而胸滿。)等。

五倍子

【產地】處處有之。產四川爲上。與文蛤迥異。乃蚜蟲寄生於鹽膚木上。刺傷其葉。成囊狀之蟲瘤。中藏蚜蟲之卵。謂之五倍子。以五倍子末與眞茶葉造釀而成者。謂之百藥煎。俱入藥。綱目蟲類。

【性味】味酸。(或作酸鹹)性平。無毒。

【主治】五倍子爲收斂要藥。主斂肺降火。收頑痰。解熱毒。止血。斂汗生津。止嗽。治下血脫肛。喉痹嘔吐。

【開寶】主齒宣疳䘌。肺臟風毒流溢皮膚。作風溼癬疥癢膿水。五痔下血不止。小兒面鼻疳瘡。

【藏器】腸虛泄痢。爲末熟湯服之。

【日華】生津液。消酒毒。治中蠱毒毒藥。

【宗奭】口瘡摻之。便可飲食。

【綱目】斂肺降火。化痰飲。止欬嗽。消渴。盜汗嘔吐。失血。久痢。黃病。心腹痛。小兒夜啼。烏鬚髮。治眼赤溼爛。消腫毒喉痺。斂潰瘡金瘡。收脫肛。子腸墜下。

【註】疳䘌。見人中白條註。　五痔。見丁香條註。　蠱毒。見人牙條註。　盜汗。睡後汗出。不自覺者。　喉痺。喉中閉塞不通也。

【用量】普通七分至二錢。

【禁忌】凡咳由外感。瀉非虛脫。及肺火實盛者。均忌之。

【編者按】今人治咳嗽一症。動輒杏仁蘇子。不論其爲新病久病。老年幼童也。以致治咳有須溫補。有須收斂。皆略而不究。殊不知咳嗽經久。肺氣虛散。有宜乾薑五味者。有宜五倍五味者。皆含補與斂之義。古方深意。不可忽視。丹溪曰。五倍子屬金與水。噙之。善收頑痰。解熱毒。佐他藥尤良。黃昏欬嗽。乃火氣浮入肺中。不宜用涼藥。宜五倍子五味子斂而降之。沈金鰲曰。滑精夢洩。固宜收濇。然必通而後能澀。醫學綱目用五倍子一兩。茯苓二兩。以治虛而滑精者。瀉多濇少。誠盡製方之妙云。

【附錄】

【百藥煎】味酸鹹微甘。性收。無毒。

主清肺化痰定嗽。解熱生津止渴。收濕消酒。烏鬚髮。止下血。久痢。脫肛。牙齒宣䘌。面鼻疳蝕。口舌糜爛。風濕諸瘡。（內服治欬嗽痰飲熱渴。外用合散調膏均宜。）

五穀蟲

【產地】處處有之。爲糞中之蛆蟲。取出長流水中漂洗三日。入藥。拾遺蟲類。

【性味】味甘苦鹹。性寒。無毒。

【主治】五穀蟲主小兒疳積。治傷食毒痢。清熱。健胃。

【括要】主熱病譫妄。毒痢吐食。小兒熱疳。疳積燒灰。和入食物中。令食之。食物不化。及小便如米泔色。爲丸服之。鵝口瘡。疳瘡。用乾燥細末摻之。

【註】疳積見呂宋果條註。 鵝口瘡。見桑白皮條註。

【用量】普通一二錢。

【禁忌】宜漂極淨用。無積者勿服。

五靈脂

【產地】寒號蟲產北地。其糞卽五靈脂。入藥。綱目原禽類。

【性味】味甘。性溫。無毒。

【主治】五靈脂爲行血止痛要藥。主血痹。血積。散血和風。治血貫瞳子。崩中暴下。通月經。殺蟲積。療痰血積滯。男女一切心腹脅肋少腹諸痛。
【開寶】主心腹冷氣。小兒五疳。辟疫。治腸風。通利氣脈。女子血閉。
【蘇頌】療傷冷積。
【丹溪】凡血崩過多者。半炒半生。酒服能行血止血。治血氣刺痛甚效。
【綱目】止婦人經水過多。赤帶不絕。胎前產後血氣諸痛。男女一切心腹脅肋少腹諸痛。疝痛。血痢。腸風腹痛。身體血痺刺痛。肝瘧發寒熱。反胃消渴。及痰涎挾血成窠。血貫瞳子。血凝齒痛。重舌。小兒驚風。五癇癲疾。殺蟲。解藥毒。及蛇蠍蜈蚣傷。
【註】五疳。心疳。脾疳。肝疳。肺疳。腎疳也。
腸風。見山茶花條註。 疝見山查山茱萸條註。 重舌。舌下腫脹。似又出一舌者。
【用量】普通一錢至三錢。
【禁忌】此物多雜沙石。去之宜淨。
凡血虛腹痛。血虛經閉。產婦去血過多發暈。心虛有火作痛。血虛無瘀滯者。均忌。
【編者按】五靈脂散瘀行血。大有奇効。沈金鰲載一婦人自縊。雖獲救甦。而次日遍身青紫黑色。血已瘀結。氣息奄奄。隨用酒飛淨五靈脂五錢。再用當歸紅花香附各酒炒一錢半煎湯。調五靈脂末時時灌下。半日許。大下瘀血幾及一桶。然後急進調補氣血藥而愈。汪昂曰。五靈脂治血崩。非正治之藥。乃去風之劑。衝任經虛。被風襲傷榮血。以致崩中暴下。與荊芥防風。治崩義同。或肝虛血滯。久則生風。亦至崩中。五靈脂通其滯使月事以時下。自無崩漏之患矣。

井底泥

【產地】有水無毒之井底。處處有之。綱目土類。

【性味】味甘苦。性寒。無毒。

【主治】井底泥爲解熱毒要藥。

【證類】主塗湯火瘡。

【綱目】療妊娠熱病。取傅心下及丹田。可護胎氣。

【括要】頭風熱痛。和大黃芒硝末傅之。小兒熱癤熱毒暴腫。塗之。胎衣不下。用新汲水和服。

【註】丹田。臍下三寸。曰丹田穴。

【用量】內服少許。外用無定量。

【禁忌】性寒。非熱症勿用。

【附錄】

【田中泥】主治馬蝗入人耳。取一盆枕耳邊。聞氣自出。誤吞馬蝗入腹者。酒和一二升服。當利出。

升麻

【產地】產益州山谷中。今四川陝西淮南溪澗陰地皆有之。根紫黑色。體輕。入藥。綱目山草類。

【性味】味甘苦。性平。無毒。

【主治】升麻爲升陽散毒要藥。功能升清氣。散濁邪。治斑疹瘡毒。時氣寒熱。陽明胃經風邪。

【本經】主解百毒。殺百精老物殃鬼。辟瘟疫瘴氣邪氣蠱毒。入口皆吐出。中惡腹痛。時氣毒厲。頭痛。寒熱。風腫。諸毒。喉痛口瘡。

【甄權】小兒驚癇。熱壅不通。療癰豌豆瘡。水煎綿沾拭瘡上。

【大明】安魂定魄。鬼附啼泣。疳䘌。遊風腫毒。

【元素】治陽明頭痛。補脾胃。去皮膚風邪。解肌肉間風熱。療肺痿欬唾膿血。能發浮汗。

【好古】牙根浮爛惡臭。太陽鼽衄。爲瘡家聖藥。

【綱目】消斑疹。行瘀血。治陽陷眩運。胸脅虛痛。久泄下痢後重。遺濁。帶下。崩中。淋下血。陰痿足寒。

【註】蠱毒。見人牙條註。豌豆瘡痘之別名。肺痿見人參條註。

【用量】普通八分至錢半。

【禁忌】凡吐衄欬多痰。陰虛火動。氣逆嘔吐。驚悸怔忡。癲狂等病。均忌。誤用多致危殆。

〔編者按〕升麻性輕。升散之功居多。故治身外一切瘡。身內一切毒。瘡毒皆以發之則毒不內趨爲佳。所謂火鬱發之是也。著名方劑如升麻湯升麻葛根湯升麻鼈甲湯皆屬此意。至補中益氣湯中用升麻。亦不外助參朮之力使人陽氣升而精神振也。（解莨菪毒。蠱毒。射工溪毒。）

元明粉

又名玄明粉。詳見芒硝條。

元參 即玄參。又名黑參。詳見玄參條。

元精石 又名玄精石。詳見玄精石條。

天仙藤

【產地】產我國江浙一帶。根與藤莖皆入藥。綱目蔓草類。

【性味】味苦。性溫。無毒。

【主治】天仙藤主活血疏氣消腫。治風勞。心腹痛。疝氣痛。

【蘇頌】主解風勞。同麻黃治傷寒發汗。同大黃墮胎氣。

【綱目】流氣活血治心腹痛。

【註】疝氣見山查條條註。

【用量】普通一錢至三錢。

【禁忌】同大黃用能墮胎。

〔**編者按**〕天仙藤治產後腹痛。炒為末以生薑汁童便酒調服。疝氣作痛。酒煮服之。痰注臂痛。用天仙藤白朮羌活白芷梢各三錢片子薑黃六錢製半夏五錢薑湯送下。服之均效。

天名精

【產地】產平原川澤處處有之。綱目隰草類。

【性味】味甘苦。性平。無毒。(或作有小毒)

【主治】天名精主治瘀血血瘕諸毒。疔腫。破血生肌。殺蟲。內外可用。

【本經】主瘀血血瘕欲死。下血。止血。利小便。

【別錄】除小蟲去痺。除胸中結熱。止煩渴。逐水大吐下。

【唐本】破血生肌。止鼻衄。殺三蟲。除諸毒腫丁瘡瘻痔金瘡內射身痒癮瘮不止者。揩之立已。

【註】血瘕。留著腸胃之外及少腹間。下有積氣。堅牢如石。女子多因經行未盡。飲食過度。血留經絡得之。治法不一。疔瘡瘻痔。見山慈姑條註。　金瘡見土當歸條註。

【用量】普通一二錢。

【禁忌】時珍曰。有小毒。生汁吐人。

天竹黃

【產地】產我國雲南四川等地。生於大竹之內。色黃。片片如竹節。亦曰天竺黃。綱目苞木類。

【性味】味甘。性寒。無毒。

【主治】天竹黃爲除熱豁痰定驚要藥。主去諸風熱。治小兒驚風天吊中風痰壅。失音不語。

【開寶】主小兒驚風天吊。去諸風熱。鎭心明目。療金瘡。滋養五臟。

【大明】治中風痰壅卒失音不語。小兒客忤癎疾。

【保昇】制毒藥發熱。

【註】金瘡見土當歸條註。　客忤小兒神氣虛弱。忽觸非常之物。或見不識之人。與兒神氣相忤。以致口吐青黃白汁。其狀似癎者。

【用量】普通八分至二錢。

【禁忌】小兒急驚宜之。慢脾驚風。虛痰上升者忌。能寒中。不宜久服。

天花粉

詳見括樓條。

天門冬

【產地】處處有之。近以浙東產者爲多。或生於暖地海濱。或種植各地。藤蔓莖大。根似麥門冬而色白。綱目蔓草類。

【性味】味甘苦。性平。（或作寒）無毒。

【主治】天門冬爲清虛熱潤燥痰要藥。主肺氣咳逆。風濕偏痹。益肌膚。保肺氣。治消渴。療咳血。

【本經】主諸暴風溼偏痺。強骨髓。殺三蟲。去伏尸。

【別錄】保定肺氣。去寒熱。養肌膚。利小便。冷而能補。

【甄權】肺氣欬逆。喘息促急。肺痿生癰吐膿。除熱。通腎氣。止消渴。去熱中風。治溼疥。宜久服。煮食之。令人肌體滑澤白淨。除身上一切惡氣不潔之疾。

【大明】鎮心。潤五臟。補五勞七傷。吐血。治嗽消痰。去風熱煩悶。

【好古】主心病嗌乾。心痛渴而欲飲。痿躄嗜臥。足下熱而痛。

【綱目】潤燥滋陰。清金降火。

【註】痺。見人參條註。　肺痿。見人參條註。　消渴。見人乳汁條註。　五勞七傷。見人參條註。　痿躄足軟而不能行也。

【用量】普通一錢至三錢。

【禁忌】胃虛無熱及瀉者均忌。忌鯉魚。

【編者按】天門冬與麥門冬性相近似。故方書往二冬並用。用以熬膏浸酒均良。或謂天冬入肺兼入腎。潤燥而兼清痰之下源。稍異於麥冬。仲醇曰。痰之標在脾胃肺。其本在腎。若非腎家有火炎上薄肺。煎熬津而成粘膩。則痰何自成。天冬味苦氣寒。能清熱保肺。下通於腎。故爲清熱消痰止咳必用之藥。觀此則天冬治痰。乃治本元不足虛火所生之痰。與外感咳嗽。痰飲咳嗽。虛寒痰嗽。風火痰喘等均適不相同也。著名方劑有天門冬散。（天冬桑白皮赤苓柴胡百合紫菀藍葉甘草）治小兒心胸煩悶。體熱咳嗽。三才封髓丹。（天冬熟地黃人參黃蘗砂仁甘草）治虛火上炎。夢遺失精。滋陰養血。降心火。益腎水。三才丸。（天冬人參熟地黃）治氣血俱虛。虛勞咳嗽。天王補心丹。（地黃人參茯苓遠志元參柏子仁桔梗丹參酸棗仁天冬麥冬當歸五味子）治心血不足。津液枯涸。健忘怔忡。

天南星　又名虎掌

【產地】產我國北地。爲多年生草木。生於山野陰處。根入藥。綱目毒草類。

【性味】味苦辛。性溫。有大毒。

【主治】天南星爲祛風濕豁頑痰要藥。主風痰壅塞。中風口噤。治口眼喎斜。癰毒疥癬。小兒驚風。

【本經】主心痛寒熱結氣積聚伏梁。傷筋痿拘緩。利水道。

【別錄】除陰下溼。風眩。

【甄權】主疝瘕腸痛。傷寒時疾。強陰。

【開寶】天南星主中風麻痺。除痰下氣。利胸膈。攻堅積。消癰腫。散血墮胎。

【藏器】金瘡折傷瘀血。搗傳之。

【大明】蛇蟲咬。疥癬惡瘡。

【元素】去上焦痰及眩運。

【東垣】破傷風口噤身強。

【好古】補肝風虛。治痰功同半夏。

【綱目】治驚風癇口眼喎斜。喉痺口舌瘡糜結核解顱。

【註】伏梁。心積病也。有積著於腹內臍畔或臍上。伏而不動。久則令人心煩。疝瘕。見山茱萸條註。金瘡見土當歸條註。喉痺見五倍子條註。結核生於皮裏膜外。結如果核。解顱。小兒顖大。頭縫不合。如開解之狀。爲先天不足。腦髓虧少所致。

【用量】普通五分至錢半。

【禁忌】誤服麻唇舌。得防風則不麻。凡使。宜以礬湯或皂角水浸至不麻乃止。忌鐵。用竹刀切。陰虛燥痰忌用。

【編者按】南星半夏俱爲治痰要藥。但半夏治溼痰多。南星治風痰多。製以牛膽曰膽南星。亦曰陳膽星。則燥性減而力緩。可用以消痰積。治驚風。殺蟲。若治急病風痰。則宜用生南星。士瀛曰。諸風口噤。宜用南星。更以人參石菖蒲主之。時珍曰。味辛而麻。故能治風散血。氣溫而燥。故能勝溼除痰。性緊而毒。故能攻積拔腫。又南星外科亦最爲急用。消癰散腫拔毒。並皆奏功。

天麻

苗名赤箭。參看赤箭條。

【產地】產四川及各地山野林中之陰地。苗名赤箭。根卽天麻。綱目山草類。

【性味】味辛。性平。（或作溫）無毒。

【主治】天麻爲祛風鎭痙要藥。功能治諸風頭痛頭眩。風濕痹。小兒驚癇拘攣。

【開寶】主諸風溼痺。四肢拘攣。小兒風癇驚氣。利腰膝。強筋力。

【甄權】治冷氣痛痺。癱緩不隨。語多恍惚。善驚失志。

【大明】助陽氣。補五勞七傷。鬼疰。通血脈。開竅。

【元素】治風虛眩暈頭痛。

【註】風痺溼痺。見大豆黃卷及丹皮條註。拘攣見土茯苓條註。痹卽痺也。

【用量】普通八分至二三錢。

【禁忌】風藥多燥。風能勝濕故也。凡病人覺津液少。口乾舌燥。咽乾痛。大便澀。及火炎頭暈。血虛頭痛。南方似中風症。均忌。

【編者按】東垣曰。肝虛不足者。天麻川芎

以補之。羅天益曰。眼黑頭旋。風虛內作。非天麻不能治。信是則天麻有養血之功矣。然必須配合他藥。方見其功。汪昂云。風藥中必兼養血藥。制其燥也。養血藥須兼搜風藥。宣其滯也。古云。治風先治血。血行風自滅。得其一言而意旨豁然。（能宣血中之滯。故能發痘疹。）

巴戟天

【產地】產四川者最佳。多生山林內。葉經冬不枯。根似聯珠。入藥。綱目山草類。

【性味】味辛甘。（或作苦）性微溫。無毒。

【主治】巴戟天爲補氣益精要藥。功能祛風除濕。强筋骨。壯元陽。治遺精。

【本經】主大風邪氣。陰痿不起。強筋骨。安五藏。補中。增智。益氣。

【別錄】療頭面遊風。小腹及陰中相引痛。補五勞。益精。利男子。

【甄權】男子夜夢鬼交洩精。強陰。下氣。治風癩。

【日華】治一切風。療水脹。

【綱目】治脚氣。去風疾。補血海。

【註】元陽見九香蟲條註。 五勞見人參條註。 風癩皮膚病之流脂水發癢成片而蔓延者。 血海衝脈也。

【用量】普通一錢至二三錢。

【禁忌】凡相火熾。思欲不得。便赤口苦目昏目痛。煩燥口渴。大便燥結者均忌惡雷丸丹參。得覆盆子良。

〔編者按〕巴戟天治腎虧。功效頗偉。故遺精滑精症宜用之。陽痿者亦良。惟虛而有火者不宜。卽用。應以他藥相佐。

巴豆

【產地】產四川。出古之巴郡。故名。木高大。結實作房。內含之仁。卽巴豆。入藥。綱目喬木類。

【性味】味辛。性溫。有毒。

【主治】巴豆爲峻瀉要藥。主蕩滌臟腑。開通閉塞。破癥堅積聚。留飲痰澼。治大腹水脹。胎傷腹中。利水穀道。排惡瘡膿血。

【本經】主傷寒溫瘧寒熱。破癥瘕結聚堅積。飲痰癖。大腹。蕩練五臟六腑。開通閉塞。利水穀道。去惡肉。除鬼毒蠱疰邪物。殺蟲魚。

【別錄】療女子月閉。爛胎。金瘡膿血。不利丈夫。殺班蝥蛇虺毒。可練餌之。益血脈。

【藥性】治十種水腫。痿痺。落胎。

【日華】通宣一切病。泄壅滯。除風補勞。健脾開胃。消痰破血。排膿消腫毒。殺腹臟蟲。治惡瘡息肉。及疥癩子瘡。

【元素】導氣消積。去臟腑停寒。治生冷硬物所傷。

【綱目】治瀉利。驚癇。心腹痛。疝氣。風喎。耳聾。喉痺。牙痛。通利關竅。

【註】癥瘕。見大黃條註。　癖。見五味子條。痰癖。言因痰成癖也。蠱見人牙條註。

痓。見丹砂條註。金瘡。見土當歸條註。惡瘡。見人中黃條註。瘜肉。細小之贅肉也。疝氣。見山查條註。風喎。因風而口眼喎斜也。喉痺。見五倍子條註。

【用量】普通五厘至三五分。

【禁忌】凡一切湯散丸劑。切勿輕投。即不得已急證。亦須炒熟壓令油極淨。入分許即止。不得多用。芫花為使。畏大黃黃連藜蘆冷水。反牽牛中巴豆毒。用冷水黃連汁大豆汁解之效。

【編者按】巴豆之効。峻而且速。用以開堅破結。斬關奪門。頃刻奏功。要在用之適當而已。海藏曰。若急治。為水穀道路之劑。去皮心膜油。生用。若緩治。為消堅磨積之劑。炒去烟令紫黑用。可以通腸。可以止瀉。（因積已去盡則無可瀉也。）東垣曰。巴豆不去膜。則傷胃。不去心則作嘔。以沉香水浸。則能升能降。與大黃同用。瀉火反緩。為其性相畏也。丹溪曰。巴豆去寒積。無寒積者勿用。觀此則巴豆之瀉與大黃之瀉。雖其力皆峻而一寒一熱。用實不同也。參看大黃條。

【附錄】

【巴豆油】主中風痰厥氣厥。中惡喉痺一切急病。咽喉不通。牙關緊閉。以研爛巴豆綿紙包壓取油作撚點燈吹滅熏鼻中。或用熱烟刺入喉內卽時出涎或惡血便甦。又舌上無故出血以熏舌之上下自止。

木瓜

【產地】處處有之。形大者如瓜。小者如拳。色赤黃。實入藥。綱目山果類。

【性味】味酸濇。性溫。無毒。

【主治】木瓜爲利筋骨調榮衞要藥。主斂肺和胃理脾伐肝化食止渴。治霍亂轉筋。脚氣衝心。去濕熱。消水腫。止吐瀉嘔逆。

【別錄】主溼痺脚氣。霍亂大吐下。轉筋不止。

【藏器】治脚氣衝心。取嫩者一顆。去子煎服佳。強筋骨。下冷氣。止嘔逆。心膈痰唾。消食止水利後渴不止。作飲服之。

【大明】止吐瀉奔豚。及水腫冷熱痢。心腹痛。

【雷斅】調營衞。助穀氣。

【好古】去濕和胃。滋脾益肺。治腹脹善噫。心下煩痞。

【註】溼痺。見大豆黃卷條註。　脚氣。見大腹皮條註。　霍亂轉筋。見大蒜條註。　奔豚。見丁香條註。　噫胃氣因阻鬱而上升有聲也。

【用量】普通七分至錢半。

【禁忌】多食木瓜損齒及骨。下部腰膝無力。由精血虛。眞陰不足。及傷食脾胃未虛。積滯多者。均忌。勿犯鐵器。去子用。

〔編者按〕木瓜爲治轉筋及手足筋脈不利。脚氣等症良藥。然以其性酸濇。故諸恙初起之有痰溼及積滯者。不可驟用。治久病。多入酒。乃倍見其功。中木瓜毒。舌大滿口。宜用好醋調黃糖含口中。吐出涎水。數次卽愈。著名方劑有木瓜散。（木瓜虎脛骨五加皮人參桑寄生酸棗仁當歸栢子仁黃耆甘草）治中風筋脈攣急。腹痛轉筋舌卷囊縮面青脣白。不思飲食手足爪甲俱痛者。木瓜煎。（木瓜沒藥乳香）治筋急。及虎骨木瓜酒等。

木耳

【產地】處處有之。多生朽木上。綱目芝耳類。

【性味】味甘。性平。有小毒。

【主治】木耳主利腸胃。益氣。治痔瘡。焮腫。婦女崩漏。

【本經】主益氣不飢。

【綱目】治痔。

【括要】黑桑耳主女人漏下赤白汁。血病。癥瘕積聚。腸風下血。

【註】癥瘕見大黃條註。　腸風見山茶花條註。

【用量】普通少用。以入藥。故無定量。

【禁忌】木耳赤色及仰生者有毒。不可食。夜視有光。爛不生蟲。采歸色變。生楓木上者。皆不可食。中木耳毒。生搗冬瓜蔓汁解之。生槐樹

上海大衆書局印行

桑樹上者良。

【附錄】

【白木耳】產四川雲南等地。味甘性平。無毒。主滋肺。潤腸。清熱。養陰。治虛勞欬嗽。津液不足。此物有麥冬之潤而無其寒。有玉竹之甘而無其膩。爲滋養肺胃之良品。有外感者忌之。

木芙蓉

【產地】處處有之。插條卽生之小木也。花豔如荷。故有芙蓉木蓮之名。葉與花同入藥。綱目灌木類。

【性味】味微辛。性平。無毒。

【主治】木芙蓉主清肺涼血。散熱解毒。治一切腫毒癰疽。

【綱目】主清肺涼血。散熱解毒。治一切大小癰疽腫毒。惡瘡。消腫排膿止痛。

【註】癰疽。見山慈姑條註。　惡瘡。見人中黃條註。

【用量】普通一錢至三錢。

【禁忌】治癰腫有神效。卽潰後亦解毒易歛。或加赤小豆末亦妙。惟多外用。內症內服者甚少。

木香

【產地】我國雲南貴州兩廣皆有出產。其根外面灰黃。內部灰白。有香氣。入藥。綱目芳草類。

【性味】味辛苦。性溫。無毒。

【主治】木香爲開胃調氣要藥。功能行三焦之氣。宣腸胃之滯。主治心腹諸痛嘔吐泄瀉消痞積辟邪氣。

【本經】主邪氣。辟毒疫溫鬼。強志。主淋露。不夢寤魘寐。

【別錄】消毒殺鬼精物。溫瘧蠱毒。氣劣氣不足。肌中偏寒。引藥之精。

【大明】治心腹一切氣。膀胱冷痛。嘔逆反胃。霍亂泄瀉。痢疾。健脾消食安胎。

【甄權】九種心痛。積年冷氣。痃癖癥塊脹痛。壅氣上衝。煩悶羸劣。女人血氣刺心痛不可忍。末酒服之。

【元素】散滯氣。調諸氣。和胃氣。泄肺氣。

【丹溪】行肝經氣。煨熟實大腸。

【好古】治衝脈爲病。逆氣裏急。主脬滲小便祕。

【註】淋露。汗出如露滴也。　九種心痛。爲飲食氣血冷熱悸蟲疰九種。或作蟲痛。注痛悸痛冷痛食痛飲痛風痛熱痛去來痛。　霍亂見大腹皮條註。　痃癖見五味子條註。

【用量】普通五分至二錢。

【禁忌】肺虛有熱。元氣虛脫。及陰虛內熱。諸病有熱。心痛屬火。均忌。

〔編者按〕木香調氣定痛。功力甚佳。治中下二焦氣結滯而不運。宜檳榔爲使。故治痢疾腹痛。有木香檳榔丸之設也。宗奭曰。此專泄胸腹間滯塞冷氣。他則次之。得橘皮蔻仁生薑相佐。効尤速。弘景曰。木香瘰毒腫消惡氣有驗。今惟制蛀虫丸中用之。至於木香配合之成方頗多。著者有木香丸。(香附黃蘗胡黃連木香)治腹痛。食傷。氣鬱作痛諸蟲痛。蓋佐以苦寒之藥。則不僅治冷痛也。香連丸。(木香黃連)治痢疾爲調和之劑。木香丸。(木香附子硇砂)治寒疝繞臍作痛。結鞭不消。木香餅。(生地木香作餅熱熨貼之)治結腫成核。消乳中結核酸痛等。均著靈效。

木通

【產地】木通古名通草。多自生山野。庭園亦可栽植。各省有之。莖入藥。綱目蔓草類。

【性味】味辛苦。(或作辛甘)性平。無毒。

【主治】木通爲導濕熱。利小便要藥。主降心火。淸肺熱。化津液。止大渴。治淋瀝。水腫。

【本經】主除脾胃寒熱。通利九竅血脈關節。令人不忘。去惡蟲。

【別錄】療脾疸常欲眠。心煩噦。出音聲。治耳聾。散癰腫諸結不消。及金瘡惡瘡鼠瘻踒折。齆鼻息肉。墮胎。去三蟲。

【甄權】治五淋。利小便。開關格。治人多睡。主水腫浮大。

【孟詵】利諸經脈寒熱不通之氣。

【士良】理風熱小便數急痛。小腹虛滿。宜煎湯幷葱飲有效。

【大明】安心除煩。止渴退熱。明耳目。治鼻塞。通小腸。下水。破積聚血塊。排膿。治瘡癤。止痛。推生下胞。女人血閉。月候不匀。天行時疾。頭痛目眩。羸劣。乳結。及下乳。

【藏器】利大小便。令人心寬下氣。

【李珣】主諸瘺瘡。喉痺咽痛。濃煎含咽。

【東垣】通經利竅。導小腸火。

【註】金瘡惡瘡見土當歸及人中黃條註。

鼠瘻。瘰癧之別名。　瘜肉見巴豆條註。　瘻瘡見山慈姑條註。　喉痺見五倍子條註。

【用量】普通七分至二錢。

【禁忌】凡精滑不夢自遺。及陽虛氣弱。內無濕熱者。忌孕婦禁用。

【編者按】木通利水之用。以朱丹溪之說爲最精細。丹溪曰。君火宜木通。相火宜澤瀉。利水雖同。所用各別。又肺爲水源。肺熱淸則津液化。水道通矣。又凡利小便者。多不利大便。以小水愈通。大便愈燥也。木通能入大腸。兼通大便。又淋瀝不通者。下焦火也。心與小腸相表裏。心移熱於小腸。故淋閟。木通能通心火。故淋閟治。著名方劑有木通湯。（木通菖蒲防風枳殼全蠍殭蠶甘草木香南星）治小兒血滯心竅。語言不出。導赤散。（生地木通甘草梢淡竹葉。）治口糜舌瘡。小便赤澀。莖中作痛。熱淋不利。

木賊草

【產地】產陝西一帶。多生山野陰濕之地。他處亦有之。其莖呈灰綠

上海大衆書局印行

中空體輕。綱目隰草類。

【性味】味甘微苦。性溫。無毒。

【主治】木賊草爲發汗利水解熱退翳要藥。主治目疾。翳膜。痢疾。痔疾。散肝鬱。去風濕。

【嘉祐】主目疾。退翳膜。消積塊。益肝膽。療腸風。止痢。及婦人月水不斷。崩中赤白。

【綱目】解肌。止淚。止血。去風溼。疝痛。大腸脫肛。

【括要】得牛角䚡麝香。治休息久痢。得禹餘糧川芎當歸。治崩中赤白。得槐子枳實治痔疾出血。

【註】翳膜。眼中生薄衣。久則遮蓋瞳子。易致失明。　疝痛。見山查條註。

【用量】普通五分至錢半。

【禁忌】目疾由於怒氣。及暑熱傷血。暴赤腫痛者均忌。

木蓮

【產地】處處有之。亦名木饅頭。象其子實之形也。入藥。綱目蔓草類。

【性味】味甘濇。性平。無毒。

【主治】木蓮主固精壯陽。消腫散毒。

【蘇頌】主壯陽道。

【綱目】固精。消腫。散毒。止血。下乳。治久痢腸痔。心痛陰㿗。

【註】陰㿗。子宮由陰戶脫出。不能收縮之症。

【用量】普通二三錢。

【禁忌】陽强者勿用。

【附錄】

【木蓮葉】味酸性平無毒。治血淋痛濇用甘草煎服背癰乾末服之。

【木蓮藤汁】白癜風惡瘡疥癬。塗之。

木蝴蝶

【產地】產我國廣東。乃樹實也。片片輕如蘆中衣膜。四邊薄而明。中心微厚。拾遺木類。

【性味】味性缺。

【主治】木蝴蝶主肝氣痛。治癰毒潰不收口。

【綱目】主胃脘痛。燒灰酒服。

【括要】治肝氣痛。用二三十張焙燥研細。好酒調服。癰毒不收口。以此貼之卽斂。亦治下部濕熱。

【註】癰見山慈姑條註。

【用量】普通五分至一錢。

【禁忌】不詳。

木鼈子

【產地】產湖南兩廣浙江等地。核扁平。其形如鼈。故名。綱目蔓草類。

【性味】味甘(或作苦微甘)性溫。有小毒。

【主治】木鼈子主折傷結腫。治一切瘡毒。

上海大衆書局印行

【開寶】主折傷。消結腫。惡瘡。生肌。止腰痛。除粉刺鼾𪒠。婦人乳癰。肛門腫痛。

【大明】醋磨消腫毒。

【綱目】治疳積痞塊。利大腸。瀉痢。痔瘤。瘰癧。

【註】惡瘡見人中黃條註。　鼾𪒠見山慈姑條註。　乳癰。多爲女子所患。初起紅腫熱痛。漸至潰膿。治法頗繁。　瘰癧見山慈姑條註。

【用量】普通五分至錢半。外用無定量。

【禁忌】用治癰疽梅毒等瘡。性頗猛烈。中病卽止。尋常瘡毒。罕用之。中此毒者。身發抖戰。急用肉桂二錢。煎服立愈。

【附錄】

【番木鼈】產四川。其子小於木鼈而色白。味苦。性寒。無毒。（或曰有毒。可以毒狗至死）　主治傷寒熱病。咽喉痹痛。痞塊。（磨水噙嚥）孕婦病欲去其胎。研膏納入陰中三四寸。

水

【引論】水爲日常必用之物。無論何地皆有之。入藥則煎藥。熬膏。泛水爲丸。亦不能離此。故其性和平。無論何種之水。祇要清潔無毒。悉可應用。昔人區別水之種類。繁而無當。徒亂人意。大可屏不錄。茲特加以整理。就可用者節錄於下。

【雨水】味鹹。性平。無毒。宜煎發散及補中益氣藥。然當澄清後用。不可生服。相傳立春雨水夫妻各飲一杯。入房孕子神效。取春生萬物之義。然近無佐證。備一說耳。梅雨水沾水易垢。以其濁也。功用可洗瘡疥。滅瘢痕。入醬易熟。然濁水感其氣味。常易致疾。要以不用爲是。又潦水爲雨注地而積成之水。鹹質已澄清而與土合。故質薄味淡。古方有用之煎藥。以去濕熱。然近時亦罕有用者。

【露水】味甘。性平。無毒。雜質少而體輕。能明目止渴潤肺解毒。

【雪水】味甘。性冷。無毒。感天時之至寒而成。能解傷寒及天行時氣狂熱及一切毒。抹之除痱疹。

【冰】味甘。性冷。無毒。水之因冷而凝結者。故其氣寒甚。功能解煩渴消暑毒。傷寒陽毒。熱甚昏迷者。以冰一塊置於膻中（心窩之上）良。亦解燒酒毒。然夏月食冰。久必致病。藏器曾言之。驗於今而益信。

【流水】味甘。性平。無毒。乃江河之水。所以別於不流之水也。以流水揚之萬遍。名甘瀾水。病後虛弱。用以煎藥。

【井水】味甘微鹹。性平。無毒。日初出就汲曰新汲水。功能調中下氣。治消渴反胃。用以煎藥。泉之甘者曰醴泉。出無定處。可愈痼疾。

【山泉】味甘。性平。無毒。主治霍亂轉筋。宜多服。可以洗腸。有硫黃質者宜浴。除皮膚百病。然山泉必清冽而山野無毒草毒物者乃可用。

【鹹水】味苦鹹。性寒。有毒。乃製鹹瀝下之水。除痰癖積塊。用以取吐。

【地漿水】味甘。性寒。無毒。掘黃土三尺。以新汲水沃入。攪混少頃。取清用之。主治中毒煩悶。解一切魚肉果菜藥物諸毒。療霍亂及中暍卒死者。飲一升妙。

【熱湯】味甘。性平。無毒。亦名百沸湯。卽近時所謂開水也。主助陽氣行經絡。推陳致新。治霍亂吐瀉。晨飲一杯妙。取其能清胃腸也。

【生熟湯】味甘鹹。性平。無毒。以新汲水百沸湯和合而成。亦名陰陽水。主調中消食。及中惡欲作霍亂者。投入鹽服。令吐盡痰食卽愈。

【甑氣水】以器盛取。沐頭長毛髮。飯鍋蒸氣水。塗小兒瘡。及合藥末塗瘡妙。

【强水】有鹽强水。硝强水。硫强水諸種。實則非水。乃藥之化合而成者。有大毒。能蝕五金。不可服。凡癰疽欲取惡肉。和水用些須。卽變白而腐去。誤服強水。急切不可得藥或延醫。可速將牆壁上石灰刮下冲水熱服。愈多愈妙。用肥皂水服亦可。

【用量】隨時制宜無一定。

【禁忌】井中沸溢不可飲。古井眢井不可入。有毒殺人。古井不可塞令人盲聾陰地流泉有毒二八月行人飲之成瘴瘧。損脚力。澤中停水。五六月有魚鱉精。人飲之成瘕病。沙河中水飲之令人瘖。兩山夾水其人多癭。流水有聲其人多癭。

花瓶水飲之殺人。臘梅尤甚。炊湯洗面令人無顏色。洗體令人成癬。洗脚令人疼痛生瘡。銅器上汗入食中令人生疽發惡瘡。冷水沐頭。熱泔沐頭竝成頭風。女人尤忌之。水經宿面上有五色者有毒不可洗手。時病後浴冷水損心胞。盛暑浴冷水成傷寒。汗後入冷水成骨痺。產後洗浴成痙風多死。酒中飲冷水成手顫。酒後飲茶水成酒癖。飲水便睡成水癖。小兒就瓢及瓶飲水令語訥。夏月遠行勿以冷水濯足。冬月遠行勿以熱湯濯足。

水仙

【產地】多年生草本。產於暖地海濵。我國各處多有栽種。以爲玩賞者。開青白色花。氣甚香。地下爲重重鱗莖。綱目山草類。

【性味】味苦。微辛。性寒。無毒。（或作小毒）

【主治】水仙根主治癰腫。眼傷。花主治婦人五心發熱。

【綱目】根治癰腫及魚骨哽。花作香澤塗身理髮去風氣。又療婦人五心發熱。同乾荷葉赤芍藥等分爲末。白湯每服二錢。

【括要】眼科取其根細末。水飛。以點暴眼有效。絞汁入眼亦佳。又傅臁瘡愈。乳房腫痛。搗爛和醋傅。打傷。塗痛處。

【註】臁瘡瘡之生於兩脛內外廉。纏綿久而難愈。

【用量】普通四分至一錢。

【禁忌】性寒滑。胃虛嘔吐者。均忌。

水蛭

【產地】產池澤中。處處有之。好吸附人畜肌膚而吮其血。綱目蟲類。

【性味】味鹹。性平。有毒。

【主治】水蛭主逐惡血。破癥積。治折傷墜撲。蓄血疼痛。墮胎。通經。外治腫毒。

【本經】主逐惡血瘀血。月閉。破血癥積聚。無子。利水道。

【別錄】墮胎。

【藥性】治女子月閉。欲成乾血勞。

【藏器】啞赤白游疹。及癰腫毒腫。

【宗奭】治折傷墜撲蓄血有功。

【註】血癥蓄血成癥也。參看大黃條註。

【用量】普通一二錢。

【禁忌】破血洩結之品。不可輕服。誤吞水蛭入腹難死。久則生子食人肝血腹痛難忍面目黃瘦。用田中泥一兩雄黃二錢爲丸。分四服。開水下。卽隨大便而出。桂圓肉包烟油吞之。卽下。此物畏石灰食鹽。

水精　又名水晶

【產地】產深山中。綱目玉類。

【性味】味辛。性寒。無毒。

【主治】水精主治目疾。

【藏器】主熨目。除熱淚。

【綱目】亦入點目藥。

【用量】無定量。

【禁忌】水晶多製成眼鏡以護目光。無內服者。

水銀

【產地】產山西陝西山中。綱目石類。

【性味】味辛。性寒。有毒。

【主治】水銀爲殺蟲要藥。主治楊梅瘡毒。及皮膚諸病。潤腸下死胎。

上海大衆書局印行

【本經】主疹瘻痂瘍白禿。殺皮膚中蝨。墮胎。除熱。殺金銀銅錫毒。鎔化還復爲丹。

【別錄】以傅男子陰。陰消無氣。

【藏器】利水道。去熱毒。

【大明】主天行熱疾。除風。安神。鎮心。治惡瘡瘑疥。殺蟲。催生下死胎。

【宗奭】治小兒驚癇熱涎潮。

【綱目】鎮墜痰逆。嘔吐反胃。

【註】瘑瘡生於指掌之中。生蟲發癢。同於頑疥。

【用量】普通多配合丸散方用。內服約數分。外用無定量。

【禁忌】水銀性沉。與金銀諸物同。吞服金銀水銀者。皆足以致命。餌服者須愼之。

【編者按】水銀輕粉。雖皆能治楊梅結毒等症。但須配合佐使得宜。方可暫爲一試。中病卽止。隨後仍當服解毒藥一二月至數月。方可免於後患。否則一經復發。不易收拾。愼之愼之。詳見輕粉條。

水獺肝

【產地】水獺產溪岸水濱。處處有之。綱目獸類。

【性味】味甘(或作鹹)性溫。有毒。

【主治】水獺肝主勞疰。治上氣咳嗽。虛勞喘病。殺蟲蠱。療積聚。及婦人蓐勞。

【別錄】主鬼疰蟲毒。止久嗽。除魚鯁。並燒灰酒服之。

【藥性】治上氣咳嗽。虛勞嗽病。

【蘇頌】傳尸勞極。虛汗客熱。四肢寒瘧及產勞。

【綱目】殺蟲。

【註】鬼疰。見丹砂條註。 勞極。五勞六極（筋極骨極血極肉極精極氣極謂之六極）也。參看人參條註。

【用量】普通一二錢。

【禁忌】忌與兔肉同食。

【附錄】

【水獺膽】味苦。性寒。無毒。主視物不明。治眼翳黑花。如飛蠅上下。點之。

水蘇 又名雞蘇

【產地】生池澤水畔。處處有之。莖葉入藥。綱目芳草類。

【性味】味辛。性溫。無毒。

【主治】水蘇葉主發表散熱。理血。辟惡。健胃。淸肺。其莖同功。而力較薄。

【本經】主下氣。殺穀。除飲食。辟口臭。去邪毒。辟惡氣。

【別錄】主吐血。衄血。血崩。

【日華】治肺痿。血痢。崩中。帶下。

【蘇頌】諸氣疾及脚腫。

【孟詵】釀酒。漬酒及酒煮汁。治頭風目眩。及產後中風。惡血不止。服之彌妙。

【綱目】作生菜食。除胃間酸水。

【註】衄血。見三七條註。 肺痿。見人參條註。 崩中。見三七條註。

【用量】普通五分至錢半。

【禁忌】雖爲理血淸肺之品。然性辛烈能散眞氣。體虛者忌之。

〔編者按〕水蘇著名方劑有鷄蘇散。（水蘇葉。黃耆。生地。阿膠。貝母。白茅根各一錢。桔梗。麥冬。蒲黃。甘草各五分。）治傷肺唾血。咽喉不利。雞蘇吹喉散。（水蘇薄荷白殭蠶各五分。硼砂馬牙硝各一錢。馬勃二分。冰片一分。）治疫喉初起。止痛去腐生肌。及雞蘇丸雞蘇飲等。

火

【引論】昔人區別火之種類甚多。然或事實難行。或竟無此物。繁而無當。徒亂人意。今亦如水之酌加删削。整理就可用者節錄於下。

【桑柴火】主癰疽發背不起。瘀肉不腐。及陰瘡瘰癧流注。臁瘡頑瘡。燃火吹滅。日灸二次。未潰拔毒止痛。已潰補接陽氣。去腐生肌。凡一切補藥諸膏。宜此火煎之。但不可點艾傷肌。

【炭火】宜煆煉一切金石藥。白炭主誤呑金銀銅鐵在腹。燒紅急爲末。煎湯呻之。甚者刮末三錢。井水調服。未效再服。又解水銀輕粉毒。及腸風下血。

【艾火】主灸百病。若灸諸風冷疾。

入硫黃末少許尤良。

【神鍼火】神鍼者。五月五日取東方桃枝削爲木針。如雞子大。長五六寸。乾之。用時以綿紙三五層襯於患處。將針蘸麻油點着。火滅乘熱針之。主心腹冷痛。風寒濕痹。附骨陰疽。凡在筋骨隱痛者。鍼之火氣直達病所。甚效。

【火鍼】火鍼者。素問所謂燔針。焠針。仲景謂之燒針。蜀人謂之煨針。其法以蔴油滿盞。燈草十四莖燃點。將針頻塗蔴油。燈上燒令通赤。用之。不赤或冷。則反損人。且不能去病也。主風寒筋急攣引痹痛。或癱緩不仁者。鍼下急出。急按孔穴。則疼止。不按則疼甚。癥塊結積冷病者。鍼下慢出。仍轉動以發出污濁。癰疽發背有膿無頭者。鍼令膿潰。勿按孔穴。凡用火鍼太深則傷經絡。太淺則不能去病。要在消息得中。鍼後發熱惡寒。此爲中病。凡面上及夏月濕熱在兩脚時。皆不可用此。

【燈火】以蔴油燃燈草心之火。名爲燈火。主小兒驚風昏迷搐搦竄視諸病。又治頭風脹痛。視頭額太陽絡脈盛處。以燈心蘸蔴油點燈焠之良。外痔腫痛者。亦焠之。油能去風解毒。火能通經也。小兒初生因冒寒氣欲絕者。勿斷臍。急烘絮包之。將胎衣烘熱。用燈炷於臍下。往來燎之。煖氣入腹內。氣回自甦。又燒銅匙柄。熨烙眼弦內。去風退赤。甚妙。

【燈花】燈草火所結之花。主傅金瘡。止血生肉。小兒邪熱在心。夜啼不止。以二三顆燈心湯調抹乳吮之。

【太陽火】除濕止寒澼。舒經絡。痼冷以體曝之。則血和而病去。冬月以舊帛晒受陽氣。覆體皆能却病。作醬日晒。受日氣多。人食之多補脾胃。養生家有服日光法。久服長生。補肺去癆。對日行深呼吸。凡欲受陽光之益。宜於平旦太陽將出時。含有紫色光綫。對之呼吸吐納。或晒胸。却病延年。

【君火】人身君火。卽人之元氣。能救卒死魘死。以口布氣度之卽生。散鬼氣。呵氣吹之卽滅。發痘凡陰寒不起不漿者。用壯健人氣呵之。卽紅起發活。漿行而毒化。

爪甲

【產地】乃人手足指上修下之爪甲也。綱目人類。

【性味】味甘鹹。性缺。無毒。
【主治】爪甲主催生下胞衣。外用止鼻衄。點目翳。亦合喉症吹藥用。
【宗奭】主鼻衄。細刮嗜之立愈。衆人甲亦可。
【綱目】催生下胞衣。利小便。治尿血及陰陽易病。破傷中風。去目翳。
【藏器】懷妊婦人爪甲取末。點目去翳障。
【註】陰陽易有三解。一、陰位見陽脈。陽位見陰脈也。二、與初愈病人交媾而得病。少腹裏急。陰中牽痛。三、小便出糞。大便出尿。此處所指。或爲第二條之陰陽易病。　翳障見木賊草條註。
【用量】普通三五分。
【禁忌】不詳。

牛

【產地】處處有之。產地不同。種類因而微別。普通有黃牛水牛兩種。綱目畜類。
【性味】味甘。性溫。無毒。
【主治】黃牛肉爲補養脾胃要藥。主安中益氣。生肌堅肉。治腰脚軟弱。唾涎。消渴。
【別錄】主安中益氣。養脾胃。
【思邈】補益腰脚。止消渴。及垂涎。
【註】消渴見人乳汁條註。
【用量】普通爲服食之品。入藥無定量。
【禁忌】補力雖與黃耆同功。然易發藥毒。動舊病。消化力薄者宜取汁服之。其肉不易化也。忌與豬肉同食。令腹內生寸白蟲。亦忌合韭薤生薑黍米同食。入杏仁蘆葉同煮。則肉易爛。中其毒。早稻草煎湯飲之。

【附錄】

【水牛肉】味甘。性平。無毒。主補養脾胃。安中益氣。強筋骨。消水腫。除濕氣。治消渴。止乾嘔。泄瀉。敷手足腫痛。功同黃牛肉。而其性較平。

【牛骨髓】味甘。性溫。無毒。主補中益氣。安五臟。塡骨髓。續絕傷。止洩利。治瘦病。澤肌膚。潤肺。補腎。以清酒暖服良。

【牛乳汁】味甘。性微寒。無毒。主養心肺。潤大腸。治反胃。熱嘔。風熱毒氣。熱氣。黃疸。勞損。消渴。（同羊乳飲）此物入脾肺二經。爲潤燥生津之品。於老年人虛弱人最宜。丹溪曰。反胃噎膈。大便燥結者。以牛羊乳時服之。功勝人乳。冷服損人。與酸物相反。患冷氣人忌之。

【牛膽】味苦。性大寒。無毒。主鎭肝陽。益目精。治心腹熱渴。口焦燥。療癰腫。除黃。殺蟲。合天南星。釀製名膽南星。能化痰熱。治小兒急驚。

【黃明膠】牛皮所熬之膠也。味甘。性平。無毒。主補陰。活血。潤燥。利大小腸。治風濕走痛。肺傷吐血。外用治湯火灼傷。療腫毒。癰疽。瘰癧。

牛黃

【產地】牛黃生於病牛膽中。狀如雞子黃。多出陝西甘肅等地。綱目畜類。

【性味】味苦。（或作甘）性平。（或作涼）有小毒（或作無毒）

【主治】牛黃為瀉熱定驚利痰清心要藥。主驚癇。寒熱。中惡口噤。小兒驚邪。痘瘡發狂。治痰迷痙急。斑痧瘡毒。益肝膽。定魂魄。

【本經】主驚癇寒熱。熱盛狂痓。除邪逐鬼。

【別錄】療小兒百病。諸癇熱。口不開。大人狂癲。又墮胎。久服令人不忘。

【日華】主中風失音。口噤。驚悸。天行時疾。健忘虛乏。

【甄權】安魂定魄。辟邪魅。卒中惡。小兒夜啼。

【思邈】益肝膽。定精神。除熱。止驚痢。辟惡氣。除百病。

【綱目】清心化熱。利痰涼驚。痘瘡紫色。發狂譫語者可用。

【用量】普通五分至一錢。

【禁忌】惡龍骨龍膽。（錢乙方中用之無忌）地黃常山蜚蠊畏牛膝乾漆。風熱未深入者忌用。

【編者按】牛黃定驚。用以瀉膽之熱。舒肝之急。心君不蔽。神識自清。著名方劑有牛黃清心丸。（牛黃白芍麥冬黃芩當歸防風白朮柴胡桔梗川芎茯苓杏仁神麴蒲黃吉林參羚羊角麝香龍腦肉桂大豆卷阿膠白蘞乾薑犀角雄黃山藥甘草金箔大棗）治諸風緩縱不隨。言蹇心怔。健忘恍惚。眩冒煩鬱。痰涎壅塞。及心神不足。驚恐悲憂。慮煩少睡。喜怒無時。或發狂癲。神情昏亂。小兒躁悶。項背強直。腰背反張。時發時醒者。牛黃抱龍丸。（牛黃琥珀西黃膽星赤苓全蝎辰砂白殭蠶天竹黃麝香）治中風。痰迷心竅。神昏譫語。手足拘攣。瘋癲狂亂。及小兒急驚風症。牛黃解毒丸。（牛黃甘草金銀花蚤休）治胎毒瘡癤。及一切瘡瘍。安宮牛黃丸。（牛黃鬱金犀角黃芩黃連山梔子雄黃硃砂梅片麝香珍珠）治溫暑時邪。挾痰濁內閉。口噤神昏五癇中惡。及痙厥之因於熱者。安宮牛黃丸調大黃服。名牛黃承氣湯。治陽明溫病。邪閉心包。神昏舌短。飲不解渴者。

牛蒡子　又名惡實

【產地】產我國山東河南等地。其實狀惡而多刺。故曰惡實。鼠過之則綴惹不能脫。故亦曰鼠粘。綱目隰草類。

【性味】味辛苦。性平無毒。

【主治】牛蒡子爲散風除熱解毒消腫要藥。主治咽喉風熱。風濕斑疹。諸瘡腫毒。腰膝氣凝作痛。

【別錄】主明目補中除風傷。

【藏器】風毒腫諸瘻。

【甄權】研末浸酒每日服三二盞。除諸風去。丹石毒。利腰脚又食前熟挼三枚呑之。散諸結節筋骨煩熱毒。

【蘇恭】呑一枚出癰疽頭。

【孟銑】炒研煎飲通利小便。

【元素】潤肺散氣。利咽膈去皮膚風。通十二經。

【綱目】消斑疹毒。

【註】瘻見山慈姑條註。丹石毒卽金石毒見人參條註。癰疽見山姑慈條註。

【用量】普通一錢至三錢。

【禁忌】瘄家氣虛色白大便洩瀉者忌。痧疹不忌洩瀉故用之無妨。癰疽已潰非便閉不宜服以性冷滑利也。

【編者按】牛蒡子爲清風熱良藥。外科方中尤多應用。方劑殊多。著者有牛蒡子湯。（牛蒡子元參升麻桔梗犀角木通黃芩甘草）治風熱上壅。咽喉窒塞。大鼠粘子湯。（鼠粘子當歸黃耆連翹柴胡黃芩地骨皮）治痘色紅。根散不長發。消毒飲。（牛蒡子連翹甘草升麻山豆根紫草）治麻疹發斑。其他則配合甘草桔梗荊芥等。治面頰腫喉痛亦甚良。

牛膝

【產地】產我國河南一帶。四川亦有出產。爲山野自生之多年生草本根入藥。綱目隰草類。
【性味】味苦酸。性平。無毒。
【主治】牛膝爲寒濕痹痿骨節疼痛要藥。走血能補益肝腎强筋骨。通淋濁。引諸藥下行治膝痛能墮胎。
【本經】主寒溼痿痺。四肢拘攣。膝痛不可屈伸。逐血氣。傷熱火爛。墮胎。
【別錄】療傷中少氣。男子陰消。老人失溺。補中續絕。益精。利陰氣。塡骨髓。止髮白。除腦中痛。及腰脊痛。婦人月水不調。血結。
【甄權】治陰痿。補腎助十二經脈。逐惡血。
【大明】治腰膝軟怯弱。破癥結。排膿止痛。產後心腹痛。幷血暈。落死胎。
【宗奭】同蓯蓉浸酒服益腎。竹木刺入肉嚼爛罨之卽出。
【綱目】治久瘧寒熱。五淋。尿血。莖中痛。下痢。喉痺。口瘡。齒痛。癰腫惡瘡。傷折。
【好古】强筋。補肝臟風虛。
【註】痿痺見人參條註。癥結。見山茱萸條註。血暈見三七條註。五淋。勞淋。血淋。熱淋。氣淋。石淋也。
【用量】普通錢半至三錢。
【禁忌】牛膝誤用必傷胎。經閉未久。疑似有妊者。忌用。上焦藥中勿用。夢遺失精。脾虛下陷。腿膝腫痛。血崩不止。亦忌。忌牛肉牛乳。
〔編者按〕牛膝配合方劑。著者有牛膝散。〔牛膝桂心赤芍藥桃仁延胡索當歸丹皮川芎木香〕治婦人月水不利。臍腹疞痛。牛膝湯（牛膝瞿麥滑石當歸通草冬葵子）治產後胎衣不下。牛膝木瓜湯（牛膝木瓜芍藥杜仲枸杞天麻黃松節兎絲子甘草）治肝虛遇歲氣燥更勝。連小腹拘急疼痛。陰股膝髀皆痛。

【附錄】

【杜牛膝】性專下走。毫無補益。散惡血破癥瘕。止痛。治淋藥中宜用之。

王不留行

【產地】處處有之。爲一年生草本植物。因其性走而不守。雖有王命。不能留行。故名。綱目隰草類。

【性味】味苦。（或作苦甘）性平。無毒。

【主治】王不留行爲行血要藥。走血分。通血脈。行月經。下乳汁。催生。定痛。治金瘡。

【別錄】主金瘡。止血逐痛。出刺。除風痺內塞。止心煩。鼻衄。癰疽惡瘡瘻乳。婦人難產。

【甄權】治風毒。通血脈。

【日華】遊風風疹。婦人經血不勻。發背。

【元素】下乳汁。

【綱目】利小便。出竹木刺。

【註】金瘡見土當歸條註。　風痺見丹皮條註。　癰疽見山慈姑條註。　風疹似疹而癢。不時舉發者。

【用量】普通一錢至二錢。

【禁忌】走而不守。血症愼用。孕婦勿服。

王瓜

【產地】產山東平澤田野。各地亦有栽種。多蔓生牆垣間。根及子入藥。綱目蔓草類。

【性味】味苦性寒無毒：(或作小毒)

【主治】王瓜根主瀉熱。利水。行血。益氣。治天行熱疾。消渴。痞滿熱結。黃疸變黑。婦女經閉。

【本經】主消渴。內痺。瘀血月閉。寒熱。酸疼。益氣愈聾。

【別錄】療諸邪氣。熱結鼠瘻。散癰腫流血。婦人帶下。下乳汁不通。止小便數不禁。逐四肢骨節中水。治馬骨刺人瘡。

【大明】天行熱疾。酒黃病。壯熱心煩悶熱勞。排膿。消撲損瘀血。破癥癖。落胎。

【藏器】主蠱毒小兒閃癖。痞滿痰瘧。幷取根及葉搗汁。少少服當吐下。

【綱目】利大小便。治面黑面瘡。

【註】月閉。月經閉止也。　鼠瘻。見木通條註。　癥癖見大黃及五味子條註　蠱毒見人牙條註。

【用量】普通一二錢。

【禁忌】能使人吐下。不宜多服。

【附錄】

【王瓜子】味酸苦。性平。無毒。生用主潤心肺。炒用治黃病。又治肺痿

吐血。腸風瀉血。消渴。吐食反胃。赤白痢。(酒服)

五畫

仙茅

【產地】多自生於暖地山中。我國四川及西部多有之。綱目山草類。

【性味】味辛。性溫。有毒。

【主治】仙茅為治色癆壯陽道要藥。功能長精神。去風冷。堅筋骨。益房事。

【開寶】主心腹冷氣不能食。腰脚風冷攣痺不能行。丈夫虛勞。老人失溺。無子。益陽道。強記。助筋骨。益肌膚。

【李珣】治一切風氣。補暖腰脚。明耳目。塡骨髓。

【大明】開胃消食。下氣。益房事不倦。

【用量】普通五分至二錢。

【禁忌】陰虛火旺。陽事易舉者均忌。勿犯鐵器。忌同食牛羊乳肉。大減藥力。

【編者按】仙茅之功。據許眞君曰。命門眞陽之火。卽先天祖炁。天非此火不能生物。人非此火不能有生。故眞火衰。卽如以上諸病雜出。惟此正入命門補火之不足。則諸病自除也。故仙茅乃補火衰之藥。用以治精神之萎靡者。可以興之。至於虛而有火。津液少者。決非所宜。其用與玄參之一陰一陽。完全相反。

代赭石

【產地】產各處山中。我國北方多有之。色赤。（成分為養化鐵及粘土）綱目石類。

【性味】味苦甘。性寒。（或作平）無毒。

【主治】代赭石為鎮虛怯。養陰血要藥。功能辟邪毒。治氣逆。痰逆。反胃。血中熱。血痹。血痢。女子赤白帶下。

【本經】主鬼疰賊風。蠱毒。殺精物惡鬼。腹中毒邪氣。女子赤沃漏下。

【別錄】帶下百病。產難胞不出。墮胎。養血氣。除五臟血脈中熱。血痺。血痢。大人小兒驚氣入腹。及陰痿不起。

【大明】安胎健脾。止反胃。吐血。鼻衄。月經不止。腸風痔瘻。瀉痢。脫精。遺溺。夜多小兒驚癇。疳疾。金瘡長肉。辟鬼魅。

【註】鬼疰。見丹砂條註。賊風。風之害人者。又痛痺亦曰賊風。腸風。見山茶花條註。蠱毒。見人牙條註。

【用量】入煎劑錢半至三錢。水飛用五分至一錢。

【禁忌】下部虛寒及陽虛陰痿者忌。胎前慎用。畏天雄附子。凡使火煆醋淬。研末水飛用。

「編者按」代赭石重可鎮怯。故治小兒驚癇。及病人虛而氣浮。著名方劑。有旋覆代赭湯。仲景用治傷寒汗吐下後。心下痞鞕噎氣。海藏曰。用治噎膈効。幷治小兒慢驚。

冬瓜

【產地】處處有之。園圃亦多種植。瓤及子入藥。綱目蓏菜類。

【性味】味甘。性微寒。無毒。

【主治】冬瓜爲消腫利尿除熱益脾要藥。主小腹水脹。除心胸滿。解熱毒。益脾胃。

【別錄】主小腹水脹。利小便。止渴。

【弘景】擣汁服止消渴煩悶解毒。

【孟詵】益氣耐老。除心胸滿。去頭面熱。

【大明】消熱毒癰腫。切片摩痱子甚良。

【蘇頌】利大小腸。壓丹石毒。

【括要】冬瓜子除煩滿不樂。可作面脂。令人悅澤好顏色。去皮膚風。治腸癰。冬瓜皮主折傷損痛。利水解毒。

【註】丹石毒見牛蒡子條註。　腸癰。見大薊條註。

【用量】普通二錢至三四錢。

【禁忌】冬瓜性冷利。臟腑有熱者宜之。若虛寒及久病滑泄者均忌。

【編者按】冬瓜爲利水而不傷正之良藥。蓋消導之中有健脾開胃之功。故治水腫及少腹陰囊水腫多用之。亦治消渴及瘡癰發背良驗。小便白濁。用冬瓜仁爲末。空心服之。去雀斑。用冬瓜仁與桃花等分爲末。用蜂蜜鍊和貼之。美容方用冬瓜仁五兩。桃花四兩。白楊皮二兩。各爲末。食後服一匙。日三服。三十日面白。五十日手足俱白。痔疾。煎冬瓜仁洗之。能去腫痛。

冬葵子

【產地】處處有之。苗葉作菜茹。味甘美。為百菜主。綱目隰草類。

【性味】味甘。性寒。無毒。

【主治】冬葵子為潤燥滑腸利竅要藥。主通榮衞。行津液。利二便。下乳滑胎。治癃閉水腫。

【本經】主五臟六腑寒熱羸瘦。五癃。利小便。久服堅骨。長肌肉。

【別錄】療婦人乳內閉腫痛。

【孟詵】出癰疽頭。

【弘景】下丹石毒。

【綱目】通大便。消水氣。滑胎。治痢。

【註】癃。小便閉也。又五癃謂（汗溺唾淚髓）五道癃閉。癰疽見山慈姑條註。丹石毒。見牛蒡子條註。

【用量】普通一錢至三錢。

【禁忌】葵菜心有毒傷人。不宜食。葵性滑利。不益人。病後食之。令人失明。

【附錄】

【葵菜】功同葵子。孕婦食之。胎滑易生。散膿血。治帶下。療手足長倒生肉刺。痛不可忍者。奇効。

【葵根】功同葵子。小兒呑錢不出。煑汁飲之妙。治瘡疽惡毒。

冬蟲夏草

【產地】產我國雲南四川貴州等地。爲草之寄生於蟲體者。拾遺草部。

【性味】味甘。性平。(或作溫)無毒。

【主治】冬蟲夏草爲補肺要藥。主保肺止血化痰。止嗽。治虛勞久咳。怯汗大泄。壯元氣。益腎臟。

【綱目】主補精益髓。功同人參。

【括要】夏草令婦人絕孕無子。冬虫壯命火。益精髓。補肺腎。實腠理。二者同用則化痰益氣。止血治勞嗽膈症。諸虛百損。

【註】膈症噎塞反胃之重者。

【用量】普通一二錢。

【禁忌】冬蟲夏草忌分用。血症肺家有熱者亦忌之。

【編者按】此物一蟲一草。一寒一熱。據產地人云。夏則苗土爲草。冬則蟄地爲蟲。得陰陽之氣至全。故合用則並無偏勝。分用則各有利弊。與雄鴨同煮爲饌。大宜老人。以產於四川舊嘉定府境者爲佳。前清貴顯甚珍視之云。

半夏

【產地】產我國四川江浙及北地多有之。爲多年生野草。根白色。入藥。綱目毒草類。

【性味】味辛。性平。有毒。

【主治】半夏爲除濕化痰。止嘔止

喘。開鬱發表要藥。主和胃健脾。消積。化涎。順氣。止咳。平逆。止吐。治心痛。痞結。水飲。痰氣。救五絕。

【本經】主傷寒寒熱。心下堅。胸脹。欬逆。頭眩。咽喉腫痛。腸鳴。下氣。止汗。

【別錄】消心腹胸膈痰熱滿結。欬嗽上氣。心下急痛堅痞。時氣嘔逆。消癰腫。療痿黃。悅澤面目。墮胎。

【甄權】消痰下肺氣。開胃健脾。止嘔吐。去胸中痰滿。生者摩癰腫。除瘤癭氣。

【大明】治吐食反胃。霍亂轉筋。腸腹冷。痰瘧。

【元素】治寒痰及形寒飲冷傷肺而欬。消胸中痞。膈上痰。除胸寒。和胃氣。燥脾溼。治痰厥頭痛。消腫散結。

【丹溪】治眉稜骨痛。

【好古】補肝風虛。

【綱目】除腹脹目不得瞑。白濁夢遺帶下。

【註】瘤肉起爲疣。血聚爲瘤。　癭見川芎條註。　霍亂轉筋見大蒜條註。

【用量】普通一錢至三錢。

【禁忌】一切血證。及陰虛血少津液不足之病均忌。孕婦忌用。姜佐則無害。反烏頭。忌飴糖海藻羊血。

【編者按】半夏內服。少有生用。生用戟人咽喉令啞。(服生薑汁可解)故多製用。有仙半夏。宋半夏。法半夏。薑半夏。竹瀝製半夏。半夏麴。多種。大率仙半夏之性較強。而竹瀝半夏能深入而取寒熱相雜之痰。外治。多生用。葛生曰。凡縊溺壓魘產五絕之病。用半夏末吹入鼻中卽活。是可知其宜竅開鬱之力矣。吳機曰。俗以半夏性燥。代以貝母。不知貝母乃肺藥。半夏乃脾胃藥。咳嗽吐痰。虛勞吐血。痰中見血。諸鬱咽痛喉痺。肺癰肺萎癰疽婦人乳難。皆宜貝母爲向導。禁用半夏。若涎者脾之液。脾胃溼熱。至涎化爲痰。久則痰火上攻。昏憒口噤偏廢僵仆不語。生死旦夕。是非半夏南星。曷可治乎。（參看貝母南星條）觀此則治痰之藥雖多。而各有所別。各有其用。元素曰。熱痰佐以黃芩。風痰佐以南星。寒痰佐以乾薑。痰痞佐以陳皮白朮。此則又隨佐而異也。著名方劑有二陳湯。（半夏陳皮茯苓甘草生薑）治胃寒脾溼生痰。半夏秫米湯。治胃不和不得臥。半夏瀉心湯。（半夏黃芩乾薑人參甘草黃連大棗）治傷寒心下痞。及嘔而腸鳴。半夏茯苓湯。（半夏茯苓地黃橘紅細辛紫蘇人參芎藥川芎桔梗甘草）治妊娠惡阻。其餘多不勝舉。

玄參　又名黑參

【產地】處處原野多產之。根直而肥大。生時本作白色。迨切成片後。忽然變黑。綱目山草類。

【性味】味苦（或作鹹）性微寒。無毒。

【主治】元參爲淸火退熱要藥。功能治一切實熱。狂熱。燥熱。腫瘍。瘰癧。

【本經】主腹中寒熱積聚。女子產乳餘疾。補腎氣。令人明目。

【別錄】暴中風傷寒。身熱支滿。狂邪忽忽不知人。溫瘧灑灑。血瘕。下寒血。除胸中氣。下水。止煩渴。散頸下核。癰腫。心腹痛。堅癥。

【甄權】熱風頭痛。傷寒勞復。暴結熱。散瘿瘤瘰癧。

【大明】治遊風。補勞損。心驚煩躁。骨蒸。傳尸邪氣。消腫毒。

【綱目】滋陰降火。解斑毒。利咽喉。通小便血滯。

【註】溫瘧。見大戟條註。　血瘕。見天名精條註。　瘿瘤。見半夏條註。　瘰癧。見山慈姑條註。

【用量】普通錢半至三四錢大劑一二兩。

【禁忌】凡血少目昏。停飲支滿。血虛腹痛。脾虛泄瀉。均忌。惡黃耆。乾薑。茴香。山萸。反藜蘆。勿犯銅鐵。

【編者按】玄參爲涼藥中之王道者。凡所主治。皆其清火之功也。活人書。傷寒陽毒。汗下後毒不散。及心下懊憹。煩不得眠。心神顛倒欲絕者。用玄參。又玄參治胸中氤氳之氣。無根之火。推爲聖劑云。

玄精石

【產地】產鹽地。乃鹽滷津液流入土中結成。綱目鹵石類。

【性味】味鹹。性寒。(或作溫)無毒。

【主治】玄精石主風冷邪氣。頭痛

發熱煩渴心下脹滿目赤澀痛。
【開寶】主除風冷邪氣溼痺益精氣婦人痼冷漏下心腹積聚冷氣止頭痛解肌。
【宗奭】主陰證傷寒指甲面色青黑心下脹滿結硬煩渴虛汗不止或時狂言四肢逆冷咽喉不利腫痛脈沉細而疾宜佐他藥服之又合大藥塗大風瘡。

【用量】普通數分起治目疾可以內服及外用。

【禁忌】不宜過劑無實熱者愼用。

玉

【產地】玉乃石之美者產山中我國西南深山中多有之以鐘山藍田產者爲最良綱目玉類。

【性味】味甘性平無毒。

【主治】玉主清熱解渴安神養肌。
【本經】主五藏百病柔筋強骨安魂魄長肌肉益氣利血脈。
【別錄】除胃中熱喘息煩滿止渴明耳目。
【大明】潤心肺助聲喉滋毛髮。
【括要】面身瘢痕眞玉日日磨之則自滅。
【註】助聲喉養咽喉而助聲音。

【用量】爲末服宜少量煎飲無定量。

【禁忌】質堅不宜爲末久服。

玉竹

一又名萎蕤詳見萎蕤條。

玉簪花

【產地】處處有之人家栽爲花草。

開青白色之花。綱目毒草類。

【性味】味甘辛性寒有毒。

【主治】玉簪主解一切毒。

【綱目】主解一切毒。根搗汁服。下骨哽。塗癰腫。其葉搗汁和酒服。治蛇虺螫傷。以渣敷之中心留孔洩毒氣。

【括要】乳癰初起。擂根取汁酒服。渣敷之。解斑蝥毒。下魚骨哽。並服之。婦人用以斷產。玉簪根白鳳仙子各一錢半。紫葳二錢半。辰砂二錢。搗末蜜和丸。產內三十日以酒半盞服之。

【用量】普通一二錢。

【禁忌】性能損齒服時不可著齒。普通方藥罕用。

瓜蔞

又名栝樓。詳見栝樓條。

瓦松

【產地】處處有之。生多年瓦屋上。綱目苔草類。

【性味】味酸性平無毒。（或作大毒）

【主治】瓦松內用止血通經絡。外用生眉髮。塗諸瘡不斂。（或作入目令人瞽又能落髮）

【唐本】口中乾痛。血穀血痢。止血。

【馬志】生眉髮膏爲要藥。

【蘇頌】行女子經絡。

【綱目】大腸下血。燒灰水服一錢。又塗諸瘡不斂。

【用量】普通一錢許。

【禁忌】瓦松或謂有大毒。用者宜愼。

瓦楞子

【產地】產江海中。殼面凹凸似瓦楞。故名。其形肖蛤。亦名魁蛤。綱目介類。

【性味】味鹹。性平。無毒。

【主治】瓦楞子爲軟堅散結要藥。主化痰積。消血塊。散冷氣。治痰膈病。

【日華】主一切血氣。冷氣。癥癖。火煆醋淬醋丸服。

【丹溪】化痰積。消血塊。

【註】癥癖見大黃及五味子條註。　痰膈。老痰留滯。以致妨食。或時時反胃者。

【用量】普通二三錢。

【禁忌】瓦楞用殼。入藥火煆醋淬。其肉多食壅氣。

【附錄】

【瓦楞肉】味甘。性平。無毒。主心脊冷氣。腰脊冷風。利五臟。益血色。治痿痹洩痢。便膿血。溫中消食。化痰

甘松香

【產地】產我國四川貴州。及爪哇東印度等地。其地下莖如蝦狀。有鬚。灰褐色。味香。入藥。綱目芳草類。

【性味】味甘。性溫（或作平）無毒。

【主治】甘松香主開鬱理氣。治心腹痛。消脹滿。用作膏藥貼。治肢節拘急痲痹。

【開寶】主惡氣。卒心腹痛滿。下氣。

【藏器】黑皮䵟䵳。風疳齒䘌。野雞痔。得白芷附子良。

【好古】理元氣。去氣鬱。

【綱目】脚氣膝浮。煎湯淋洗。

【註】䵟䵳。見山慈姑條註。　風疳齒䘌。見丁香及人中白條註。

【用量】普通五分至一錢。

【禁忌】忌火。

甘草

【產地】我國四川陝西出產。江蘇福建等省亦有之。日本種植頗多。莖高二三尺。綱目山草類。

【性味】味甘。性平。無毒。

【主治】甘草爲調和周身氣血要藥。功能解百毒。補臟腑。瀉諸火。在上祛痰止欬。在中調和脾胃。在下清熱利溲。入和劑則補益。入汗劑則解肌。入涼劑則瀉熱。入潤劑則生津。入峻劑則緩正氣。制藥之暴性。効益甚多。爲諸藥之君。

【本經】主五藏六腑寒邪熱氣。堅筋骨。長肌力。倍力。金瘡尰。解毒。

【別錄】溫中下氣。煩滿短氣。傷藏欬嗽。止渴。通經脈。利氣血。解百藥毒。爲九土之精。安和七十二種石。一千二百種草。

【甄權】主腹中冷痛。治驚癇。除腹脹滿。補益五藏。腎氣內傷。令人陰不痿。主婦人血瀝腰痛。凡虛而多熱者加用之。

【大明】安魂定魄。補五勞七傷。一切虛損。驚悸。煩悶。健忘。通九竅。利百脈。益精養氣。壯筋骨。

【丹溪】甘草味甘。大緩諸火。

【東垣】生用瀉火熱。熟用散表寒。去咽痛。緩正氣。養陰血。補脾胃。潤肺。

【好古】吐肺痿之膿血。消五發之瘡疽。

【仲醇】凡解毒必入甘草。

【綱目】解小兒胎毒驚癇。降火止痛。又甘草頭生用。能行肝腎二經瘀濁之血。消腫導毒。甘草梢生用。治胸中積熱。去莖中痛。加酒煮延胡索苦楝子尤妙。

【註】尰。卽腫。九土。言具九州土氣之精華。故能解諸毒如神。古時有煉石爲丹服之者。多中石藥之毒。服甘草可解。故曰安和七十二種石。血瀝。言經血淋瀝不調。五勞七傷。見人參條註。肺痿。見人參條註。五發。言五臟之病。各有所發之處及其時也。莖中。言陽物莖中。火。此處指一切虛火。實火。邪毒之氣。之通稱。

【用量】普通生者五分至錢半。炙者三分至一錢。大劑一兩左右。

【禁忌】凡中滿人嘔家酒家諸濕腫滿及脹滿病均忌。反大戟甘遂芫花海藻。惡遠志。忌豬肉。

【編者按】甘草確爲近世要藥。（古傷寒

論方中如麻黃湯。桂枝湯。葛根湯。大小青龍湯。瀉心湯。四逆湯等。用甘草者不勝枚舉。可見仲景之重視。）東西各國採用甚繁。或磨爲粉。或製爲精。舉其大者。則痧藥水中用之以止痛瀉火。肺病藥中用之以緩和驅痰。婦女藥中用之以調經止痛。戒烟劑中用之以鎭靜解毒。而外科中之應用者。亦復不少。獨惜我國今之用者。僅知其和平。而不知其特效之多。竟至於斯。因之大批原料。漏入外洋。價日以昂。殊爲可憾。今再將一味甘草應用之效方。錄數則以爲殿。俾民衆知其功効而加以重視。則幸甚。一、吸出乳頭。用甘草末貼之。二、爲毛虫所螫。嚼甘草貼之。三、中竹箭毒。煎甘草服之。四、吸烟醉。煎甘草服之。五、疝氣衝逆。用甘草末白湯服下。六、竹木刺。嚼甘草和津液敷之。七、中驢馬肉毒。濃煎甘草多飲之。八、中菌蕈毒。取甘草用胡麻油煎服。九、中諸藥毒。用甘草三錢。水三碗。煎碗半。去滓。入綠豆粉三錢。再煎數沸。入蜜半兩。服之。

【附錄】

【甘草頭】功同甘草。善行足厥陰陽明（肝胃）二經濁血。治小兒遺尿。瘰癧腫。解毒。

【甘草梢】功達下焦。爲淸熱之品。治玉莖中作痛。（加酒煑延胡索苦楝子尤佳）胸中積熱。

甘遂

【產地】產陝西河南一帶。自生山野間。爲類似大戟之毒草。莖葉含乳液。切斷之則流白汁。其根爲連珠狀。多節。皮有赤色斑點。內白色。入藥。綱目毒草類。

【性味】味苦甘。性寒。有毒。

【主治】甘遂爲行水要藥。主治身體浮腫。腹脹。囊腫。攻決痰水。利大小便。

【本經】主大腹疝瘕。腹滿。面目浮腫。留飲宿食。破癥堅積聚。利水穀道。

【別錄】下五水。散膀胱留熱。皮中痞熱。氣腫滿。

【甄權】能瀉十二種水疾。去痰水。

【綱目】瀉腎經及隧道水溼。脚氣。陰囊腫墜。痰迷癲癇。噎膈。痞塞。

【註】疝瘕見山茱萸條註。五水。正水皮水風水石水黃汗。治詳金匱。噎膈見冬蟲夏草條註。

【用量】普通八分至二錢。

【禁忌】元氣虛人除傷寒水結胸不得不用外。其餘水腫蠱脹。謹愼用之。惡遠志。反甘草。

【編者按】甘遂大戟商陸芫花俱爲泄水聖藥。多相兼用以成功。（參看各條）著名方劑有神祐丸。（甘遂芫花大戟各一兩。大黃二兩。黑牽牛頭末四兩。輕粉一錢。）治陽水腫脹。大小便祕。有甘遂丸。（甘遂葶藶巴豆杏仁）療黃疸實症。頭大如斗。陰腫如囊。均効。時珍曰。腎主水。凝則爲痰飲。溢則爲腫脹。甘遂能泄腎經溼氣。治痰之本也。喻嘉言曰。胃爲水穀之海。五臟六腑之源。脾不能散胃之水精於肺。而病於中。肺不能通腎之水道於膀胱。而病於上。腎不能司胃之關。時其蓄泄。而病於下。以致積水浸淫。無所底止。治標俱宜甘遂等。以逐其水。又甘遂反甘草。而仲景治心下留飲與甘草同用。正取其相反立功。亦猶防風與黃芪同用。相畏而反相使也。

甘蔗

【產地】我國南方處處有之。熱地產者良。有紫皮綠皮數種。綱目蔗果類。

【性味】味甘。性平。(或作寒)無毒。

【主治】甘蔗主和中益脾。利大小腸。消痰止渴。寬胸膈。治嘔噦。

【別錄】主下氣。和中。助脾氣。利大腸。

【大明】利大小腸。消痰止渴。除心胸煩熱。解酒。

【汪昂】主大便燥結。

【綱目】止嘔噦反胃。寬胸膈。

【用量】普通取汁用。入藥無定量。

【禁忌】共酒食發痰。多食發虛熱。動衄血。丹溪曰。糖生胃火。乃濕土生熱。故能損齒生蟲。經疏曰。蔗性寒。胃寒嘔吐。中滿滑泄者均忌。

甘蕉　又名芭蕉

【產地】產我國廣東福建。及南洋一帶。今江浙亦有之。葉巨。實甘美。根入藥綱目隰草類。

【性味】味甘。性大寒。無毒。

【主治】甘蕉主治癰腫結熱。天行狂熱。搗汁飲之。

【別錄】主癰腫結熱。

【蘇恭】搗爛傅腫。去熱毒。搗汁服治產後血脹悶。

【孟詵】主黃疸。

【大明】治天行熱狂。煩悶消渴。患癰毒幷金石發動。躁熱口乾。並絞汁服之。又治頭風遊風。

【註】黃疸。見大黃條註。金石毒見人參條註。

【用量】普通二三錢。

【禁忌】性冷非實熱症勿用。能滑腸。

【附錄】

【香蕉】即甘蕉之果實。生食止渴潤肺。蒸熟食通血脈塡骨髓。性滑潤腸亦利咽喉。

【蕉油】以竹筒插入皮中取出之汁名蕉油。主頭部風熱煩渴。暗風。癇病涎作。暈悶欲倒者飲之取吐。效。梳頭用治女人脫髮。令長而黑。

【蕉葉】熱病瘟疹。不耐被褥。可以代席。鮮者良。腫毒初發。研末和生薑汁塗之。

【花】心痹痛。燒存性研。鹽湯服之。

生薑

【產地】處處有之。味愈老則愈辣。綱目葷菜類。

【性味】味辛性微溫。（去皮則熱。留皮則涼）無毒。

【主治】生薑爲發表散寒。止嘔開痰要藥。主散風寒濕邪開胃平逆止嘔。治痰氣水氣欬逆。消食消痰。溫中發汗。宣通表裏。去邪惡臭氣。

【本經】主久服去臭氣。通神明。

【別錄】歸五臟。除風邪寒熱。傷寒頭痛。鼻塞。欬逆上氣。止嘔吐。去痰下氣。

【甄權】去水氣滿。療欬嗽時疾。和半夏主心下急痛。和杏仁作煎。下急痛氣實。心胸擁隔冷熱氣神效。搗汁和蜜服。治中熱嘔逆不能下食。

【孟詵】散煩悶。開胃氣。汁作煎服。下一切結實。衝胸膈惡氣神驗。

【藏器】破血調中。去冷氣。汁解藥毒。

【張鼎】除壯熱。治痰喘脹滿。冷痢腹痛轉筋。心滿。去胸中臭氣。狐臭。殺腹內長蟲。

【元素】益脾胃。散風寒。

【吳瑞】解菌蕈諸物毒。

【綱目】生用發散。熟用和中。解食野禽中毒成喉痺。浸汁點赤眼。搗汁和黃明膠熬貼風溼痛甚妙。

【註】狐臭。腋下有臭氣也。　轉筋。見大蒜條註。

【用量】普通一錢至三錢。

【禁忌】惡黃芩黃連。解半夏莨菪毒。時珍曰。食薑久。積熱患目病。病痔人兼酒多食。立發。癰瘡多食則生惡肉。東垣曰。古人云。秋不食薑。令人瀉氣。

【編者按】生薑功効甚多。藥用至廣。古方中用薑者。十之六七。宜通補劑。無不可入。蓋藉以調和諸藥也。舉其功効之最著者。合半夏陳皮。爲止嘔首要之劑。（熱嘔宜用黃連。不可用薑）合豆蔻砂仁。爲健胃進食之劑。合竹瀝薑滌痰涎。合黃連健胃清溼。中寒中惡。寒瀉寒痢。用薑均効。而佐治餚饌。辟穢解毒。尤爲日用所需云。

【附錄】

【生薑皮】味辛。性涼。無毒。主辛涼解表。和脾胃。行水氣。治浮腫及脹滿。拔白髮。生黑髮。（刮老薑皮入砂鍋內固封。勿令洩氣。煎一日。取出研末。用以點白髮下。然後拔之。再以末點髮孔內。數日內當生黑髮）

【生薑酒】以生薑末稀酒精製成。和痧藥水用。

田螺

【產地】產河澤瀆岸及水田中。有殼。又名田蠃。處處有之。綱目介類。

【性味】味甘性大寒。無毒。
【主治】田螺主目熱赤痛。止渴醒酒。治水氣浮腫。搗爛貼臍消熱通尿。亦敷痔瘡瘰癧。
【別錄】主目熱赤痛。止渴。
【弘景】煮汁療熱醒酒。用眞珠黃連末內入良久。取汁注目中。止目痛。
【藏器】煮食利大小便。去腹中結熱。目下黃。脚氣衝上。小腹急硬。小便赤澀。手足浮腫。生浸取汁飲之。止消渴。搗肉傅熱瘡。
【孟詵】壓丹石毒。
【綱目】利溼熱治黃疸。搗爛貼臍。引熱下行。止噤口痢。下水氣淋閉。取水搽痔瘡胡臭。燒研治瘰癧癬瘡。
【註】脚氣。見大腹皮條註。　噤口痢。患痢而不能飲食者。　丹石毒。見牛蒡子條註。　胡臭卽狐臭。見生薑條註、瘰癧。見山慈姑條註。
【用量】普通爲服食之品。入藥無定量。
【禁忌】脾胃消化力弱者忌之。

田鷄　又名青蛙

【產地】處處有之。生水中。似蝦蟆而其背青綠。後脚長而善躍。多生田中。護穀有功。綱目蟲類。
【性味】味甘性寒無毒。
【主治】田雞主小兒熱瘡。勞劣。解熱毒。治水腫。塗蝕瘡。療蝦蟆病。
【別錄】主小兒赤氣。肌瘡。臍傷。上痛氣不足。
【日華】小兒熱瘡。殺尸疰病蟲。去勞劣。解熱毒。

【宗奭】食之解勞熱。

【綱目】利水消疰。燒灰塗月蝕瘡。

【嘉謨】饌食調疳瘦。補虛損。尤宜產婦。搗汁服治蝦蟆瘟病。

【註】尸疰。見丹砂條註。月蝕瘡。小兒耳後生瘡。隨月盈虛者。或云。瘡之腐蝕。逐漸如月蝕者。

【用量】普通爲服食之品。入藥無定量。

【禁忌】入饌食能調補虛損。但不宜同辛辣脂油煎爊食。產婦尤宜。或曰產婦食之生子瘖不能言。小蛙多食令人尿閉。惟擂車前水飲可解。

白朮

【地產】產河南浙江安徽及各地。爲山間多年野生草。根細者如指。大者如拳。外微褐。肉白。入藥綱目山草類。

【性味】味甘。(或作苦)性溫。無毒。

【主治】白朮爲健脾胃要藥。功能利水去濕。和中調氣。外科用托瘍瘡。

【本經】主風寒溼痺死肌。痙疸。止汗除熱消食。

【別錄】大風在身面。風眩頭痛。眼淚出。消痰水。逐皮間風水結腫。除心下急滿。霍亂吐下不止。利腰臍間血。益津液。暖胃。消穀嗜食。

【甄權】治心腹脹滿。腹中冷痛。胃虛下利。多年氣痢。除寒熱。止嘔逆。

【大明】反胃。利小便。主五勞七傷。補腰膝。長肌肉。治冷氣痃癖氣塊。婦人冷癥瘕。

【元素】除溼益氣。消痰逐水。生津。止渴。止瀉痢。消足脛溼腫。除胃中熱。肌熱。得枳實消痞滿氣分。佐黃芩安胎清熱。

【好古】理胃益脾。補肝風虛。主舌本強。食即嘔。胃脘痛。心下急痛。心下水痞。衝脈爲病。氣逆裏急。臍腹痛。

【註】痺見人參大豆黃卷丹皮條註。　霍亂見大腹皮條註。　五勞七傷見人參條註。　痃癖。見五味子條註。　癥瘕。見大黃條註。

【用量】普通錢半至三錢。大劑二三兩。

【禁忌】凡病屬陰虛血少。精不足。內熱骨蒸。口乾脣燥。欬嗽吐痰。吐血鼻血。齒血。咽塞便祕滯下。均忌。潰瘍用之反能生膿作痛。忌與蛤雀桃李菘菜青魚同食。

【編者按】白朮補脾和中。勝於蒼朮。無汗能發。（發汗加麻黃桂枝等）有汗能止。（止汗加黃耆白芍等）喻嘉言曰。凡下焦陰氣不脫。而上焦陽氣驟脫者。白朮大可起死回生。以白朮配人參茯苓甘草。名四君子湯。爲補劑第一方。配茯苓。桑白皮。楮皮。防已。射干。檳榔。澤瀉治石水腹腫。配茯苓豬苓澤瀉肉桂名五苓散。治水飲內

停。小便不利。其他用以合補劑及外科補托之方者甚多。惟潰瘍用之。則反能生膿作痛云。（參看蒼朮條）

【附錄】

【於朮】白朮之產於浙江於潛者。號於朮。性尤馴良。脾陽虧極。無力運化。泄瀉不止。惟用於朮以調之。力較白朮倍宏。而無亢燥之性。惜眞者難得。

白石英

【產地】產深山中。綱目玉類。

【性味】味甘。性微溫。無毒。

【主治】白石英主治肺大腸枯燥。療肺痿肺癰消渴。

【本經】主消渴陰痿不足。欬逆。胸膈間久寒。益氣。除風溼痺。

【別錄】療肺痿下氣。利小便。補五藏。通日月光。耐寒熱。

【甄權】治肺癰吐膿。欬逆上氣。黃疸。

【好古】實大腸。

【註】風溼痺。見大豆黃卷及丹皮條註。肺痿。見人參條註。 肺癰。肺病欬吐膿血者。治法不一。 黃疸見大黃條註。

【用量】普通煎用二錢至三錢。煅用宜少量。

【禁忌】不可久服。寇氏曰。紫白二石英攻疾可暫。煑汁未聞久服之益。仲景只爲㕮咀。不爲細末。豈無意焉。

白石脂

【產地】五色石脂。有青石脂黃石脂黑石脂白石脂赤石脂。今惟白石脂赤石脂入藥。產山西山東河南。他省亦多有之。綱目石類。

【性味】味甘酸。性平。無毒。

【主治】白石脂爲固腸收斂要藥。主治赤白久痢。赤白帶下。療痔瘡及便膿血。與赤石脂功用相似。

【別錄】主養肺氣。厚腸。補骨髓。療五藏驚悸不足。心下煩。止腹痛下水。腸澼熱溏。便膿血。女子崩中漏下赤白沃。排癰疽瘡痔。久服安心。

【甄權】濇大腸。

【註】腸澼。見大棗條註。癰疽。見山慈姑條註。赤白沃。見大薊條註。

【用量】普通二錢至三四錢。

【禁忌】詳見赤石脂條。

【編者按】白石脂赤石脂主治相似。時珍以白者入氣分。赤者入血分。故久痢赤白由於腸虛者。可赤白並用。

白芍

【產地】處處有之。爲多年生草本。山野自生。或庭園種植。則以芍藥花美也。根作紡錘形。外淡褐而內白色。其稍赤者名赤芍。綱目芳草類。

【性味】味苦。(或作酸)性平。無毒。

【主治】白芍為瀉肝安脾緩中去水要藥。功能養血散瘀清熱利腸。止腹痛治痢疾治胎前產後諸病。為女科良劑。

【本經】主邪氣腹痛。除血痺。破堅積。寒熱疝瘕。止痛。利小便益氣。

【別錄】通順血脈。緩中。散惡血。逐賊血。去水氣。利膀胱大小腸。消癰腫。時行寒熱。中惡。腹痛腰痛。

【大明】女人一切病。胎前產後諸疾。治風補勞。退熱除煩。益氣。驚狂頭痛。目赤。明目。腸風瀉血。痔瘻。發背瘡疥。

【元素】瀉肝。安脾肺。收胃氣。止瀉痢。固腠理。和血脈。收陰氣。斂逆。

【好古】理中氣。治脾虛中滿。心下痞。脅下痛。善噫。肺急脹逆。喘欬。太陽鼽衄。目澀。肝血不足。陽維病苦寒熱。帶脈病苦腹痛滿。腰溶溶如坐水中。

【綱目】止下痢腹痛後重。

【註】血痺。血凝於肌膚而為痺。蓋痺病之由於血者。參看人參條註。 賊血。血之有害於人者。 疝瘕。見山茱萸條註。 腸風。見山茶花條註。 噫。見木瓜條註。

【用量】普通錢半至三錢。大劑一兩。

【禁忌】凡中寒腹痛。中寒作洩。腸胃中覺冷。均忌。反藜蘆。惡芒硝鼈甲小薊。

【編者按】芍藥本不分赤白。至仲醇始條析之。然赤白究屬一種。赤者不去粗皮而晒乾。白者去粗皮而蒸乾者也。白芍本有酸味。去皮蒸乾。酸性逐失。此味苦性平之說也。赤芍不去粗皮而乾。酸性稍留。此味酸性微寒之說也。自是而後。用者乃顯爲區別。赤芍多產西京。稱西赤芍。白芍多產浙江。稱東白芍。而於行血破血。專任赤芍。和血緩中。專任白芍。外科方中。或赤白兼用。至婦科調理。則每重白芍。因白芍有瀉中兼補。治肝最良之說也。四物湯中。白芍爲要藥之一。至其他配合。仲醇言之最精。曰。白芍同白朮補脾。同川芎瀉肝。同人參補氣。同當歸補血。酒炒補陰。同甘草止腹痛。同黃連止瀉痢。同防風發痘疹。同薑棗溫經散寒。又白芍用於治腹痛。同肉桂乾薑治冷痛。同黃連黃芩治熱痛。惟食傷作痛者不效。又配以檳榔。治痢痛後重。配川楝子延胡索。治疝瘕止痛。配大黃丹皮桃仁䗪蟲等破堅逐瘀。配桑菊蒺藜等平肝明目。功用不可殫述也。參看赤芍條。

白豆蔻

【產地】產暹羅印度新嘉坡等地。我國兩廣亦有之。惟不及舶來之佳。爲灰白色圓形之果實。內含多子。作淡黃色。凡豆蔻類。其子皆多角而堅。綱目芳草類。

【性味】味辛性大溫無毒。

【主治】白豆蔻爲溫脾胃止吐逆要藥。主治胃弱氣怯。感寒。瘧疾。噎膈。能補肺氣。助理元氣。

【開寶】主積冷氣。止吐逆反胃。消穀。下氣。

【東垣】散肺中滯氣。寬膈進食。去白睛翳膜。

【蘇恭】去感寒腹痛。

【好古】補肺氣。益脾胃。理元氣。收脫氣。

【綱目】治噎膈。除瘧疾寒熱。解酒毒。

【註】翳膜。見木賊草條註。　噎膈。見冬蟲夏草條註。

【用量】普通三分至錢半。

【禁忌】凡嘔吐反胃。不因於寒。及由陽虛者與火虛作嘔。因熱腹痛者均忌。

【編者按】白豆蔻爲胃寒胃氣反胃方中常用之藥。亦有用以開肺氣者。蓋肺爲諸氣綱領。肺氣開而諸氣之鬱者亦開也。蘇恭曰。白豆蔻之用有五。入肺經本藥。一也。散胸中滯氣。二也。去感寒腹痛。三也。溫暖脾胃。四也。治赤眼暴發。去太陽經目內大眥紅筋。可用少許。五也。士瀛曰。治脾虛瘧疾。嘔吐寒熱。能消能磨。流行三焦。營衛一轉。（胃強斯能化生新血）諸證自平。近時家常多用以含口中。爲香口劑。（其殼亦入藥。名白蔻殼。功効較薄。質輕而行上焦。）

白果

【產地】白果又名銀杏。處處有之。樹高大。結子狀如楝子。核名白果。去殼入藥。綱目山果類。

【性味】味甘苦澁。性平。無毒。

【主治】白果主溫肺益氣。定喘咳。縮小便。止白濁白帶。治痰殺蟲。

【延飛】主生食引疳解酒。熟食益人。

【綱目】熟食溫肺益氣。定喘嗽。縮小便。止白濁。生食降痰。消毒殺蟲。嚼漿塗鼻面手足去皶皰䵟黯皴皺及疥癬疳䘌陰蝨。

【註】䵟黯見山慈姑條註。　疳䘌見人中白條註。　陰蝨陰毛內生細蟲。叮肉上作奇癢者。

【用量】普通三五錢。

【禁忌】熟食小苦微甘。性溫有小毒。多食令人臚脹。壅氣動食。小兒多食昏霍發驚引疳。同鰻鱺魚食。患軟脚風。

【附錄】

【銀杏葉】農家用作肥料。可驅害蟲。用夾書冊。可防蠹魚。

白芥子

【產地】產山西。今處處種之。子入藥。綱目葷菜類。

【性味】味辛。性溫。無毒。

【主治】白芥子爲搜痰利氣。發汗散寒。除腫止痛要藥。主喘咳腫痛。治痰在皮裏膜外。脅下。止筋骨腰節諸痛。

【別錄】主發汗。主胸膈痰冷上氣。面目黃赤。又醋研傅射工毒。

【弘景】禦惡氣。遁尸飛尸。及暴風毒腫。流四肢疼痛。

【日華】燒烟及服辟邪魅。(入鎮宅方用)
【思邈】欬嗽。胸脅支滿。上氣多唾者。每用溫酒吞下七粒。
【綱目】利氣豁痰。除寒暖中。散腫止痛。治喘嗽反胃。痺木脚氣。筋骨腰節諸痛。
【註】射工。在水中者名溪鬼蟲。在樹上者名毛蟲。皆能射人以毒或含沙射影。以致人病。遁尸飛尸。傳尸癆之一種。參看人中白條註。
【用量】普通一錢至三錢。
【禁忌】肺經有熱及陰虛火炎生痰者均忌。

白芨 又名白及

【產地】山野多年生草本。庭園亦可種植。根黃白色。中含粘液頗多。綱目山草類。
【性味】味苦辛。性微寒。無毒。
【主治】白芨爲止血療瘡要藥。功能逐瘀生新。補肺損。止吐血。
【本經】主癰腫惡瘡敗疽。傷陰死肌。胃中邪氣。賊風鬼擊。痱緩不收。
【甄權】除白癬疥蟲。結熱不消。陰下痿。面上皯皰。
【大明】止驚邪。血邪。血痢。癇疾。風痺。赤眼。癥結。溫熱。瘧疾。發背。瘰癧。腸風痔瘻。撲損刀箭傷。湯火瘡。生肌止痛。
【東垣】止肺血。
【註】賊風。見代赭石條註。 皯皰。見大豆黃卷條註。 風痺。見丹皮條註。 瘰癧。見山慈姑條註。 腸風。見山茶花條註。
【用量】普通一錢至三錢。

上海大衆書局印行

【禁忌】凡癰疽已潰。不宜同苦寒藥服。畏李核杏仁反烏頭。

【編者按】白芨功用甚大。今乃僅視作外科要藥。淺視白芨矣。白芨能治肺損止吐血。確有實效。配茯苓百合薏仁貝母。治肺痿肺癰。咳嗽吐血。一味白芨爲末。臨臥糯米湯下。名獨聖散。治咳嗽咯吐紅痰。皸裂。白芨末水調塗。即修合。湯火傷。油調敷良。合金銀花知母貝母天花粉半夏穿山甲皂角刺乳香。名內消散。治癰疽發背對口疔瘡乳花百種無名腫毒。一切反瘡。能令內消。化毒爲黑水。從小便而出。爲外症要方。

白花蛇

【產地】產四川雲南貴州等處。黑質白花。脅有二十四個方勝文。綱目鱗類。

【性味】味甘鹹。性溫。有毒。

【主治】白花蛇爲祛風除濕要藥。主中風濕痺不仁。筋脈拘急。口面喎邪。治骨節疼痛。大風癬疥。

【開寶】主中風溼痺不仁。筋脈拘急。口面喎斜。半身不遂。骨節疼痛。脚弱不能久立。暴風瘙痒。大風疥癬。

【甄權】治肺風鼻塞。浮風癮疹。身上白癜風。癧瘍斑點。

【綱目】通治諸風。破傷風。小兒風熱。急慢驚風搐搦。瘰癧漏疾。楊梅瘡。痘瘡倒陷。

【註】溼痺。見大豆黃卷條註。　大風。見大

風子條註。搐搦。手足抽掣也。癧瘰。見山慈姑條註。倒陷。見人中白條註。

【用量】普通二三錢。多合藥酒服。

【禁忌】治癘風疥癬頑皮等證。誠爲要藥。若中風口面喎斜。半身不遂。緣陰虛血少內熱而發。與得之風濕者殊科。非所宜也。又頭尾并骨。俱有大毒。不可下咽。須盡去之。單取肉用。

【附錄】

【烏蛇】又名烏梢蛇。味甘。性平。無毒。(或作小毒)主諸風頑痺皮膚不仁。治風搔癮疹疥癬。皮肌生癩。眉髭脫落。功同白花蛇而性善。

【黃頷蛇】又名赤楝蛇。性甘。性溫。有小毒。主風癩頑癬惡瘡。釀酒服。自死蛇煮汁塗疥癩。浸治臂腕作痛。

【蝮蛇】又名反鼻蛇。味甘。性溫。有毒。釀作酒。療癩疾諸瘻。心腹痛。下結氣。除蠱毒。治五痔腸風瀉血。大風諸惡瘡瘰癧。皮膚頑痹。半身枯死。其膽味苦。性微寒。有毒。主䘌瘡。殺下部蟲。治諸漏。可研敷。若作痛杵杏仁摩之。

【蚺蛇】味甘。性溫。有小毒。主殺三蟲。去死肌。治癘風瘴氣。惡瘡癬疥。其膽味甘苦。性寒。有小毒。主明目。

護心。瀉熱。涼血。除疳殺蟲。治大風瘡。眼中翳膜灌鼻治腦熱同麝香敷齒疳。

白芷

【產地】處處有之。根有輪節或隆起。外面色淡黃褐。氣味甚香。綱目芳草類。

【性味】味辛。（或作甘）性溫。無毒。

【主治】白芷爲散風表汗要藥。功能通竅去濕。療風行血。止頭痛。和腸胃燒之辟邪氣。

【本經】主女人漏下赤白。血閉陰腫。寒熱頭風侵目淚出。潤澤顏色。可作面脂。

【別錄】療風邪。久渴吐嘔。兩脅滿。頭眩目癢。

【大明】治目赤努肉。去面皯疵瘢。補胎漏滑落。破宿血。補新血。乳癰發背一切癰瘡疥癬。止痛排膿。

【甄權】能蝕膿。止心腹血刺痛。女人瀝血腰痛血崩。

【元素】解利手陽明頭痛。中風寒熱。及肺經風熱。頭面皮膚風痺燥癢。

【綱目】治鼻淵鼻衂。齒痛。眉稜骨痛。大腸風祕。婦人血風眩暈。翻胃吐食。解砒毒蛇傷。刀箭金瘡。

【註】努肉見人乳汁條註。　皯見大豆黃卷條註。　乳癰見木鼈子條註。　血瀝見甘草條註。　風痺見丹皮條註。

【用量】普通五分至錢半。

【禁忌】嘔吐由於火。漏下赤白。陰虛火熾。病由血熱所致者。均忌惡旋覆花。制雄黃硫黃。

【編者按】白芷爲肺胃大腸三經氣分藥。亦入三經血分。擅散風去溼之功。配白芷治偏正頭風。齒痛帶下者。成方頗多。

白附子

【產地】產高麗及我國四川。生砂磧下濕地。綱目毒草類。

【性味】味辛甘。性溫。有小毒。

【主治】白附子爲祛風燥濕豁痰要藥。主中風失音。諸風冷氣。風痰濕痰。治肝風虛疥癬瘡。

【別錄】主心痛血痺。面上百病。行藥勢。

【大明】中風失音。一切冷風氣。面皯瘢疵。

【李珣】諸風冷氣。足弱無力。疥癬風瘡。陰下溼痒。頭面痕。入面脂用。

【好古】補肝風虛。

【丹溪】風痰。

【註】血痺見白芍條註。皯見大豆黃卷條註。

【用量】普通八分至二錢。

【禁忌】似中風證。雖痰壅亦忌。

【編者按】白附子入胃經。能引藥勢上行。故去諸風冷。治頭面病。近人多用治小兒風痰溼痰上壅。配合附子南星等。亦治小兒慢痺驚風。

白前

【產地】山野多年生草。根似細辛而大。白色。堅直易折。嘉謨曰。似牛膝短小柔軟。能彎者爲白微。長堅易折者爲白前。綱目山草類。

【性味】味甘。性微溫。無毒。

【主治】白前爲下氣降痰要藥。主治欬逆上氣。肺病痰喘。

【別錄】主胸脅逆氣。欬嗽上氣。呼吸欲絕。

【大明】主一切氣。肺氣煩悶。賁豚腎氣。

【綱目】降氣下痰。

【註】奔豚見丁香條註。

【用量】普通一錢至三錢。

【禁忌】肺虛哽氣者忌。

【編者按】白前能祛痰而利肺氣。寇氏稱其能保定肺氣。治嗽多用。以溫藥相佐尤佳。而時珍謂其性無補益。雖寇氏稱其能保肺氣。但其功能專於降氣。氣降故痰亦下。故惟肺氣壅實。兼有痰凝塞者。用之無不奏效。若虛者則不宜。之二說者。可並存也。蓋惟其瀉肺不補。而痰乃能降。氣乃能平。惟其祛痰降氣。而肺乃得保。氣乃得安。正可以互相發明也。

白茅根

【產地】生於原野路傍之宿根草。產楚地。今處處皆有。綱目山草類。

【性味】味甘。性寒。無毒。

【主治】白茅根爲止血利尿要藥。功能止吐血。行瘀血。治消渴水腫。不傷胃氣。

【本經】主勞傷虛羸。補中益氣。除瘀血。血閉寒熱。利小便。

【別錄】下五淋。客熱在腸胃。止渴。堅筋。婦人崩中。

【大明】主婦人月經不勻。通血脈。淋瀝。

【綱目】止吐衂諸血。傷寒噦逆。肺熱喘急。水腫黃疸。解酒毒。

【註】五淋。見牛膝條註。崩中。見三七條註。黃疸見大黃條註。

【用量】普通錢半至三錢。

【禁忌】因寒發噦。中寒嘔吐。濕痰停飲發熱。均忌。遇鐵不宜。

【編者按】白茅根性質和平。爲血症良藥。其用時珍稱其甘能除伏熱。利小便。故能止諸血噦逆喘急消渴。治黃疸水腫。乃良物也。世人因微而忽之。惟事苦寒之劑。致傷冲和之氣。烏知此淸火行水有甚妙哉。

實驗方。衂血。煎茅花多服。傷肺吐血。茅根擣篩爲散服之。

【附錄】

【茅針】味甘性平。卽茅初生之苗。能下水治血。與根同功。治暴下血。以水煎服。惡瘡軟癤未潰。酒煮服之。

【茅花】味甘性溫。煎飲止吐血衂血。傅灸瘡不合。刀箭金瘡。止血幷痛。

【屋下敗茅】味苦性平。治卒吐血。研末傅斑瘡。痘爛出膿。

白堊　又名白土粉

【產地】產河南山西。今他省亦多有之。畫家用之。亦名畫粉。綱目土類。

【性味】味苦。性溫。無毒。

【主治】白堊主燥濕溫臟。治吐血反胃瀉痢。外用治風赤爛眼。疿疹搔癢。

【本經】主女子寒熱癥瘕。月閉積聚。

【別錄】陰腫痛漏下無子。洩痢。

【甄權】療女子血結。澀腸。止痢。

【大明】治鼻洪血痔瘻洩精。男子水藏冷。女子子宮冷。

【宗奭】合王瓜等分爲末。湯煎二錢服。治頭痛。

【註】癥瘕。見大黃條註。月閉。見王瓜條註。

【用量】普通數分至一錢。

【禁忌】用時宜取白色者。以鹽湯飛過。以免結澀入腸。不可久服。否服損五臟。令人羸瘦。

白菜

【產地】白菜又名菘。種類不一。菜中最爲常食。綱目葷菜類。

【性味】味甘。性溫(或作涼)無毒。

【主治】白菜主通腸胃。治煩渴。

【別錄】主通利腸胃。除胸中煩。解酒渴。

【蕭炳】消食下氣。治瘴氣。止熱氣。嗽冬汁尤佳。

【甯原】和中。利大小便。

【用量】普通作菜佐膳。入藥無定量。

【禁忌】氣虛胃冷人。多食惡心吐沫。氣壯人則相宜。蘇頌曰。不可多食。多則以生薑解之。

白微

【產地】產陝西及關外。生平原川谷間。莖葉俱青。根黃白色。入藥綱目山草類。

【性味】味苦鹹。性平。無毒。

【主治】白微爲涼血退熱要藥。功能淸虛火。除胃熱。主治身熱肢滿。風溫灼熱汗出。熱不退。婦人身熱。傷中淋露。

【本經】主暴中風。身熱肢滿。忽忽不知人。狂惑邪氣。寒熱酸疼。溫瘧洗洗發作有時。

【別錄】療傷中淋露。下水氣。利陰氣。益精。

【弘景】治驚邪風狂痓病。百邪鬼魅。

【綱目】風溫灼熱多眠。及熱淋遺尿。金瘡出血。

【備要】主血厥。產虛煩嘔。

【註】溫瘧。見大戟條註。淋露。見木香條註。金瘡。見土當歸條註。

【用量】普通一錢至二錢。

【禁忌】凡汗多亡陽。或內虛不思食。食不消。及下後內虛。腹中覺冷。均忌。惡黃耆大黃大戟。反乾姜乾漆山茱萸。

〔編者按〕白微乃血分之藥。非氣分之藥。諸家對於白微之辨認如下。仲醇曰。別錄治傷中淋露者。女子榮不足則血熱。血熱故有傷中淋露之證。除熱益陰。則血自涼。榮氣調和而證自瘵也。汪昂曰。陰虛火旺則內熱生風。火氣焚灼。故身熱肢滿。痰隨火湧。故不知人。沈金鰲曰。白微幷能除血癖。曾治一婦人本係產後身熱煩嘔之證。余用白微爲君。加川芎當歸地黃。二帖本病解。其婦向有癖積藏左脅下。已八九年。服此藥身涼病退之後。至晚微覺腹痛墜下。如欲臨盆狀。少頃。遂下一物如茶杯大。堅不能破。色紅紫而間有白點。脅下遂覺空快。（假使非產後。恐亦難下。）按所謂癖積者無有矣。著名方劑有仲景竹皮丸。用白微玉桂一分。竹皮石膏三分。甘草七分。棗肉爲大丸。每以飲化一丸服。治婦人產中虛煩嘔逆良効。

白蒺藜

詳見蒺藜條附錄。

白頭翁

〔產地〕處處有之。生山谷及田野。近根處有白茸。故名。綱目山草類。

〔性味〕味辛苦。性溫無毒。（或作有小毒）

〔主治〕白頭翁爲治痢要藥。功能洩熱涼血。治毒痢赤痢下血腹痛。及婦女經閉。

【本經】主溫瘧狂揚寒熱。癥瘕積聚。癭氣。逐惡血。止腹痛。療金瘡。
【別錄】治鼻衄。
【弘景】止毒痢。
【甄權】赤痢腹痛。齒痛。百節骨痛。項下癭瘤。
【註】溫瘧見大戟條註。　癭瘤見川芎及半夏條註。

【用量】普通錢半至三錢。

【禁忌】滯下胃虛不思食及完穀不化。泄瀉由虛寒寒熱而不由濕毒者均忌。得酒良。

【編者按】白頭翁治利下及痢疾均效。合黃連黃栢秦皮名白頭翁湯。治厥陰熱利下重及下利。脈沈弦。渴欲飲水者。又痔疾腫痛。白頭翁搗塗良。

白歛

【產地】產我國湖南湖北。及北地各省亦多有之。根入藥。綱目蔓草類。

【性味】味苦。性平。無毒。

【主治】白歛主散結聚。治癰疽瘡毒。痔漏血痢。生肌止痛。外用敷一切瘡。並治面上粉刺赤鼻。

【本經】主癰腫疽瘡。散結氣。止痛。除熱。目中赤。小兒驚癇。溫瘧。女子陰中腫痛。帶下赤白。
【別錄】殺火毒。
【大明】治發背瘰癧。面上疱瘡。腸風痔漏。血痢。刀箭瘡。撲損。生肌止痛。

【綱目】解狼毒毒。
【註】瘰癧見山慈姑條註。　痔漏。痔瘡久潰成漏。體虧腸熱或好酒色之人多患之。不易治愈。與痔瘻之意相似。
【用量】普通五分至錢半。
【禁忌】反烏頭。
【編者按】白斂配合之方劑。著者有千金漏蘆湯（漏蘆白斂黄芩麻黄枳實升麻芍藥大黄炙甘草芒硝連翹）治一切惡瘡腫毒丹瘤瘰癧疔腫。治酒刺赤鼻。白斂白石脂杏仁各五錢爲末。鷄子白調塗一晚。晨洗去。治面生粉刺。白斂二錢。鷄屎白一錢。杏仁五分爲末。蜜和雜水洗面均効。

白殭蠶

【產地】處處有之。乃蠶之病風而殭者。入藥綱目蟲類。
【性味】味鹹辛。性平。無毒。
【主治】白殭蠶爲祛風化痰要藥。主小兒驚癇頭風齒痛喉痹咽腫。中風失音。治丹毒瘙癢瘰癧結核。去皮膚中如蟲行。外用滅諸瘡瘢痕。
【本經】主小兒驚癇夜啼。去三蟲。滅黑黯。令人面色好。男子陰瘍病。
【別錄】女子崩中赤白。產後腹痛。滅諸瘡瘢痕。爲末封丁腫。拔根極効。
【藥性】治口噤。發汗。同白魚鷹屎白等分。治瘡滅痕。
【日華】以七枚爲末酒服。治中風失音。并一切風痓。小兒客忤。男子陰囊痛。女子帶下。

【蘇頌】焙研薑汁調灌。治中風喉痺欲絕。下喉立愈。

【綱目】散風痰結核瘰癧頭風。風蟲齒痛。皮膚風瘡。丹毒作癢。痰瘧癥結。婦人乳汁不通。崩中下血。小兒疳蝕。鱗體一切金瘡疔腫風痔。

【括要】小兒驚疳。膚如鱗甲。由氣血不足。亦名胎垢。用殭蠶煎湯浴之。

【註】風痓。見丹砂條註。　客忤。見天竹黃條註。　喉痺。見五倍子條註。　金瘡疔腫。見土當歸及山慈姑條註。

【用量】普通八分至三錢。

【禁忌】所治諸病。非由風寒外邪客入者。均忌。

白鮮皮

【產地】處處有之。以產四川者為良。綱目山草類。

【性味】味苦。性寒。無毒。

【主治】白鮮皮主治頭風黃疸。天行時疾。

【本經】主頭風。黃疸。欬逆。淋瀝。女子陰中腫痛。溼痺死肌。不可屈伸起止行步。

【別錄】療四肢不安。時行腹中大熱。飲水欲走大呼。小兒驚癇。婦人產後餘痛。

【甄權】治一切熱毒風。惡風。風瘡疥癬赤爛。眉髮脫脆。皮肌急。壯熱惡寒。解熱黃。酒黃。急黃。穀黃。勞黃。

【大明】通關節。利九竅及血脈。通小腸水氣。天行時疾。頭痛眼疼。其花同功。

【註】黃疸。見大黃條註。淫痺。見大豆黃卷條註。

【用量】錢半至三錢。

【禁忌】不詳。

皮硝　又名朴消。詳見朴消條。

石灰

【產地】近山處皆有之。其石靑白色。作窰燒之則成石灰。綱目石類。

【性味】味辛。性溫。有毒。

【主治】石灰爲止血要藥。功能蝕惡肉。止吐血。療金瘡。又能解酸類中毒。

【本經】主疽瘍疥瘙。熱氣惡瘡。癩疾。死肌。墮眉。殺痔蟲。去黑子息肉。

【別錄】療髓骨疽。

【甄權】治瘑疥。蝕惡肉。止金瘡血甚長。

【大明】生肌長肉。吐血。白癜癧瘍。瘢疵。痔瘻。瘿贅疣子。婦人粉刺。產後陰不能合。解酒酸。治酒毒。暖水臟。治氣。

【保昇】墜胎。散血定痛。止水瀉血痢。白帶白淫。收脫肛陰挺。消積聚結核。貼口喎。黑髮鬚。

【註】瘜肉。見巴豆條註。瘑。見水銀條註。瘿疣。見川芎及半夏條註。陰挺。婦女陰中有肉挺出。或大或小。或痛或癢者。口喎。口歪斜也。多因賊風所致。參看巴豆條註。

【用量】普通三分至一錢。

【禁忌】性燥。且能蝕肉。不可多服。

【編者按】中強水毒。急以石灰和水頻頻多服。則酸類之毒。一遇鹼性之物。即變爲鹽類而不能爲害矣。又一切瘡傷。用石灰末敷之甚効。惟忌見水。反致腐爛。

石決明

【產地】產海濱。形如小蚌而扁。外皮甚粗。內則光耀。背側一行有孔如穿成者。綱目介類。

【性味】味鹹。性平。無毒。

【主治】石決明爲除風熱明眼目要藥。主平肝益陰。入血除熱。治肝肺風熱。骨蒸勞熱。

【別錄】主目障翳痛。青盲。

【日華】明目磨障。

【李珣】肝肺風熱。青盲內障。骨蒸勞極。

【宗奭】水飛點外障翳。

【綱目】通五淋。

【註】青盲。目無顯著病狀。而視物不見也。內障。目之內生障翳者。外障。目之外生障翳者。五淋見牛膝條註。

【用量】普通錢半至三四錢。

【禁忌】凡用磨去粗皮。麵裹煨熟。畏旋覆花。

石長生

【產地】產我國陝西各處。亦多有之。生於高山峻崖之上。四時不凋。故號長生。葉入藥。綱目石草類。

【性味】味鹹．性微寒．有毒．

【主治】石長生主積聚癰腫．豁痰利尿功能散結解凝排膿治胸膈滿悶咳嗽喘滿．

【本經】主寒熱惡瘡。大熱．辟鬼氣不祥。

【別錄】下三蟲。

【甄權】治疥癬。逐諸風。治百邪魅。

【註】惡瘡見人中黃條註。三蟲。蚘蟲。寸白蟲。蟯蟲也。一說蟲有九種。伏蟲。蚘蟲。白蟲。肉蟲。肺蟲。胃蟲。弱蟲。赤蟲。蟯蟲也。居人腹中。人不盡有。有不盡多。皆能孳生爲患。

【用量】普通一錢至錢半．

【禁忌】不詳．

石炭

【產地】各省山中多有之．亦曰煤炭．綱目石類．

【性味】味甘辛．性溫．有毒．

【主治】石炭主婦人血氣痛．及諸瘡出血．能止血．行滯

【綱目】主婦人血氣痛。及諸瘡毒。金瘡出血。小兒痰癇。

【註】金瘡見土當歸條註。

【用量】普通罕有內服．救急用無定量．

【禁忌】石炭近時多用作燃料．然久吸其氣．易於中毒．凡中煤氣毒而昏絕者．急用生蘿蔔汁多量頻灌之．並將中毒者移至通風處．或

用梨汁地栗汁白糖湯灌之俱可。用醃菜滷調冷水灌之亦良。

石胡荽

【產地】生石縫及陰濕處。其氣辛薰。鵝亦不食故又名鵝不食草。葉入藥。綱目石草類。

【性味】味辛。性寒(或作溫)。無毒。

【主治】石胡荽主頭目諸病。治頭痛鼻瘜目翳散瘡腫。

【蕭炳】主通鼻氣利九竅。吐風痰。

【藏器】去目翳。挼塞鼻中翳膜自落。

【孟詵】療痔病。

【綱目】解毒明目。散目赤腫雲翳。耳聾頭痛。腦酸治痰瘧。鼻窒不通。塞鼻瘜自落。又散瘡腫。

【註】雲翳。眼中薄衣遮蔽。如雲之蓋日也。鼻瘜鼻中所生瘜肉。參看巴豆條註。

【用量】普通一二錢。

【禁忌】不詳。

石韋

【產地】產我國山西安徽福建等地多生山中石上及陰濕之地。他處亦多有之。葉入藥。綱目石草類。

【性味】味甘(或作苦)。性寒。(或作平)無毒。

【主治】石韋爲利尿治淋要藥。主清肺火以滋源。通膀胱以利水。益精氣。治淋閉。

【本經】主勞熱邪氣。五癃閉不通。利小便水道。

【別錄】止煩下氣。通膀胱滿。補五勞。安五臟。去惡風。益精氣。

【日華】治淋瀝遺溺。

【蘇頌】炒末冷酒調服。治發背。

【綱目】主崩漏金瘡。清肺氣。

【註】癃見冬葵子條註。五勞見人參條註。金瘡見土當歸條註。

【用量】普通一二錢。

【禁忌】制丹砂礬石。得菖蒲滑石射干良。

【附錄】

【金星草】又名七星草。主治發背癰腫結核。能涼血解熱。通五淋。塗瘡腫殊效。

石斛

【產地】產我國四川湖南湖北安徽等地。多自生於山谷濕潤之石上。日人用以栽種。出產甚富。莖入藥。綱目石草類。

【性產】味甘性平。無毒。

【主治】石斛為除熱益陰要藥。主養脾胃。益心腎。補虛勞。退虛熱。治自汗盜汗。小便餘瀝。脚痛痹弱。

【本經】主傷中。除痺。下氣。補五臟勞羸。瘦強陰益精。久服厚腸胃。

【別錄】補內絕不足。平胃氣。長肌膚。逐皮膚邪熱。痱氣。脚膝疼冷痺弱。定志除驚。

【甄權】益氣除熱。治男女腰脚軟弱。健陽逐皮肌風痺。骨中久疼。補腎益力。

【日華】壯筋骨。煖水臟。益智清氣。

【綱目】治發熱自汗。癰疽排膿內塞。

【註】痺見人參條註。　自汗不因天熱衣多或勞動而時時汗泄也。　癰疽見山慈姑條註。

【用量】普通一錢至三錢。

【禁忌】多服能寒胃致大便溏薄。入薑一二片爲輔則無此弊。甚清肺補脾也。惡凝水石巴豆。畏雷丸殭蠶。

【附錄】

【鮮石斛】石斛莖之鮮者。以鐵皮鮮石斛爲最良。治胃中大熱。津液乾竭。涼肺生精。勝於石斛

【釵石斛】石斛之狀似金釵者。較之尋常石斛。涼性多而黏性少。滋陰降火。於小兒胃熱尤宜。

【川石斛】石斛之產於四川者。其莖緊小。清熱之功較著。

【編者按】石斛著名方劑有石斛清胃湯。（石斛茯苓橘皮枳殼扁豆藿香丹皮赤芍甘草）治熱壅於胃。嘔吐不食。石斛夜光丸。（石斛天麥冬菟絲子人參茯苓甘菊山藥生熟地蓯蓉青葙子枸杞子羚羊角草决明杏仁五味子蒺藜甘草黃連防風枳殼犀角牛膝）治目衰。其他用以入

補劑者甚多。

石膏

【產地】產浙江江蘇山東。他省亦有出產。綱目石類。

【性味】味甘辛。性微寒。無毒。

【主治】石膏爲清涼解熱要藥。主治肺胃三焦氣分之熱。大渴熱狂。能解肌發汗。又能清熱止汗。

【本經】主中風寒熱。心下逆氣。驚喘口乾舌焦不能息。腹中堅痛。除邪鬼產乳金瘡。

【別錄】除時氣頭痛身熱。三焦大熱皮膚熱。腸胃中結氣。解肌發汗。止消渴煩逆腹脹。暴氣喘咽熱。亦可作浴湯。

【甄權】治傷寒頭痛如裂。壯熱皮如火燥。和葱煎茶去頭痛。

【大明】治天行熱狂頭風旋。下乳。揩齒益齒。

【東垣】除胃熱肺熱。散陰邪。緩脾益氣。

【元素】止陽明經頭痛。發熱惡寒。日晡潮熱。大渴引飲。中暑潮熱。牙痛。

【註】消渴見人乳汁條註。

【用量】普通二三錢至四五錢。大劑二三兩。

【禁忌】傷寒中風太陽症。未傳陽明者。及七八日邪結裏。往來寒熱宜下者。或暑氣兼濕作洩。脾胃弱甚者。瘧邪不在陽明而不渴者。產後寒熱由於血虛或惡露未盡。骨蒸勞熱由於陰精不足而非由外感者。均忌。金瘡下乳。更非其職。勿誤用也。惡巴豆。畏鐵。

〔編者按〕石膏性重。而近世用以入煎劑。更難出其性味。故用之太少。則往往無功。善治肺胃三焦氣分之熱。故用者多以口渴發熱及頭痛牙痛小便赤大便溏臭或堅爲準。著名方劑有白虎湯（知母石膏甘草粳米）大青龍湯。防風通聖散。雙解散。竹葉石膏湯等。又諸家之論石膏者。節錄如下。宗奭曰胃主肌肉。肺主皮毛。石膏入二經。爲發斑發疹要藥。色赤如錦紋者爲斑。隱隱見紅點者爲疹。斑重疹輕。要皆由於胃熱。然宜分陰陽。陽斑宜用。陰斑禁用。無已曰。風陽邪。喜傷陽。寒陰邪。喜傷陰。營衞陰陽。爲風寒所傷。則非輕劑能散。是以大青龍湯用石膏爲使。以其爲重劑而又達肌表也。汪昂曰。便赤者。舌苔黃黑者。宜白虎湯。亦有苔黑屬寒者。則舌無芒刺。口有津液。急宜溫之。誤投寒劑。則立死矣。潔古曰。脾胃虛勞。形體羸瘦。初得之時。似白虎證。不可誤用。觀此可知石膏爲清熱之良劑。亦爲胃寒之禁藥也。

石蒜

【產地】山野多年生草。產於濕地。地下有球狀鱗莖。綱目山草類。

【性味】味辛甘。性溫。有小毒。

【主治】石蒜內服催吐。外治敷瘡。主中溪毒疔瘡便毒。

【蘇頌】傅貼腫毒。

【綱目】疔瘡惡核。可水煎服取汁及擣傅之。

又中溪毒者。酒煮半升服。取吐良。

【註】溪毒卽射工毒。見大蒜及白芥子條註。

【用量】普通四分至一錢。

【禁忌】誤食必發嘔吐。小兒食之。則語言蹇澀。

石蜜

【產地】產四川浙江等地。與蟲部石蜜異。卽白沙糖之凝結成塊者。(或曰用牛乳米粉和煎成塊者)綱目蓏果類。

【性味】味甘。性寒。無毒。

【主治】石蜜主和中益脾。潤心肺。解酒毒。治目中熱膜。燥熱咳嗽。心腹熱脹。口乾渴。

【唐本】主心腹熱脹。口乾渴。

【孟詵】治目中熱膜。明目。和棗肉巨勝末爲丸。噙之。潤肺氣。助五臟生津。

【綱目】潤心燥肺熱。治咳嗽。消痰。解酒。和中。助脾氣。緩肝氣。

【用量】普通作食品。入藥無定量。

【禁忌】時珍曰。石蜜糖霜冰糖比之紫沙糖性稍平。功用相同。入藥勝之。然不冷利。助熱損齒生蟲之害相同也。

【編者按】糖之赤者爲赤沙糖。白者爲白沙糖。凝煉結塊爲冰糖。入藥用。冰糖最爲純良。熬膏泛丸多用之。時珍曰。蔗漿甘寒。能瀉大熱。素問甘溫除大熱意也。煎煉成糖。則甘溫而助溼熱。所謂積溫成熱也。又白糖霜主潤心肺。和中消痰。解酒生津。大約功專潤澤。赤沙糖主心腹熱脹。潤心肺大小腸熱。解酒毒。又爲和血去積之藥。

石榴皮

【產地】處處有之。多植於庭園。樹有大有小。花以紅色者爲普通。別種亦有作白色黃色者。綱目山果類。

【性味】味酸濇。性溫。無毒。

【主治】石榴皮爲濇腸。治痢。止血。殺蟲要藥。主瀉痢脫肛。崩漏帶下。治蚘蟲寸白。斂肌膚。療濕瘡。

【別錄】主止下痢。漏精。

【甄權】治筋骨風。腰脚不遂。行步攣急疼痛。澀腸。取汁點目止淚下。

【藏器】煎服下蚘蟲。

【綱目】止瀉痢。下血。脫肛。崩中帶下。

【註】漏精。陽物不舉而精時時滴出。或睡中不知不覺流出者。

【用量】普通一錢至三錢。

【禁忌】痢疾初起宜通。忌用。汁酸。多食滯痰。損肺。

石燕

【產地】產湖南湘江之濱。狀類燕而有紋。圓大者爲雄。長小者爲雌。綱目石類。

【性味】味甘。性涼。無毒。

【主治】石燕主利竅。行濕熱。治淋症。目翳。腸風。痔瘻。赤白帶下。

【唐本】主淋疾。煮汁飲之。婦人難產。兩手各把一枚立驗。

【綱目】療眼目障翳。諸病淋瀝。久患消渴。臟腑頻瀉。腸風痔瘻。年久不瘥。面色虛黃。飲食無味。婦人月水湛濁。赤白帶下多年者。每日磨汁飲之。一枚用三日。以此爲準。亦可爲末水飛過。每日服半錢至一錢。米飲服至一月。諸疾悉平。

【註】障翳見木賊草及石決明條註。消渴見人乳汁條註。腸風見山茶花條註。痔瘻見山慈姑條註。

【用量】普通用一二枚或數枚不等。亦可磨汁及水飛用。

【禁忌】忌久服。

【附錄】

【石蟹】產近海之地。石質而其形似蟹。味鹹。性寒。無毒。主明目。治青盲。天行熱疾。解金石毒。

石龍芮

【產地】產山東等地。生川澤石邊。子入藥。綱目毒草類。

【性味】味苦。性平。無毒。

【主治】石龍芮主治風寒濕痹。利關節。養胃氣。能強陰益精。

【本經】主風寒溼痺。心腹邪氣。利關節。止煩滿。

【別錄】平腎胃氣。補陰氣不足。失精莖冷。令人皮膚光澤有子。

【大明】逐諸風。除心熱燥。

【註】風寒溼痺。見人參大豆黃卷及丹皮條註。

【用量】普通一錢至三錢。

【禁忌】宜大戟爲使。畏茱萸蛇蛻皮。

【附錄】

【石龍芮皮】功用與子同。時珍曰。乃平補之藥。與枸杞子覆盆子相埒。

【石龍芮葉】味甘。（或作微辛）性寒。無毒。主除寒熱。止霍亂。下瘀血。治結核聚氣鬼毒。（搗汁服）療癰疽。瘰癧。蛇蠍毒。（搗汁敷）

石膽　又名膽礬。詳見膽礬條。

石鐘乳　又名鐘乳石

【產地】中國日本俱有出產。生於山中石洞穴中。我國以廣西陝西等省多此洞。世界產此最聞名者。一爲美國之孟母斯洞。二爲澳洲之亞台培克窟。三爲日本之武藏洞。

【性味】味甘。性溫。無毒。

【主治】石鐘乳爲補陽益精要藥。主治肺氣虛損。欬逆上氣。明目利竅。補髓。療弱。

【本經】主欬逆上氣。明目益精補五臟。通百節。利九竅。下乳汁。

【別錄】益氣補虛損。療脚弱疼冷。下焦傷竭。強陰。

【甄權】主泄精。寒嗽。壯元氣。益陽事。通聲。

【括要】補五勞七傷。補髓。治消渴引飲。

【註】元陽。見九香蟲條註。　五勞七傷。見人參條註。

【用量】普通水飛用。五分至一錢。

【禁忌】石藥性悍。不宜久服。

石鹼

【產地】產我國山東。他省亦多有之。可用以發麵及澣衣。綱目土類。

【性味】味辛苦。性溫。有小毒。

【主治】石鹼爲消痰磨積去濕要藥。

【丹溪】主去溼熱。止心痛。消痰。磨積塊。去食滯。洗滌垢膩。量虛實用。過服損人。

【綱目】殺齒蟲。去目翳。治噎膈反胃。同石灰爛肌肉。潰癰疽瘰癧。去瘀肉。點痣黶疣贅痔核。神效。

【註】疣贅。見半夏條註。

【用量】普通數分至一錢。

【禁忌】近時多取作外用。性能消磨。過服損人。

六畫

伏龍肝

【產地】此竈中對釜心下之黃土也。處處有之。綱目土類。

【性味】味辛鹹。性溫。無毒。

【主治】伏龍肝為調中止血要藥。主嘔逆。吐血下血。治諸瘡。收濕消腫。

【別錄】主婦人崩中。吐血。止欬逆血。醋調塗癰腫毒氣。

【大明】止鼻紅。腸風。帶下。尿血。洩精。催生下胞。及小兒夜啼。

【宗奭】治心痛狂顛。風邪蠱毒。小兒臍瘡。重舌反胃。中惡諸瘡。

【思邈】產後嘔惡不止。研末或二錢或三錢。益母草湯送下立效。

【註】崩中見三七條註。腸風見山茶花條註。蠱毒見人牙條註。重舌見五靈脂條註。

【用量】普通一錢至三錢。

【禁忌】陰虛吐血者忌用。以其中有火氣。癰腫盛者忌獨用。

〔編者按〕伏龍肝治妊娠嘔吐。功効出東西各國新藥之上。曾經日醫實驗。視為驚人奇績云。

列當

【產地】夏月生於海邊沙地。為茵陳蒿之寄生物。莖淡黃褐色。較肉蓯蓉為小。綱目山草類。

【性味】味甘。性溫。無毒。

【主治】列當主治陽痿。近時用者不多。

【開寶】主男子五勞七傷。補腰腎。令人有子。

煮酒浸酒服之。

【註】五勞七傷見人參條註。

【用量】普通一錢至二錢。

【禁忌】不詳。

合歡皮

【產地】產我國四川河南等處。樹皮入藥。綱目喬木類。

【性味】味甘性平無毒。

【主治】合歡皮主撲折損傷。長肌肉。續筋骨。和血消腫。去愁解鬱。治肺癰唾濁。

【本經】主安五臟。和心志。令人歡樂無憂。

【大明】煎膏消癰腫。續筋骨。

【藏器】殺蟲。搗末和鐺下墨生油調塗蜘蛛咬瘡。用葉洗衣垢。

【宗奭】折傷疼痛。研末酒服二錢匕。

【綱目】和血消腫止痛。

【註】肺癰見白石英條註。

【用量】普通一錢至二三錢。

【禁忌】能開心氣。中病即止。

吐鐵

【產地】產我國浙江甯波沿海等地。爲海中螺屬。拾遺介類。

【性味】味甘酸鹹性寒無毒。

【主治】吐鐵主補肝腎。益精髓。潤脾胃。治喉燥。

【括要】主補肝腎。益精髓。明耳目。潤喉燥。生津液。養脾陰。

【用量】普通爲服食之品。入藥無定量。

【禁忌】生者不可食。食之令人頭痛。以鹽漬之。去其初次涎。便縮而可食。

地栗　又名烏芋

【產地】處處有之。生水田中。今以江北出產爲最多。亦名荸臍。綱目水果類。

【性味】味甘。性微寒。無毒。

【主治】地栗爲消導要藥。主胸中實熱。療五種膈氣。消食化痰。治誤含銅物。

【別錄】主消渴痹熱。溫中益氣。

【孟詵】下丹石。消風毒。除胸中實熱氣。可作粉食。明耳目。消黃疸。

【大明】開胃下食。

【蘇頌】作粉食。厚人腸胃不肌。能解毒。服金石人宜之。

【汪機】療五種膈氣。消宿食。飯後宜食之。治誤吞銅物。

【綱目】主血痢。下血。血崩。辟蠱毒。

【括要】磨爲粉。能清心開翳。去肺胃經溼熱。野荸薺尤良。眼科藥中多用之。

【註】消渴見人乳汁條註。　丹石金石見牛蒡子條註。　黃疸見大黃條註。

【用量】普通作食品。入藥無定量。

【禁忌】性冷。先有冷氣人不可食。令人腹脹氣滿。小兒秋月食多。臍下結痛也。

地骨皮

【產地】詳見枸杞子條。綱目灌木底。

【性味】味苦。性寒。無毒。

【主治】地骨皮爲清血除熱要藥。主骨熱。消渴。降伏火。補正氣。治盜汗。及上膈吐血。止齒血。療骨槽風。

【孟銑】主去骨熱。消渴。

【元素】解骨蒸肌熱。風溼痹。堅筋骨。涼血。

【東垣】治在表無定之風邪。傳尸有汗之骨蒸。

【好古】瀉腎火。降肺中伏火。去胞中火。退熱。補正氣。

【吳瑞】治上膈吐血。煎湯漱口止齒血。治骨槽風。

【陳承】治金瘡神驗。

【綱目】去下焦肝腎虛熱。

【註】消渴見人乳汁條註。骨蒸。內熱也。其證多齒黑。腰痛足逆冷疳。有蟲食臟。爲三十二蒸之一。傳尸癆。見人中白條註。骨槽風。見丁香條註。

【用量】普通一錢至三錢。

【禁忌】中寒及滑瀉者忌之。

【編者按】地骨皮著名方劑有地骨皮飲。（四物湯加地骨皮牡丹皮）治陰虛火旺。骨蒸發熱。日靜夜劇。婦人熱入血室。胎前發熱。黃耆鼈甲散。（黃芪鼈甲天冬黃芩桑皮半夏甘草知母赤芍紫菀秦艽茯苓生地柴胡地骨皮肉桂人參桔梗）治虛勞客熱肌肉消瘦。又以地骨皮蒸露。名地骨皮露。治虛熱骨蒸良。

地黃

分鮮生地乾地黃熟地黃三種。各詳見本條。

地楡

【產地】生山間向陽之地。今處處平原川澤亦有之。根直而柔。入藥。綱目山草類。

【性味】味苦（或作苦甘酸）性微寒。無毒。

【主治】地楡爲止血收斂要藥。功能止吐血下血久痢。婦女崩帶。

【本經】主婦人乳產痓痛七傷。帶下五漏。止痛止汗。除惡肉。療金瘡。

【別錄】止膿血諸瘻惡瘡熱瘡。補絕傷。產後內塞。可作金瘡膏。消酒。除渴。明目。

【開寶】止冷熱痢疳痢極効。

【大明】止吐血鼻衄。傷風。月經不止。血崩。產前後諸血疾。并水瀉。

【綱目】釀酒治風痹補腦。

【士瀛】諸瘡痛者加地楡。癢者加黃芩。

【註】七傷。見人參條註。瘻。見山慈姑條註。金瘡。見土當歸條註。疳痢。痢疾之由於疳者。腸風。見山茶花條註。風痹。見丹皮條註。

【用量】普通二錢至三四錢。

【禁忌】性寒下行。脾胃虛寒作泄。白痢久而胃弱。胎產虛寒泄瀉。血崩脾虛作泄。均忌。惡麥冬丹砂硫黃雄黃。

〔編者按〕地榆性濇。止血極効。凡吐血久。赤痢久及月經過多似崩者。尤宜用之。專爲止血。炒黑用之。才曰。地榆梢兼能行血。

地膚子

【產地】生田野間。處處有之。子落則老莖可以爲帚。故又名落帚。綱目隰草類。

【性味】味苦。性寒。無毒。

【主治】地膚子爲利小便要藥。主膀胱熱。通利五淋。強陰益精。治下焦虛而有熱良。

【本經】主膀胱熱。利小便。補中益精氣。

【別錄】主皮膚中熱氣。使人潤澤。散惡瘡疝瘕強陰。

【甄權】治陰卵癩疾。去熱風。可作湯沐浴。與陽起石同服。主丈夫陰痿不起。補氣益力。

【日華】治客熱丹腫。

【註】疝瘕見山茱萸條註。　癩疾。腎囊風之別名。　丹腫。卽遊丹。丹毒之作腫者。皮膚紅赤成片。患者以小兒爲多。勢捷能殺人。

【用量】普通一錢至二三錢。

【禁忌】老人小便短而頻數。是膀胱血少。陽火偏旺也。法當補陰血。瀉火邪而佐以收濇。如牡蠣山萸五味之類。不可獨用地膚子。

【附錄】

【地膚子間】煎水洗目去熱暗雀盲澁痛煎水服利小便諸淋解惡瘡惡。

地錦

【產地】產田野。莖葉細弱。蔓延於地開紅花。庭園草地及階砌間均可種植。綱目雜草類。

【性味】味辛。性平無毒。

【主治】地錦主治大腸下血。婦人血崩。小便血淋。惡瘡出血。

【別錄】主心氣。女子陰疝血結。

【嘉祐】通流血脈。亦可治氣。

【綱目】主癰腫惡瘡。金刃撲損出血。血痢。下血。崩中。能散血。止血。利小便。

【註】陰疝。陰中及少腹疝痛也。惡瘡。見人中黃條註。崩中見三七條註。

【用量】普通一二錢。

【禁忌】不詳。

安息香

【產地】產印度安南暹羅等地。樹高大。實內含芳香之子。入藥綱目香木類。

【性味】味辛苦。性平無毒。

【主治】安息香主辟邪惡。治心腹惡氣。鬼胎血邪。產後血暈。

【唐本】主心腹惡氣。鬼疰。

【大明】邪氣魍魎。鬼胎血邪。辟蠱毒。霍亂。風痛。男子遺精。暖腎氣。婦人血噤。幷產後血運。

【李珣】婦人夜夢鬼交同臭黃燒熏丹穴永斷。

【綱目】治中惡魘寐。勞瘵傳尸。

【註】鬼疰。見丹砂條註。霍亂。見大腹皮條註。蠱毒見人牙條註。血暈。見三七條註。魘寐。夢中似有物壓身不得出聲息者。

【用量】普通三五分。

【禁忌】辛香走竄不宜多用。

朴消 又名皮消

【產地】生於鹽鹵之地。(成分爲硫酸鈉) 凡煎煉水硝結出細芒者爲芒硝。結出馬牙狀者爲馬牙硝。其凝底成塊者。通爲朴硝。參看芒硝條。綱目鹵石類。

【性味】味鹹辛苦性寒。無毒。

【主治】朴消主軟堅化積。逐六腑積聚結固留癖。清熱瀉下外用消食化積。

【本經】主百病。除寒熱邪氣。逐六臟積聚結固留癖。能化七十二種石。

【別錄】胃中食飲熱結。破留血閉絕停痰痞滿推陳致新。

【皐甫】療熱脹。養胃消穀。

【甄權】治腹脹大小便不通。女子月經不通。

【大明】通泄五臟百病。及癥結天行熱疾。頭痛消腫毒排膿潤毛髮。

【註】癖見五味子條註。 癥結。見山茱萸條註。

【用量】普通一錢至二三錢。

【禁忌】詳見芒硝條。

百合

【產地】處處有之。生山谷中。種類頗多。以味苦者爲眞。白花者爲良。根入藥。綱目柔滑菜類。

【性味】味甘。性平。無毒。

【主治】百合爲清涼退熱要藥。主潤肺甯心。清熱止嗽。補中益氣。治百合病。肺病吐血。

【本經】邪氣腹脹心痛。利大小便。補中益氣。

【別錄】除浮腫臚脹。痞滿寒熱。通身疼痛。及乳難喉痹。止涕淚。

【甄權】百邪鬼魅。涕泣不止。除心下急滿痛。脚氣熱欬。

【大明】安心定膽。益志養五臟。治顛邪狂叫驚悸。產後血狂運。殺蠱毒氣。脅癰乳癰發背諸瘡腫。

【宗奭】治百合病。

【元素】溫肺止嗽。

【註】臚脹。腹前作脹也。喉痹。見五倍子條註。蠱毒。見人牙條註。脚氣。見大腹皮條註。乳癰。見木鼈子條註。

【用量】普通一錢至三錢。

【禁忌】中寒者勿服。

【編者按】百合病。百脈一宗。悉致其病也。意欲食。復不能食。常默默。欲臥不能臥。欲行不能行。如寒無寒。如熱無熱。口苦。小便赤。諸藥不能治。得藥則劇吐利。如有神靈者。蘇頌曰。病名百合而用百合治之。不識其義。李士材曰。亦清心安神之效耳。蓋百合病或驟得之。或以驚恐得之。或以病後得之。意其根源。當由氣虛神衰。百合能清補而又可退熱以袪邪。俾氣之虛者以復。神之耗散者以收。故宜於百合病也。丹溪曰。久嗽之人肺氣必虛。虛則宜斂。百合之甘斂。勝於五味之酸收也。著名方劑有百合知母湯。（百合十枚知母三兩）治百合病發汗後者。百合地黃湯。（百合七枚。生地黃汁一升。）治百合病不經吐下發汗。病形如初者。百合鷄子黃湯。（百合七枚。鷄子黃一枚。）治百合病吐之後者。及百花膏（百合款冬花。治喘咳不已。痰中帶血。）等。

百部

【產地】產我國廣東及陝西山東一帶。根入藥。綱目蔓草類。

【性味】味苦（或作甘苦）性微溫。（或作寒）無毒。

【主治】百部爲潤肺止咳。消痰殺蟲要藥。主咳逆上氣。殺蚘蟯蚊蠅諸蟲。治疳積。敷疥癬。

【別錄】主欬嗽上氣。火炙酒漬飲之。

【甄權】治肺熱潤肺。

【大明】治傳尸骨蒸勞。治疳疾。殺蚘蟲寸白蟯蟲。及一切樹木蛀蟲。燼之卽死。殺虱及蠅蠓。

【藏器】火炙酒浸空腹飲。治疥癬。去蟲蠶咬毒。

【註】傳尸骨蒸。見人中白及地骨皮條註。疳疾。小兒飲食乳食不節。氣血虛熿。因之形羸潮熱。髮枯尿濁。或嗜食炭米泥土等物。善怒多啼。腹中生蟲者。統稱為疳。

【用量】普通五分至錢半。

【禁忌】脾虛胃弱人宜兼保脾安胃藥同用。庶不傷胃氣。

【編者按】百部性溫性寒言者各異。時珍曰。百部亦天門冬之類。故皆治肺病殺蟲。但百部溫寒嗽宜之。天冬寒熱嗽宜之。仲醇曰。百部根正得天地陰寒之氣。故蜀本云微寒。然寒溫可不論。而其祛痰及殺蟲之効甚著。千金方用百部根二十斤。搗取汁煎如飴。加蜜二斤。每服一匙。治三十年咳嗽。外敷殺疥癬諸蟲。浸燒酒中。塗治殺陰毛內八角蟲。合秦艽燒烟熏之。去衣虱。均効。

百草霜

【產地】此灶額及烟突上之煤。體質輕者名百草霜。處處有之。綱目土類。

【性味】味辛。性溫。無毒。

【主治】百草霜主治食積。塗瘡。能止血消毒。功用如釜臍墨。兼療咽喉口舌諸瘡。（體輕入上焦）

【蘇頌】主消化積滯。入下食藥中用。

【綱目】止上下諸血。婦人崩中帶下。胎前產後諸病傷寒陽毒發狂。黃疸瘧痢噎膈咽喉口舌一切諸瘡。

【括要】衄血下血白帶。一切痢下。治白禿頭瘡和猪脂塗之。

【用量】普通五分至一二錢。外用無定量。

【禁忌】服此者以絹包煎之取汁。若和水服用量宜少柴火所結者。合用煤火所結者不入藥。

羊

【產地】處處有之。種類頗多以產北方者爲良。綱目畜類。

【性味】味苦甘。性大熱。無毒。

【主治】羊肉爲助元陽益虛勞要藥。主溫中補虛開胃增食益氣血充形骸治虛勞寒冷心弱善驚壯陽道益精髓。

【別錄】主暖中字乳餘疾。及頭腦大風汗出。虛勞寒冷補中益氣。安心止驚。

【思邈】止痛。利產婦。

【孟詵】治風眩瘦病。丈夫五勞七傷。小兒驚癇。

【日華】開胃健力。

【註】五勞七傷見人參條註。

【用量】普通爲服食之品。入藥無定量。

【禁忌】煎時和杏仁盛瓦器使易爛。合胡桃則不臊。反半夏菖蒲同蕎麵豆醬食．發痼疾．同醋食傷人心．同生魚酪能害人．孕婦食之．令子多熱．骨蒸瘧疾．熱痢．與癰腫瘡瘍．消渴吐血嘈雜易飢．一切火證．均忌．不可用銅器煑．令男子損陽．女子暴下．中羊肉毒．以生甘草湯解之．

【附錄】

【羊膏】乃羊之脂肪．經火力熔煉而出者．味甘．性熱．無毒．主潤肌膚．透肌肉經絡．治虛勞口乾．能柔銀軟銅．治誤吞銅鐵．

【羊血】味鹹．性平．無毒．主卒驚．解誤吞蜈蚣水蛭．誤食莽草胡蔓諸毒．（刺出血乘熱飲之）．治九竅出血便血．婦人血虛中風．產後血攻．胞衣不下．忌與豬血同食．能使鼻出長毛．可用乳石硇砂等分爲丸．臨臥服十丸．其毛自落．

【羊肝】味苦．性寒．無毒．主補肝明目．治肝風虛熱．目赤熱痛．病後失明．視物䀮䀮．外治貼赤眼．及婦人陰䘌．

【羊腎】味甘．性溫．無毒．主補腎壯陽．治虛損勞傷．腎虛精竭．下焦虛冷．小便淋瀝．療腰痛．勞痢．消渴盜汗．

【羊乳汁】味甘．性溫．無毒．主潤五

上海大衆書局印行

臟。益精氣。治乾嘔。反胃。虛勞。消渴。中風。心痛。蚰蜒入耳。灌之化爲水。蜘蛛咬毒。飲之卽解。

羊蹄

【產地】處處有之。多生山野下濕之地。葉長似菜。故亦曰羊蹄菜。根黃白色。粗大似胡蘆巴。入藥。綱目水草類。

【性味】味苦。性寒。無毒。

【主治】羊蹄主殺蟲。治疥癬。腫瘍。清血熱。療腸風。便祕。

【本經】主頭禿疥瘙。除熱。女子陰蝕。

【別錄】浸淫疽痔。殺蟲。

【蘇恭】療蟲毒。

【大明】治癬。殺一切蟲。醋磨貼腫毒。

【宗奭】擣汁二三匙。入水半盞煎之。空腹溫服。治產後風祕。殊驗。

【註】陰蝕。女子陰中生瘡腐蝕也。

【用量】普通二三錢。外用無定量。

【禁忌】多食下氣。令人作瀉。故有人取以代大黃者。

羊躑躅　又名鬧羊花

【產地】產我國廣東廣西四川一帶。花冠爲漏斗狀。色黃似杜鵑花而大。入藥。綱目毒草類。

【性味】味辛。性溫。有大毒。

【主治】羊躑躅爲諸風濕痹痛要藥。主痛風走注。風痰濕痹。治蠱毒。

【本經】主賊風在皮膚中淫淫痛。温瘧。惡毒諸痹。

【別錄】邪氣鬼疰。蠱毒。

【註】賊風。見代赭石條註。　鬼疰。見丹砂條註。　蠱毒。見人牙條註。

【用量】普通分許。

【禁忌】羊食其草。躑躅而死。有毒之藥。宜愼用之。近眼令人昏翳。其根誤服。亦能殺人。中毒者。綠豆汁解之。

肉豆蔻

【產地】產東西印度熱帶地方。爲常綠樹。高達三丈。果實內之種子作卵圓形。氣味香。入藥。綱目芳草類。

【性味】味辛。性溫。無毒。

【主治】肉豆蔻爲强健脾胃要藥。功能煖胃消食。化痰下氣。固腸止洩。主治久瀉冷痢。霍亂。痰飲。胃弱

【開寶】主積冷。心腹脹痛。霍亂中惡。鬼氣冷疰。嘔沫冷氣。小兒乳霍。

【大明】調中下氣。開胃。解酒毒。消皮外絡下氣。

【甄權】治宿食痰飲。止小兒吐逆。不下乳。腹痛。

【李珣】主心腹蟲痛。脾胃虛冷。氣并冷熱虛洩。赤白痢。研末粥飲服之。

【綱目】暖脾胃。固大腸。

【腹】霍亂。見大腹皮條註。

【用量】普通五分至錢半。

【禁忌】大腹素有火熱。及中暑熱洩暴注。腹風下血。胃火齒痛。及濕熱積滯方盛。滯下初起。均忌。忌犯鐵。

【編者按】肉豆蔻與白豆蔻草豆蔻縮砂仁益智仁等。性質大同小異。故主治相差不遠。就中以肉豆蔻果實較大。故氣味藥力亦較厚。宗奭曰。多服則泄氣。得中則和平。丹溪曰。溫中補脾。日華子稱其下氣。以脾得補而善運化。氣自下也。非若陳皮香附之駛泄。觀此則肉豆蔻之下氣。下濁氣耳。仍有補益脾胃之功。與陳皮香附之破氣。自不同也。

肉桂

【產地】產安南及我國雲南兩廣等地。木高大。皮入藥。綱目香木類。

【性味】味辛甘。性大熱。有小毒。

【主治】肉桂爲溫補要藥。主扶火助陽。溫中逐寒。能引火歸元。治上熱下寒。破沉寒痼冷。療霍亂轉筋。心腹諸痛。疝瘕奔豚。

【本經】主溫中。利肝肺氣。心腹寒熱冷疾。霍亂轉筋。頭腰痛。出汗。止煩。止唾。咳嗽。鼻齆。能墮胎。堅骨節。通血脈。理疎不足。宣導百藥。

【元素】補下焦不足。治沉寒痼冷之病。去榮衛中風寒。表虛自汗。春夏爲禁藥。秋冬下部腹痛。非此不能止。

【好古】補命門不足。能益火消陰。

【汪昂】木得桂而枯。又能抑肝風而扶脾土。脾虛惡食。溼盛洩瀉。補勞通經。

【註】霍亂轉筋。見大蒜條註。　鼻齆。鼻窒塞不通也。

【用量】普通三分至一錢。

【禁忌】忌生葱石脂及火炙。凡陰虛內熱。液少口乾者愼用。食木實或瓜類中毒。及閉口蜀椒中毒。俱用肉桂煎汁飲之可解。

【編者按】桂之種類。昔人區別爲多種。然自其應用上分之。可別爲肉桂桂心桂枝三種。肉桂。桂之但去粗皮者。桂心。桂之去粗皮裏皮而用其中心者。其性質大略相似。故於本條附述之。桂枝。桂之嫩枝之皮也。其性質與肉桂有別。茲另條述之。所謂柳桂者。卽桂枝之尤細者。牡桂者。桂之皮薄味淡而力弱者。以其無關重要。故均除去不錄。至肉桂方劑用者甚多。著者有桂附丸。桂苓甘露飲。八味地黃丸。托裏排膿湯。保元湯等。

【附錄】

【桂心】主補陽活血。治一切風氣。補五勞七傷。通九竅。利關節。益精明目。煖腰膝。破痃癖癥瘕。消瘀血。治風痹骨節攣縮。續筋骨。生肌肉。(日華)主九種心痛。腹內冷氣痛不可忍。欬逆結氣壅塞。腳痹不仁。

止下利。殺三蟲。治鼻中息肉。破血。通利月閉胎衣不下（甄權）主引血化汗化膿內托癰疽痘瘡。治噎膈滿腹（備要）

肉蓯蓉

【產地】生於各處高山。爲一種寄生植物。莖富肉質葉細如鱗。綱目山草類。

【性味】味甘酸鹹。性溫。無毒。

【主治】肉蓯蓉爲益髓壯陽要藥。功能治精血不足。陽痿不擧。女子絕產。陰痛。潤枯燥滑大腸。

【本經】主五勞七傷。補中除莖中寒熱痛。養五臟。強陰益精氣。多子。婦人癥瘕。

【別錄】除膀胱邪氣。腰痛。止痢。

【甄權】益髓。悅顏色。大補壯陽。治女人血崩。

【大明】男子絕陽不興。女人絕陰不產。潤五臟。長肌肉。暖腰膝。男子洩精血遺瀝。女子帶下陰痛。

【註】五勞七傷。見人參條註。莖中。見甘草條註。癥瘕。見大黃條註。

【用量】普通二錢至三四錢。

【禁忌】凡泄瀉。腎中有熱。強陽易興而精不固者均忌。忌犯鐵氣。

自然銅

【產地】各國俱有出產。我國產四川雲南等地山中。綱目金類。

【性味】味辛。性平。無毒。（或作有

毒)

【主治】自然銅爲散瘀破積。續筋接骨要藥。

【開寶】主折傷。散血止痛。破積聚。

【大明】消瘀血。排膿。續筋骨。治產後血邪。安心止驚悸。以酒磨服。

【用量】普通水飛者。自數分起。隨用而遞加。

【禁忌】凡用作內服。火煆醉淬七次研細。水飛用。用之中病卽已。切不可過服。以其有火毒金毒。走散太甚也。士瀛曰。折傷必有死血瘀滯經絡。須定虛實。佐以養氣補血溫經之藥。

【附錄】

【古文錢】味辛性平有毒。主治翳障。明目。療風赤眼。(入眼能蝕腐肉)鹽鹵浸用。婦人生產橫逆。心腹痛。月膈。五淋。燒以醋淬用。

艾葉

【產地】生田野間。處處有之。陳久者良。有香味。綱目隰草類。

【性味】味苦。性微溫。無毒。

【主治】艾葉爲灸百病要藥。並可作煎劑。主煖子宮。調經。止血。安胎。

【附錄】主灸百病。可作煎。止吐血下痢。下部䘌瘡。婦人漏血。利陰氣。生肌肉。辟風寒。使人有子。作煎勿令見風。

【弘景】搗汁服止傷血。殺蚘蟲。

【蘇恭】主衄血下血膿血痢水煮及丸散任用。

【甄權】止崩血腸痔。血搨金瘡。止腹痛安胎。苦酒作煎治癬甚良。搗汁飲治心腹一切冷氣鬼氣。

【大明】治帶下。止霍亂轉筋。痢後寒熱。

【好古】治帶脈爲病。腹脹滿腰溶溶如坐水中。

【綱目】溫中逐冷除溼。

【註】蠶瘡見丁香條註。金瘡。見土當歸條註。霍亂轉筋。見大蒜條註。

【用量】普通數分至錢半。灸用無定量。

【禁忌】婦女血熱而月經超前者。宜愼用之。

血竭

【產地】產我國南部熱地。爲麒麟血樹之樹脂。色紅褐。又名麒麟竭。綱目香木類。

【性味】味甘鹹。性平。有小毒。

【主治】血竭爲散瘀生新和血止痛要藥。主心腹卒痛。血氣攪刺。敷惡瘡疥癬。止出血。

【唐本】主心腹卒痛。金瘡血出。破積血。止痛生肉。去五臟邪氣。

【李珣】傷折打損。一切疼痛。血氣攪刺。內傷血聚。神虛。並宜酒服。

【好古】補心包絡肝血不足。

【大明】傳一切惡瘡疥癬久不合。性急不可多使。却引膿。

【綱目】散滯血諸痛。婦人血氣。小兒癇痓。

【註】癇痓見丹皮條註。

【用量】普通三五分。

【禁忌】凡血病無瘀積者忌之。

西瓜

【產地】處處有之。多種於田園。顏色形狀不一。種類頗多。大率以形圓皮作青白色者最爲普通。綱目蓏果類。

【性味】味甘淡。性寒。無毒。

【主治】西瓜爲利水清暑解熱消煩要藥。主寬中下氣。滌煩止渴。利小便。解酒毒。治火症傷寒。

【吳瑞】主消煩止渴解暑熱。

【汪穎】療喉痹。

【甯原】寬中下氣。利小水。治血痢。解酒毒。

【丹溪】含汁治口瘡。西瓜皮。主口舌唇內生瘡。燒研噙之。

【註】喉痹見五倍子條註。

【用量】普通取汁用入藥。無定量。

【禁忌】多食至秋易成瘧痢。食者但取一時之快。不知其傷脾助濕也。

【編者按】西瓜有天生白虎湯之名。言其清熱消暑之功也。然究屬生冷。不宜多食。小兒尤宜慎之。食時宜取汁棄渣。以免留滯腸間。西瓜浮面青皮。名西瓜翠皮。可入藥用。能解皮膚間熱。食瓜過傷。以瓜皮煎湯解之。諸瓜皆同云。

西施舌

【產地】產海濱沙中。狀如蛤蜊而長大。足突於外。如人舌。其肉可食。拾遺介類。

【性味】味甘鹹。性平。無毒。

【主治】西施舌主補陰益精。治煩渴。潤臟腑。

【用量】普通爲服食之品。入藥無定量。

【禁忌】生食令人利。

西洋參

【產地】產於法蘭西及美利堅。歐洲各邦亦多有之。形似人參而稍異。詳見人參條。

【性味】味苦微甘。性寒。無毒。

【主治】西洋參爲清補要藥。功能生津液。滋肺胃。主治肺虛咳嗽。胃枯食少。陰虛血熱。津少口渴。

【從新】補肺降火。生津液。除煩倦。虛而有火者相宜。

【用量】普通五分至二錢。

【禁忌】有實熱者忌用。產日本者名東洋參。貌似而性異。不可誤服。

西國米

【產地】我國無出產。產於歐西。亦

曰沙孤米。別名珠兒粉。拾遺穀類。

【性味】味性缺。

【主治】西國米主健脾胃。

【括要】主運胃健脾。醒酒消痰。久病虛乏者。煮粥食最宜。

【用量】普通爲服食之品。入藥無定量。

【禁忌】性純良。無禁忌。

七畫

何首烏

【產地】爲山野自生之蔓草。亦名夜交藤。處處有之。根繁衍甚長。數塊相連。有赤白二種。皆入藥。綱目蔓草類。

【性味】味苦澀。性微溫。（或作微寒）無毒。

【主治】何首烏爲補血祛風要藥。主強筋骨。益精髓。製用者補生用能潤腸。

【開寶】主瘰癧。消癰腫。療頭面風瘡。治五痔。止心痛。益血氣。黑髭髮。悅顏色。久服長筋骨。益精髓。亦治婦人產後及帶下諸疾。

【大明】久服令人有子。治腹臟一切宿疾冷氣腸風。

【好古】瀉肝風。

【註】瘰癧見山慈姑條註。　五痔見丁香條註。　腸風見山茶花條註。

【用量】普通一錢至三錢。

【禁忌】忌諸血無鱗魚萊菔葱蒜

鐵器。用爲益血之品。忌與附桂等諸燥熱藥同用。

【編者按】何首烏益精血而補肝腎。故補劑多用之。能止諸瘧。大約瘧邪入陰分。久而不解者。必須此。毒痢下純血。諸藥不効者。亦用之有神。其根以年久而大者爲良。昔人每以千歲人參千歲茯苓千歲首烏。爲服之致神仙之藥。相傳首烏千歲成人形。服之駐顏不老。雖其飼過甚。然其補益之力。果能烏髮悅顏也。

【附錄】

【夜交藤】卽何首烏之藤莖。主祛風濕養經絡治血虛身體瘙楚。功用同何首烏而力遜。同葉作浴湯。及治疥癬作癢甚効。

吳茱萸

【產地】處處有之。或曰。吳地最良。故名。其子緊小。氣味芳烈。入藥綱目味果類。

【性味】味辛。性溫。有小毒。

【主治】吳茱萸爲下氣開鬱。除風寒濕要藥。主溫中逐寒。驅風散濕。止痛療痹。治心腹冷痛。下焦冷氣。中寒中惡。嘔吐瀉利。亦殺蟲。治口舌生瘡。

【本經】主溫中下氣。止痛除溼。血痹。逐風邪。開腠理。欬逆寒熱。

【別錄】利五臟。去痰冷逆氣。飲食不消。心腹諸冷絞痛。中惡心腹痛。
【甄權】霍亂轉筋。胃冷吐瀉。腹痛。產後心痛。治遍身痛痹刺痛。腰脚軟弱。利大腸壅氣。腸風痔疾。殺三蟲。
【藏器】殺惡蟲毒。牙齒蟲䘌。鬼魅疰氣。
【大明】下產後餘血。治腎氣。脚氣。水腫。通關節。起陽健脾。
【孟銑】主痢止瀉。厚腸胃。
【好古】治痞滿塞胸。咽膈不通。潤肝燥脾。
【綱目】開鬱化滯。治吞酸。厥陰痰涎頭痛。陰毒腹痛。疝氣。血痢。喉舌口瘡。
【註】霍亂轉筋。見大蒜條註。痛痹。見天麻條註。腸風。見山茶花條註。疰氣見丹砂條註。疝氣。見山查條註。
【用量】普通三分至錢半。
【禁忌】多食傷神。令人起伏氣。咽喉不通。動火昏目發瘡。惡丹參消石白堊。畏紫石英。凡一切陰虛之證。及五臟六腑有熱無寒之人均忌用吳萸。
【編者按】吳茱萸治効甚多。而用爲佐使尤宜。治心痛。山梔子黃連爲君。以吳茱萸爲使。疝氣。茴香荔核川楝爲君。以吳茱萸爲使。皆定痛有効。霍亂乾嘔。乾薑吳萸同服。脚氣。木瓜吳萸同服。皆良佐也。口舌生瘡。吳茱萸末醋調貼兩足心。飲食過度致腹滿者。吳茱萸白茯苓等分煉蜜合丸如梧子大。白湯吞服均効。著名方劑有左金丸。（黃連六分吳茱萸一分）治肝火燥盛。左脅作痛。嘔吐酸水。筋疝痞結。一切肝火之證。並治霍亂轉筋。火邪內熾。及噤口痢。飲食入口即吐者。吳茱萸湯（吳茱萸人參大棗生薑）治胸滿。心下痞鞕作嘔。吳茱萸丸。（陳皮吳茱萸附子）治氣自腹中起。上築咽喉。逆氣連屬。上下不通。至於喘息。此由寒傷胃脘。腎氣先虛。俗謂之噦也。及翻胃湯。（茯苓厚朴陳皮白朮人參吳茱萸治翻胃嘔吐。胸膈不利。食經時吐出酸臭特甚。）等。

呂宋果

【產地】我國無出產。產呂宋島中。拾遺果部。

【性味】味性缺。

【主治】呂宋果主中毒。治蛇蟲螫傷。

【括要】乜中毒或服毒。將果或磨或刮。以清水或清油調服。蛇蠍蜈蚣等傷。清水服之。并刮敷患處。疫疾中風昏仆。蛔蟲疳積。磨水服之。腹痛瀉利。瘧疾初作。磨水服。刀斧傷血漏。刮末敷之。

【註】疳積。疳症之有蟲有積者。

【用量】普通爲服食之品。入藥無定量。

【禁忌】不詳。

延胡索

【產地】產關外及山西等地。根爲塊莖。以狀似半夏色黃而堅者良。綱目山草類。

【性味】味辛苦。性溫。無毒。

【主治】延胡索爲活血利氣。止痛要藥。功能治一身上下諸痛。破惡血。通月經。破癥癖。治淋露。

【開寶】主破血。婦人月經不調。腹中結塊。崩中淋露。產後諸血病。血運。暴血衝上。因損下血。煮酒或酒磨服。

【大明】除風治氣。暖腰膝。止暴腰痛。破癥癖。撲損瘀血。落胎。

【好古】治心氣小腹痛有神。

【李珣】散氣。治腎氣。通經絡。

【綱目】能行血中氣滯。氣中血滯。故專治一身上下諸痛。用之中的。妙不可言。凡胃脘當心痛。下痢腹痛。氣凝血滯。遍身作痛。肢節拘攣。服之皆有奇効。

【註】癥癖。見大黃及五味子條註。拘攣。見土茯苓條註。

【用量】普通八分錢半至三錢。

【禁忌】此藥性溫味辛。能走而不能守。故經事先期及一切血熱爲病。凡崩中淋瀝。皆應補氣血。涼血清熱則愈。此均忌。

旱蓮草　又名鱧腸草

【產地】生下濕地。處處有之。南方尤多。折其苗。皆有汁出。須臾而黑。能染烏鬚髮。綱目隰草類。

【性味】味甘酸。性平。無毒。

【主治】旱蓮草爲補腎益陰要藥。主生髮烏髮。止血痢溺血。治眼疾翳膜瘡毒痔瘻涼血解毒。

【唐本】主血痢。鍼灸瘡發洪血不可止者。傅之立已。汁塗眉髮生速而繁。

【大明】止血排膿通小腸傳一切瘡幷蠶瘑。

【綱目】烏髭髮益腎陰。

【註】瘑見水銀條註。

【用量】普通錢半至三錢。

【禁忌】脾胃虛弱者勿服。不用薑汁椒紅相兼修治服之必腹痛作洩宜詳審之。

杏仁

【產地】杏樹處處有之有多種。以產山西河南山東一帶者爲勝。仁入藥。綱目五果類。

【性味】味甘苦。性溫有小毒。

【主治】杏仁爲欬逆痰氣要藥。主咳嗽氣急能下氣平喘治風寒痰滯。能宣肺解肌。除風散寒潤燥消積。利胸膈氣滯通大腸氣閉。

【本經】主欬逆上氣雷鳴。喉痹下氣產乳金瘡。寒心賁豚。

【別錄】驚癇心下煩熱。風氣往來。時行頭痛。解肌。消心下急滿痛。殺狗毒。

【甄權】治腹痹不通。發汗。主溫病脚氣。欬嗽上氣。喘促入天門冬煎潤心肺。和酪作湯潤聲氣。

【元素】除肺熱。治上焦風燥。利胸膈氣逆。潤大腸氣祕。

【綱目】解錫毒。殺蟲。治諸瘡疥。消腫。去頭面諸風氣皶皰。

【註】喉痹。見五倍子條註。䵚炮。酒䵚麵炮也。見山茱萸及山慈姑條註。

【用量】普通錢半至三錢。

【禁忌】凡杏子性皆熱。小兒多食致瘡癰膈熱。多食動宿疾。產婦尤忌。杏仁雙仁者有毒能殺人。陰虛咳嗽。肺家有虛熱熱痰者均忌。惡黃耆葛根。

【編者按】杏仁入藥。須去皮尖及雙仁者。或搗如泥用。亦有連皮尖者。取其發散也。凡使逆上之氣。瞬即下降而平順。此杏仁之第一功。然必實症乃可。氣虛而逆上者大忌之。亦治食狠狗肉中毒。麵類積滯。俱煎濃汁服之。狠狗咬傷。杏仁加防風升麻。葛根甘草煎汁服之。卒然不言語不出聲。杏仁三分桂枝一分。研末爲丸。綿包含口中。徐徐嚥汁。中杏仁毒死者眼閉。唇舌肢末多青色。救法即以杏樹根皮煎飲之。或取吐法。（食半生半熟之杏仁最有害）又杏仁爲用甚大。自古已然。昔董奉醫隱廬山。植杏成林。而杏林二字。遂流爲佳話。東垣曰。杏仁下喘。治氣也。桃仁療狂。治血也。俱治大便秘。當分氣血。晝便難。行陽氣也。夜便難。行陰血也。故虛人便秘。不可過洩。脈浮者屬氣。用杏仁陳皮。脈沉者屬血。用桃仁陳皮。肺大腸爲表裏。賁門主往來。魄門主收閉。爲氣之通道。故並用陳皮佐之。（賁門胃之上口。魄門即肛門）著名方劑有麻黃杏仁甘草石膏等。不勝枚舉。

（附錄）

【巴旦杏仁】又名甜杏仁。味甘。性溫平。無毒。通常作食品。可打碎入水絞汁。其白如乳。主止欬下氣。治胸腹逆悶。

杜仲

【產地】產我國陜西四川等地。樹皮中有銀絲如綿。故亦名綿杜仲。入藥。綱目喬木類。

【性味】味辛甘。性溫。（或作平）無毒。

【主治】杜仲爲健筋骨補腰腎要藥。主腰膝酸痛。體虛強直。治胎漏胎墮。精氣虧弱。

【本經】主腰膝痛。補中益精氣。堅筋骨。強志。除陰下癢溼。小便餘瀝。

【別錄】脚中酸痛。不欲踐地。

【大明】治腎勞腰脊攣。

【甄權】腎冷䐈腰痛。人虛而身強直。風也。腰不利加之。

【東垣】能使筋骨相著。

【好古】潤肝燥。補肝經風虛。

【汪機】治胎漏胎墮。

【註】胎漏。懷孕漏血也。易致小產之患。

【用量】普通二錢至三四錢。大劑二三兩。

【禁忌】惡元參蛇蛻。腎虛火熾者

忌之。卽用。當知母黃柏同入。

【編者按】杜仲滋益肝腎。肝主筋而腎主骨。故能強壯筋骨。李言聞曰。腰痛不已。屬腎虛。痛有定處。屬死血。往來走痛。屬痰。腰冷身重。遇寒便發。屬寒溼。或痛或止。屬溼熱。而其原多本於腎虛。以腰者。腎之府也。論治本。俱可用杜仲。加佐使以治其標。可也。女科胎產方中。用之頗多。以胎前能安。產後能補。故倚重之。入藥常鹽水炒用。以稍制其溫性爲良。

杜衡

【產地】山中陰地之多年生草。葉作心臟形。似細辛。惟經冬不凋。與細辛異。根入藥。綱目山草類。

【性味】味辛。性溫。無毒。

【主治】杜衡主治發熱頭痛。能催吐。近時用者不多。

【別錄】主風寒咳逆。作浴湯。香人衣體。

【甄權】止氣奔喘促。消痰飲。破留血。項間癭瘤之疾。

【括要】下氣殺蟲。利小便。發汗通經。將根末吹入鼻中。能作輕嚏。

【註】癭瘤見川芎及半夏條註。

【用量】普通五分至一錢。

【禁忌】使人嘔惡。不宜多用。

決明子

【產地】山野自生之草本植物。產

陝西山西一帶。今處處可以移植。與草决明爲截然二種。綱目隰草類。

【性味】味甘苦鹹。性平。（或作微寒）無毒。

【主治】决明子爲瀉肝明目要藥。能補肝虛瀉肝經風熱。主頭風頭痛。治一切眼病。

【本經】主青盲。目淫膚赤白膜眼赤淚出。

【別錄】療脣口青。

【日華】助肝氣益精。以水調末塗腫毒。熁太陽穴治頭痛。又貼胸心止鼻洪。作枕治頭風明目。

【甄權】治肝熱。風眼赤淚。每旦取一匙挼淨空心吞之。百日後夜見物光。

【丹溪】益腎。解蛇毒。

【註】青盲見石决明條註。

【用量】普通一錢至二三錢。

【禁忌】惡麻仁。療目疾外。其他用者甚鮮。惟外治可療蛇傷蟲刺。

沈香

【產地】產暹羅安南及我國兩廣雲南等地。木質性重而沉。氣味香。故名。綱目香木類。

【性味】味辛。性溫。無毒。

【主治】沈香爲降氣平肝要藥。主墮痰涎平逆氣。補命門煖腰膝。治心腹痛胃寒脾泄及中穢惡邪氣。

【別錄】主風水毒腫。去惡氣。

【李珣】主心腹痛。霍亂中惡。邪鬼疰氣。清人神。並宜酒煮服之。諸瘡腫宜入膏中。

【大明】調中補五臟。益精壯陽。煖腰膝。止轉筋吐瀉冷氣。破癥癖。冷風麻痹。骨節不任風溼。皮膚瘙癢氣痢。

【元素】補右腎命門。

【東垣】補脾胃。及痰涎血出於脾。

【綱目】治上熱下寒。氣逆喘急。大腸虛閉。小便氣淋。男子精冷。

【註】霍亂。見大腹皮條註。轉筋。見大蒜條註。疰。見丹砂條註。癥癖。見大黃及五味子條註。

【用量】普通三分至一錢。

【禁忌】性燥陰分虧耗者愼用。

【附錄】

【伽倫香】沈香之一種。為氣逆喘急之要藥。主納腎下氣。辟惡通竅。閉精縮便。

【降眞香】主療折傷金瘡。止血定痛。消腫生肌。燒之辟天行時氣。宅舍怪異。小兒帶之辟邪惡氣。仲醇曰。上部傷瘀血停積胸膈間。按之痛或并脅肋痛。此吐血候也。急以此刮末入藥煎服之良。亦治內傷或怒氣傷肝吐血。用此代鬱金神効。

沒石子

【產地】產我國西部新疆等地。其樹實入藥。又名無食子。綱目喬木類。

【性味】味苦。性溫。無毒。

【主治】沒石子主腸虛冷滑。赤白痢疾。外治牙痛口瘡。

【唐本】主赤白痢腸滑。生肌肉。

【李珣】腸虛冷痢。益血生精。和氣安神。烏髭髮。治陰毒痿。燒灰用。

【馬智】溫中治陰瘡陰汗。小兒疳䘌。冷滑不禁。

【註】陰瘡。陰部生瘡也。　陰汗。前陰處常有溼汗也。　疳䘌。見人中白條註。

【用量】普通二三錢。

【禁忌】勿犯鐵器。

沒藥

【產地】產我國南部熱地。爲樹中流出之脂液凝結成塊者。入藥綱目香木類。

【性味】味苦辛。性平。無毒。

【主治】沒藥爲散血消腫定痛生肌要藥。主破血止痛。治折傷瘀血。消腫毒。

【開寶】主破血止痛。療金瘡杖瘡。諸惡瘡痔漏。卒下血。目中翳暈痛膚赤。

【大明】破癥瘕宿血。損傷瘀血。消腫痛。

【好古】心膽虛。肝血不足。

【李珣】墮胎及產後心腹血氣痛。幷入丸散服。

【綱目】散血消腫。定痛生肌。

【註】金瘡。見土當歸條註。　惡瘡。見人中

黃條註。痔漏。見白斂條註。

【用量】普通五分至二錢。

【禁忌】凡骨節痛。胸腹脅肋痛。非由血瘀而由血虛者。產後惡露去多。腹中虛痛者。癰疽已潰者。目赤膚翳非血熱甚者均忌。

【編者按】打撲跌損。皆傷經絡。氣血不行。瘀壅作痛。乳香沒藥。皆能止痛消腫生肌。故二藥多相兼而用。參看乳香條。

沙苑蒺藜

【產地】蒺藜之產於陝西同州者。亦曰潼蒺藜。古昔刺蒺藜及沙蒺藜皆混言。後以功用各別。分為兩種。

【性味】味甘。性溫。無毒。

【主治】沙苑蒺藜為補腎固精。養肝明目要藥。主遺精早洩。欬逆傷肺。治小便過多。婦女帶下。

【甄權】主咳逆傷肺。肺痿。止煩下氣。

【好古】長肌肉明目。療吐膿。去燥熱。治奔豚腎氣。益精。

【大明】療水臟冷。小便多。止遺瀝洩精。溺血。腫痛陰汗。婦人帶下。治瘰鬁。

【註】肺痿。見人參條註。　奔豚。見丁香條註。陰汗。見沒石子條註。　早洩。交媾甫接。而精即洩也。

【用量】普通錢半至三錢。

【禁忌】沙蒺藜性能固精。命門火

熾。陽道數舉。交媾精不易出者均忌。

【附錄】

【沙蒺藜花】治白癜風。陰乾研末。溫酒送下。

【沙蒺藜莖】治疥癬風瘡作癢。煑湯洗之。

【沙蒺藜葉】治蠼螋尿瘡。搗敷之。

沙參

【產地】產北方沙地。故又號北沙參。葉橢圓有鋸齒。根粗大似參而質鬆。產南方者曰南沙參。體虛力遜。綱目山草類。

【性味】味甘苦。性微寒。無毒。

【主治】沙參爲清補肺氣要藥。功能清肺中之熱。祛肺中之痰。補肺中之氣。治久嗽。退邪熱。安神。南沙參力減。

【本經】主血結。驚氣。除寒熱。補中益肺氣。

【別錄】療胸痹。心腹痛結熱。邪氣頭痛。皮間邪熱。安五臟。久服利人。又云。主頭腫痛。益氣長肌肉。

【甄權】去皮肌浮風。疝氣下墜。治常欲眠。養肝氣。宣五臟風氣。

【大明】補虛止驚煩。益心肺。幷一切惡瘡疥癬及身癢。排膿消腫毒。

【綱目】清肺火。治久咳肺痿。

【註】胸痹。胸間閉塞而痛也。疝氣。見山查條註。肺痿。見人參條註。

【用量】普通錢半至三四錢。鮮者可增用。

【禁忌】臟腑無實熱。肺虛寒客作嗽者均忌。反藜蘆惡防已。

【編者按】元素曰。肺寒者用人參。肺熱者用沙參。本經謂補中益肺氣。是其濟補肺氣之功不弱可知。故凡肺家有虛熱。嗽痰咳血潮熱似癆症。用之甚佳。而時行熱症犯肺氣逆多痰。用鮮者其力更偉。至後禁忌條中所云。乃風寒初客。肺中猶未釀成痰濁。治宜解表爲先。當然不用沙參也。

沙魚翅

【產地】沙魚產熱帶海洋中。爲魚類之胎生者。其體甚巨。故其翅亦肥美。近人珍爲饌中上品也。拾遺鱗部。

【性味】味甘。性平。無毒。

【主治】沙魚翅主補胃清痰消積。解毒治虛弱乏力。

【括要】主益氣。清痰。開胃進食。托毒。補五臟。長腰力。消魚積。解蠱毒。

【註】蠱毒見人牙條註。

【用量】普通爲服食之品。入藥無定量。

【禁忌】凡食魚翅。宜水浸發透。然後能煮之使爛。否則反不易化。有礙腸胃。

上海大衆書局印行

〔編者按〕魚類本多爲滋補之物。而魚翅又力充而質肥。故爲滋補良物。當筵珍品。自非無因。常食可使皮肌肥澤。此其一證。然魚類多食動風發疾。歷載本草各條。則此亦未能例外。是所望服者之能酌中也。

沙糖

【產地】產四川福建廣東等地。即赤沙糖。爲蔗漿製成。綱目蓏果類。

【性味】味甘性寒。無毒。

【主治】沙糖主和中益脾。潤心肺。解酒毒。治心腹熱脹。口乾渴。

【唐本】主心腹熱脹。口乾渴。

【大明】潤心肺大小腸熱。解酒毒。臘月瓶封窖糞坑中。患天行熱狂。絞汁服甚良。

【綱目】和中助脾。緩肝氣。

【括要】下痢噤口。用沙糖半斤。烏梅一個。水煎。時時飲之。上氣煩熱。食即吐逆。用沙糖薑汁慢煎。每嚥半匙取效。

【註】噤口痢見田螺條註。

【用量】普通作食品。入藥無定量。

【禁忌】多食損齒生蟲。與魚筍之類同食。皆不益人。時珍曰。其性溫而不寒。殊於甘蔗漿。

牡蒙

又名紫參。詳見紫參條。

牡蠣

【產地】產淺海泥沙中。右殼小而薄。左殼大而凸。常連綴重疊。附於岩石。綱目介類。

【性味】味鹹。性平。微寒。無毒。

【主治】牡蠣爲軟堅。利水。斂汗。固腸要藥。主益肝腎。除老血。治傷寒寒熱。留熱在骨節間。化痰破積。去脅下堅滿。澀大小腸。清熱安神。

【本經】主傷寒寒熱。溫瘧洒洒。驚恚怒氣。除拘緩鼠瘻。女子帶下赤白。久服强骨節。殺邪鬼。

【別錄】除留熱在關節。營衞虛熱。去來不定。煩滿心痛氣結。止汗止渴。除老血。療洩精。澀大小腸。止大小便。治喉痹。咳嗽。心脅下痞熱。

【藏器】粉身止大人小兒盜汗。同麻黃根蛇牀子乾薑爲粉。去陰汗。

【孟銑】治女子崩中。止痛。除風熱風瘧。鬼交精出。

【李珣】男子虛勞。補腎安神。去煩熱。小兒驚癇。

【好古】去脅下堅滿。瘰癧。一切瘡。

【綱目】化痰軟堅。淸熱除溼。止心脾氣痛。痢下赤白濁。消疝瘕積塊。癭疾結核。

【註】溫瘧。見大戟條註。鼠瘻見木通條註。喉痹見五倍子條註。陰汗。見沒石子條註。瘰癧。見山慈姑條註。疝瘕。見山茱萸條註。

【用量】普通三四錢。

【禁忌】惡麻黃細辛吳萸伏硇砂。凡病虛而有寒者忌。腎虛無火。寒精自出者亦忌。

【編者按】牡蠣能軟堅消積而不傷正氣。能滋益肝腎而洩熱利水。故爲補中有通之良藥。海藏曰。牡蠣軟堅。以柴胡引之。能去脅下硬。以茶引之。能消項上結核。以大黃引之。能消腰間腫。以地黃爲使。能益精收澀止小便。甄權曰。病虛而多熱者。宜同地黃小草（卽遠志）用之。無忌曰。牡蠣之鹹。以消胸膈之滿。以洩水氣。使痞者消。硬者軟也。著名方劑有桂枝甘草龍骨牡蠣湯。治太陽病火逆下之。因燒鍼煩躁者。柴胡桂枝乾薑湯（柴胡桂枝乾薑牡蠣甘草黃芩括蔞根）治傷寒發汗而復下之。胸脅滿微結。小便不利。渴而不嘔。頭汗出。往來寒熱。心下煩。及瘧寒多微有熱。或但熱不寒者。牡蠣澤瀉散（牡蠣澤瀉蜀漆海藻括樓根商陸根葶藶子）治大病瘥後。腰以下有水氣者。入藥。或熬用。或煅用。或研用。或煎用。外治爲細末。可作粉撲敷摻。

皂莢

【產地】皂樹處處有之。結實名皂莢。以肥而多脂爲良。其刺亦入藥。綱目喬木類。

【性味】味辛鹹。性溫。有小毒。

【主治】皂莢爲通竅搜風拔毒殺蟲要藥。主風痺死肌。消痰涎。破堅癥。治腸癰腹痛。潰散瘡瘍。

【本經】主風痺死肌。邪氣風頭淚出。利九竅。殺精物。

【別錄】療腹脹滿。消穀。除咳嗽。囊結。婦人胞不落明目益精。可爲沐藥。不入湯。
【大明】通關節。頭風。消痰殺虫。治骨蒸。開胃。
中風口噤。
【甄權】破堅癥腹中痛。能墮胎。又將浸酒中
取盡其精。煎成膏塗帛。貼一切腫痛。
【宗奭】淨暑久雨時。合蒼朮燒烟辟瘟疫邪
溼氣。
【汪機】燒烟熏久痢脫肛。
【好古】搜肝風。瀉肝氣。
【綱目】通肺及大腸氣。治咽喉痹塞。痰氣喘
咳。風癘疥癬。
【註】風痹見丹皮條註。骨蒸。見地骨皮
條註。腸癰見大薊條註。
【用量】普通一錢至三錢。
【禁忌】藥性頗峻。中病卽止。凡由
陰虛火炎。煎熬成痰。熱極生風。至
卒然仆蹶。不可遽用稀涎散。耗其
津液。致經絡無以營養。爲拘攣偏
廢之病。孕婦亦忌。畏空青人參苦
參伏丹砂粉霜硫黃硇砂。

【附錄】

【皂角子】卽皂莢子。味辛。性溫。無
毒。主祛風除穢和血潤腸。導五臟。
治惡水入口風蟲牙痛。(研末裹
熨或含之) 膈痰吞酸。大腸虛祕。
下痢不止。便癰初起。婦人難產吞
之。瘰癧腫毒。
【皂角刺】卽皂樹刺。味辛。性溫。無
毒。主通關竅。消癰疽。搜風殺蟲。治
風癘腹內生瘡。婦人妬乳。胎衣不

下。功同皂莢而力更鋒銳。能直達病所。通風涎咽喉阻塞。治癰疽未潰均妙。惟癰疽已潰者。氣虛者。及孕婦均忌之。

皂礬　又名綠礬。詳見綠礬條。

芋

【產地】處處有之。形大小不等。家常多食之。綱目柔滑菜類。

【性味】味辛。性平滑。有小毒。

【主治】芋主寬腸胃。充肌膚。滑中。破血。下氣補虛。

【別錄】主寬腸胃。充肌膚。滑中。

【蘇恭】冷啖療煩熱。止渴。

【藏器】令人肥白。開胃通腸閉。產婦食之破血。飲汁止血渴。

【大明】破宿血。去死肌。和魚煮食甚下氣。調中補虛。

【用量】普通爲服食品。入藥無定量。

【禁忌】野芋有毒不可食。種芋可食。多食難尅化。滯氣困脾。生則有毒（能療結腫瘰癧）味澀不堪食。熟乃堪食。

【附錄】

【芋葉】味辛。性冷滑。無毒。主除煩止瀉。療妊婦心煩迷悶。汁塗蜂螫蜘蛛傷。擦惡癬毒腫均效。

芍藥　有白芍赤芍兩種。詳白芍赤芍二條。

芎藭 又名川芎。詳川芎條。

芒硝

【產地】與朴硝同。乃朴硝中結出之輕而純者。參看朴硝條。綱目鹵石類。

【性味】味鹹辛苦。性寒。無毒。

【主治】芒硝爲軟堅化積清熱瀉下要藥。主治腸胃積熱。痰實結搏。時行大熱。小兒驚熱有痰。

【別錄】主五臟積聚。久熱胃閉。除邪氣。破留血。腹中痰實結搏。通經脈。利大小便及月水。破五淋。推陳致新。

【甄權】下瘰癧黃疸病。時疾壅熱。能散惡血。墮胎。傅膝瘡。

【註】五淋。見牛膝條註。瘰癧。見山慈姑條註。黃疸。見大黃條註。

【用量】普通一錢至二三錢。

【禁忌】好古曰。芒硝墮胎。然妊娠傷寒可下者。兼用大黃而母子相安。蓋藥自病當之。元素曰。孕婦惟三四月及七八月不可用此。餘皆無妨。皇甫功曰。朴硝重濁。芒硝清明。故朴硝止可施鹵莽（言體强也）之人。仲醕曰。凡病不由邪熱閉結。及血枯津涸。以致大腸燥急。陰虛精乏。以致大熱骨蒸。火炎於上。以致頭痛目昏。口渴耳聾。咽痛。吐血衄血。欬嗽痰壅。虛極類實等

上海大衆書局印行

證。均忌用朴消消石芒硝元明粉等。

【附錄】

【玄明粉】即元明粉。從朴消製出。仲醕曰元明粉。即芒硝。投滾湯沸化。夜置冰霜之下。結起在水面上者。用白萊菔切片。煮汁。投硝以結起多次者爲上。又一製法。用白淨朴硝十斤。長流水一石。煎化去滓。星月下露一夜。去水取硝。每一斗用蘿蔔一斤。切片同煮熟。濾淨再露一夜。取出。每硝一斤。用甘草一兩同煎。去滓再露一夜。取出以沙罐盛之。鹽泥固塗。火煅放冷一伏時取出。覆出火毒。研末。每一斤入生炙甘草末各一兩。收用。又名白龍粉。其製法前者簡而後者繁。故藥肆多採前法。其性遂稍猛。

主治心熱煩躁。并五臟宿滯癥結。(甄權)明目退膈上虛熱。并消腫毒。(大明)與芒硝功用相同。性質較純。

〔編者按〕芒硝玄明妙。皆用之於實熱之症。東垣曰。去胃中實熱。蕩胸中宿垢。可謂言簡意明。故大承氣湯涼膈散中用之。一以治陽明之胃家實大便不行。一以治溫病之表裏實熱。火甚煩躁。其他則概須慎之。又愼。又蘇恭曰。大明謂消腫毒。非伏陽在內者不可用。仲醇曰。大明言膈上虛熱。虛字當改實字。皆爲獨到之言。啓發後人不少也。

見腫消

【產地】產筠州。春生苗葉。莖紫色。綱目隰草類。

【性味】味酸濇。有微毒。

【主治】見腫消主消癰腫。治狗咬。

【蘇頌】主消癰腫及狗咬。擣葉貼之。

【括要】一切腫及傷寒遺毒發於耳之前後。及項下腫硬。用見腫消。大黃。大薊根。苧蔴根。金線重樓。山慈姑。擣成餠。入芒硝一錢。和貼。留頭。乾即易之。

【用量】普通少內服。外用無定量。

【禁忌】有微毒。可服與否。方書無載。

豆蔻

分白豆蔻。肉豆蔻。紅豆蔻。（附高良薑條下）等。各詳本條。

貝母

【產地】產四川山西等地。爲圓球形之根。色白入藥。今浙江亦有之。稱浙貝母。功用稍異。綱目山草類。

【性味】味辛苦。性平。無毒。

【主治】貝母爲袪痰治咳要藥。功能散結洩熱。潤肺清火。治煩熱瘡瘍。

【本經】傷寒。煩熱。淋瀝。邪氣疝瘕。喉痺。乳難。金瘡風痙。

【別錄】療腹中結實。心下滿。洗洗惡風。目眩項直咳嗽上氣。止煩熱渴出汗。

【大明】消痰潤心肺。末和沙糖丸含之。止嗽。燒灰油調。傅人畜惡瘡。斂瘡口。

【蘇頌】治人面瘡。

【註】疝瘕見山茱萸條註。　乳難。即乳病。或言乳汁難出也。　人面瘡。瘡之生於兩膝或兩肘。狀如人面者。　惡瘡見人中黃條註。　金瘡見土當歸條註。

【用量】普通錢半至三錢。

【禁忌】寒濕痰食痰嗽。濕痰在胃。惡心欲吐。痰飲作寒熱。脾胃濕痰作眩。及痰厥頭痛。中惡嘔吐。胃寒作洩。法宜用辛溫燥熱者。均忌貝母。

【編者按】貝母及半夏。均近世治咳治痰之要藥。其中分別。則貝母以祛痰清熱之功爲勝。痰去咳即止。半夏以燥溼平逆之功爲勝。溼化痰氣不升而咳即止。故汪昂曰。貝母寒潤。主肺家燥痰。半夏溫燥。主脾家溼痰。凡風寒溼熱諸痰。貝母非所宜也。宜用半夏。汪機曰。貝母肺經藥。半夏脾胃經藥。切不可代。觀此則貝母半夏之不同處。甚爲顯然。惟人有脾胃有溼而肺又有痰者。正不妨兩用之。如半貝丸其一例也。

【附錄】

【浙貝母】貝母之產於浙江象山者。故亦名象貝母。功用祛痰治咳。

略似貝母而洩熱之力較薄。近今用者多取治外感之咳嗽痰多。而以貝母治較久之咳嗽。據云。化肺中老痰。以川產貝母爲宏也。

貝齒

【產地】產海濱。殼略似三角形。口作鋸齒狀。有白色紫色之花者。綱目介類。

【性味】味鹹。性平。有毒。

【主治】貝齒主散結熱。利水道。治目翳狂熱。鬼疰蠱毒。搜濕毒。通五癃。

【本經】主目翳。五癃。利水道。鬼疰。蠱毒。腹痛下血。

【別錄】溫疰寒熱。解肌。散結熱。

【弘景】燒研點目去翳。

【甄權】傷寒狂熱。

【李珣】下水氣浮腫。小兒疳蝕。吐乳。

【綱目】治鼻淵出膿血。下痢。男子陰瘡。解漏脯麵臛諸毒。射罔毒。藥箭毒。

【註】五癃。見冬葵子條註。鬼疰。見丹砂條註。蠱毒。見人牙條註。射罔毒。草烏頭製成之汁。乃毒藥也。可以毒禽獸。塗瘡四周蝕惡肉。若新創破口者。塗之足以致死。

【用量】普通二三錢。

【禁忌】蜜醋浸透。煅末酒淘入藥。無濕熱結滯者可勿用。

赤小豆

【產地】處處有之。以緊小者爲良。綱目穀類。

【性味】味辛。(或作甘酸)性平。無毒。

【主治】赤小豆爲行水散血。消腫解毒要藥。主排癰腫膿血。水氣腫脹。治脚氣。利小便。療一切癰疽惡瘡。發背內外可用。

【本經】主下水腫。排癰腫膿血。

【別錄】療寒熱熱中消渴。止洩痢。利小便。下腹脹滿吐逆卒澼。

【甄權】治熱毒。散惡血。除煩滿。通氣。健脾胃。令人美食。擣末同雞子白塗一切熱毒癰腫。煮汁洗小兒黃爛瘡。不過三度。

【士良】縮氣行風。堅筋骨。抽肌肉。久食瘦人。

【孟詵】散氣。去關節煩熱。令人心孔開。暴痢後氣滿不能食者。煮食一頓即愈。和鯉魚煮食甚治脚氣。

【日華】解小麥熱毒。煮汁解酒病。解衣粘綴。

【綱目】辟瘟疫。治產難。下胞衣。通乳汁。和鯉魚蠡魚鯽魚黃雌雞煮食。並能利水消腫。

【註】消渴見人乳汁條註　卒澼卒然痢下也。

【用量】普通錢半至三四錢。

【禁忌】合魚鮓食成消渴。作醬同飯食成口瘡。久服則降令太過。津血滲洩。令人肌瘦身重。

【編者按】赤小豆所主治單方。彙錄如下。

一、脚氣水腫。赤小豆煮食。或以赤小豆和米糠煮汁服。二、疝氣腰痛。煮赤小豆食之。三、痔出血。酒煮赤小豆食之。並作餅敷。四、大便前後下血。赤小豆粉一錢。冷水服。五、熱淋及血淋。赤小豆加葱一莖。酒煮服之。六、舌出血不止。赤小豆粉水煎服。七、腫從頭面起至足。赤小豆煎服。八、一切腫毒。赤小豆粉敷之。九、小麥中毒。赤小豆煮汁。多服。十、酒醉致嘔。赤小豆煮濃汁飲之。海藏曰。治水而不輔胃。則失之壅滯。赤小豆消水通氣而健脾胃。乃要藥也。

赤石脂

【產地】產山西山東河南。他省亦多有之。參看白石脂條。綱目石類。

【性味】味甘酸辛。性大溫。無毒。

【主治】赤石脂爲固腸收斂要藥。主治赤白久痢赤白帶下。厚腸胃。除水濕。收脫肛。

【別錄】主養心氣。明目益精。療腹痛腸澼。下痢赤白。小便利。及癰疽瘡痔。及女子崩漏。產難胞衣不出。久服補髓。

【甄權】補五臟虛乏之氣。

【綱目】補心血。生肌肉。厚腸胃。除水溼。收脫肛。

【括要】赤石脂固腸胃。有收斂之能。下胞衣。無推蕩之峻。

【註】腸澼見大棗條註。

【用量】普通二錢至三四錢。

【禁忌】凡火熱暴注者。不宜用。滯

下全是溼熱。於法當利。自非的受寒邪下利白積者不宜用。崩中法當補陰清熱。不可全仗收濇。帶下本屬溼熱積滯。法當袪溼除積。止澀非宜。

赤芍

【產地】處處有之。爲多年生草本。山野自生。或庭園種植。則以芍藥花美也。根作紡錘形。外淡褐而內白中微赤。綱目芳草類。

【性味】味苦(或作酸)性平。無毒。

【主治】赤芍爲通血脈瀉肝火要藥。功能散瘀破積。主治寒熱疝瘕。散惡血。消癰腫。婦人血閉不通。

【本經】主邪氣腹痛。除血痹。破堅積寒熱疝瘕。止痛。利小便。益氣。

【甄權】治臟腑擁氣。強五臟。補腎氣。治時疾骨熱。婦人血閉不通。能蝕膿。

【仲醇】通順血脈。散惡血。逐賊血。消癰腫。目赤腸風瀉血。

【括要】赤芍利小便下氣。白芍止痛散血。赤瀉而白補。赤散而白收。

【註】血痹見白芍條註。疝瘕見山茱萸
條註。賊血見白芍條註。腸風。見山
茶花條註。

【用量】普通錢半至三錢。

【禁忌】性能破血。凡一切血虛病及泄瀉。產後惡露已行。少腹痛已止。癰疽已潰。均忌。

〔編者按〕芍藥本不分赤白。故所錄本經文字。赤芍白芍兩條皆同。至於後世。詳爲區別。則亦加以按語。附於白芍條後。至赤芍近時多用爲行血破藥之藥。故熱及血分而有瘀者每任之。治五淋。用赤芍一兩。檳榔子一個。共爲末煎服效。治木舌舌腫。赤芍甘草。煎湯徐服。亦治心腹急痛良。又犀角地黃湯治熱傷血分。赤白芍可互用也。參看白芍條。

赤箭　根名天麻。參看天麻條。

【產地】見天麻條。

【性味】見天麻條。

【主治】略同天麻。圖經曰。天麻用根。有由內達外之理。赤箭用苗。有自表入裏之功。

【本經】主殺鬼精物。蠱毒惡氣。

【別錄】消癰腫。下支滿。寒疝下血。

【註】蠱毒見人牙條註。寒疝繞臍作痛。脈弦而緊惡寒手足冷者。

【用量】參看天麻條。

【禁忌】參看天麻條。

車前子

【產地】產澤野及路旁。處處有之。自地下生葉。叢葉中抽莖。長數寸。多子。綱目隰草類。

【性味】味甘（或作甘鹹）性寒。無毒。

【主治】車前子爲行水洩熱要藥。

主利小便。通淋瀝。清肺肝風熱。滲膀胱溼熱。強陰益精明目。

【本經】主氣癃。止痛。利水道小便。除溼痺。

【別錄】男子傷中。女子淋瀝。不欲食。養肺強陰益精。令人有子。明目療赤痛。

【甄權】去風毒。肝中風熱。毒風衝眼。赤痛障翳。腦痛淚出。壓丹石毒。去心胸煩熱。

【蕭炳】養肝。

【陸機】治婦人難產。

【綱目】導小腸熱。止暑溼瀉痢。

【註】癃。見冬葵子條註。溼痺見大豆黃卷條註。障翳見木賊草及石决明條註。

【用量】普通錢半至三錢。

【禁忌】內傷勞倦。陽氣下陷者忌。腎氣虛脫者忌與淡滲藥同用。

【編者按】車前子能利水道而不走眞氣。與茯苓同功。治暑溼暴下。則泌別清濁。使小便利而泄瀉自止。治五淋。則滲泄溼熱。使從小便下而淋自止。且以通爲補。車前尤能強腎益精。著名方劑有五子衍宗丸。（枸杞子菟絲子五味子覆盆子車前子）於固補之中。用一味車前以洩熱行水而不走眞氣。則陰益強而自可多子。衍宗矣。有車前子散。（車前子茯苓豬苓香薷人參）治霍亂吐瀉。煩悶口渴。小便不利。有八正散。（見瞿麥條）治淋濁。配地黃菟絲子。治目昏花。均效。

【附錄】

【車前葉】涼血除熱。止吐衂。消癥

瘕。與車前子同功。

辛夷

【產地】處處有之。庭園可以種植。樹高大。苞入藥。綱目香木類。

【性味】味辛。性溫。無毒。

【主治】辛夷爲升陽治上要藥。主頭腦各病。鼻淵鼻窒。行胃氣。宣肺氣。

【本經】主五臟。身體寒熱。頭風腦痛。面䵳。

【別錄】溫中解肌。利九竅。通鼻塞涕出。治面腫引齒痛。眩冒身兀兀如在車船之上者。生鬚髮。去白蟲。

【大明】通關脈。治頭痛。憎寒體噤。瘙癢。入面脂生光澤。

【綱目】鼻淵鼻鼽鼻窒鼻瘡。又痘後鼻瘡。並用研末入麝香少許。葱白蘸入數次甚良。

【用量】普通一二錢。

【禁忌】凡氣虛人忌。偶感風寒。鼻塞亦忌。頭腦痛屬血虛火熾者忌。齒痛屬胃火者忌。惡石脂。畏菖蒲黃連蒲黃石膏。

【編者按】辛夷性升。故主治頭面各症。用以引諸藥上升亦佳。汪機曰。肺主鼻。膽移熱於腦。則鼻多濁涕而成淵。風寒客於腦。則鼻塞。經云。腦滲爲涕。王冰云。膽液不澄。則爲濁涕。如泉不已。故曰鼻淵。辛夷主之。時珍曰。肺開竅於鼻。而陽明胃脈環鼻而上行。腦爲元神之府。鼻爲命門之竅。人之中氣不足。清陽不升。則頭爲之傾。九竅不利。辛夷之辛溫。走氣而入肺。其體輕浮。能引清陽上行於天。所以治諸病也。

防己

【產地】產我國四川陝西及貴州。有漢防己及木防己兩種。根俱入藥。綱目蔓草類。

【性味】味辛苦。性寒。無毒。

【主治】防己爲通膀胱利小便要藥。主行全身袪風行水。瀉下焦血分溼熱。治水腫淋病。散癰腫惡結。

【本經】主風寒溫瘧。熱氣諸癇。除邪。利大小便。

【別錄】療水腫風腫。去膀胱熱。傷寒熱邪氣。中風手脚攣急。通腠理。利九竅。止洩。散癰腫惡結。諸瘑疥癬蟲瘡。

【甄權】治溼風口面喎斜。手足拘痛。散留痰肺氣喘嗽。

【元素】治中下溼熱腫。洩脚氣。行十二經。

【甄權】木防己主治男子肢節中風。毒風不語。散結氣癰腫。溫瘧。風水腫。去膀胱熱。

【註】溫瘧。見大戟條註。　瘑疥。見水銀條註。

【用量】普通一二錢。

【禁忌】凡腎虛陰虛。自汗盜汗。口舌苦乾。腎虛小水不利。及產前後血虛。雖有下焦溼熱。均忌。

【編者按】防己洩下焦溼熱甚效。然能使人虛。故東垣曰。防己爲瞑眩之劑。但十二經有溼熱壅塞不通。及下注脚氣。除膀胱積熱非此不可。眞行經之仙藥。無可代之者。大抵上焦溼熱皆不可用。下焦溼熱。流入十二經。致二陰不通者。然後審用之。仲醇曰。凡用防巳於下部溼熱藥中。亦必以二朮茯苓黃栢甘草萆薢木瓜石斛苡仁等補益之藥爲佐。而以防巳爲使。乃無瞑眩之患。此二說者。蓋互相發明而皆是也。著名方劑有木防巳湯。（木防巳石膏桂枝人參）治膈間支飲喘滿。心下痞堅。面黧黑。脈沈緊。醫吐下之不愈者。防巳地黃湯。（防巳防風甘草桂枝地黃）治中風病如狂。無熱脈浮。防巳茯苓湯（防巳黃耆桂枝茯苓甘草）治皮水四肢腫。或以治水用漢防巳。治風用木防巳云。

防風

【產地】產蒙古及山西河南等地。根黃白色。入藥。綱目山草類。

【性味】味甘辛。性溫無毒。

【主治】防風爲傷風頭痛要藥。功能表散發汗。主諸般風。周身痛。搜肝瀉肺。散風勝溼。

【本經】主大風頭眩痛。惡風風邪。目盲無所見。風行周身骨節疼痛。

【別錄】煩滿脅痛風頭面去來。四肢攣急。字乳金瘡內痙。

【大明】治三十六般風。男子一切勞劣。補中益神。風赤眼。止冷淚。及癱瘓。通利五臟關脈。五勞七傷。羸損盜汗。心煩體重。能安神定志勻氣脈。

【元素】治上焦風邪。瀉肺實。散頭目中滯氣。經絡中留溼。主上部見血。

【備要】頭痛目眩。脊痛項強。周身盡痛。太陽經證。又行脾胃二經。兼治瘍瘡。

【註】癱瘓四肢痲痹不仁。舉動無力。或竟癱廢不動者。　五勞七傷見人參條註。盜汗見五倍子條註。

【用量】普通一錢至三錢。

【禁忌】似中風。產後血虛發痙。諸病血虛痙急。頭痛不因風寒。溏泄不因寒溼。二便祕澀。小兒慢驚。陰虛盜汗。陽虛自汗。均忌。

【編者按】防風善表散。故用以解毒。如砒毒。烏頭毒。芫花毒。野菌毒。諸藥毒。又防風本制黃耆。黃耆得防風而功最大。如玉屏風散配白朮黃耆。治風邪久留不散。及衞虛自汗不止是也。徐之才曰。得葱白行周身。得澤瀉藁本療風。得歸芍陽起石禹餘糧治婦人子藏風。元素曰。治風去溼之仙藥也。防風之用。大致如是。

八畫

乳香

【產地】產西南熱地及西藏等處。爲樹中流出之脂液凝結成塊者。入藥綱目香木類。

【性味】味苦辛。性微溫。無毒。

【主治】乳香爲活血伸筋要藥。主

通行周身經絡。去風散瘀活血定痛。托瘡毒。消癰疽。

【別錄】主風水毒腫。去惡氣。伏尸。癮瘮癢毒。

【藏器】治耳聾中風口噤不語。婦人血氣。止大腸洩澼。療諸瘡令內消。能發酒理風冷。

【大明】下氣益精補腰膝。治腎氣。止霍亂衝惡中邪氣心腹痛疰氣。煎膏止痛長肉。

【之才】治不眠。

【元素】補腎定諸經之痛。

【綱目】消癰疽諸毒。托裏護心。活血定痛。伸筋治婦人產難折傷。

【註】伏尸傳尸瘵之一。見人中白條註。霍亂。見大腹皮條註。疰氣。見丹砂條註。癰疽。見山慈姑條註。

【用量】普通五分至二錢。

【禁忌】癰疽已潰。不宜服諸瘡膿多時。未宜遽用。

【編者按】乳香與沒藥。性質相近。方中多二者並用。爲外症常用之藥。癰疽瘡瘍心腹痛。特爲要劑。赤白痢腹痛不止者。加之亦效。外用研末熬膏均可。

【附錄】

【薰陸香】乃乳香滴入土中。成紫黑塊者。主治風水毒腫。功同乳香。近多用以合香料。少供藥用。

使君子

【產地】產我國兩廣四川及安南印度等地。莖爲常綠蔓性之巨藤。子入藥。綱目蔓草類。

【性味】味甘。性溫。無毒。
【主治】使君子爲健脾開胃消積殺蟲要藥。小兒用之尤良。
【開寶】主小兒五疳。小便白濁。殺蟲。療瀉痢。
【綱目】健脾胃。除虛熱。治小兒百病瘡癬
【註】五疳見五靈脂條註。
【用量】普通一二錢。
【禁忌】忌飲茶。犯之作瀉或作呃。
【編者按】使君子爲殺腹內寄生蟲最王道之藥。蓋不僅殺蟲。且益脾胃。小兒於夏間三伏日炒食之。味頗香美。可令和悅脾胃。不生蟲積。不致瀉利。時珍曰。凡殺蟲藥味皆苦辛。獨使君子甘而殺蟲。凡大人小兒有蟲病。每月上旬空心食數枚。蟲皆死而出。但須忌茶。參看榧子鶴虱蕪荑等條。

佩蘭　一名省頭草

【產地】處處有之。多生溼地。以產江蘇太湖一帶者爲佳。爲多年生草本。梗葉皆入藥。綱目芳草類。
【性味】味苦辛（或作甘）性溫。（或作平）無毒。
【主治】佩蘭爲辟穢祛溼。開胃和中要藥。主開胃化濁。和脾行水。治癘風。口中甜膩臭氣。夏日暑熱內蘊。寒熱往來。頭痛牙疼。
【括要】主宣中辟穢。祛溼。利氣。開胃化濁。和脾。行水。治暑熱內蘊。寒熱往來。噯酸。痞悶。嘔惡反胃。口臭。腹脹。頭痛牙疼。其葉可蒸為露。芳香辟穢。健脾醒胃。治霍亂。利水溼。夏令代飲良。

【用量】普通一錢至三錢。

【禁忌】陰虛血燥。舌絳胃枯。不能納穀及氣分虛者均忌之。

【編者按】佩蘭為夏季暑溼鬱蒸之時。開胃和中良品。與藿香性質相近。惟藿香偏於醒脾。佩蘭偏於宣胃。凡胃中陳腐之氣。以及溼熱蘊結於胸膈。皆能蕩滌而使之宣散。故口中時時溢出甜水者宜用之。參看蘭草條。

兒茶 又名孩兒茶

【產地】產我國雲南兩廣及暹羅等地。為細茶末入泥釀造而成。又名烏爹泥。綱目土類。

【性味】味苦濇。性平無毒。

【主治】兒茶主清散解毒收溼。為兒科外科要藥。

【綱目】主清上膈熱。化痰生津。塗金瘡。一切諸瘡。生肌定痛。止血收溼。

【註】金瘡見土當歸條註。

【用量】普通數分至一錢。

【禁忌】外用者多。內服雖無礙。宜用少量。

兔

【產地】處處有之。眼紅毛色有多種。綱目獸類。

【性味】味辛(或作甘)性平。無毒。

【主治】兔肉主補中益氣。涼血解熱。治胃熱嘔逆。消渴羸瘦。

【別錄】主補中益氣。

【日華】熱氣溼痹。止渴健脾。炙食壓丹石毒。

【藥性】臘月作醬食。去小兒豌豆瘡。

【綱目】涼血解熱毒。利大腸。

【註】溼痹見大豆黃卷條註。　豌豆瘡見升麻條註。

【用量】普通爲服食之品。入藥無定量。

【禁忌】忌合芥食。久則傷血脈。損元陽。又忌合薑橘食。令人心痛霍亂。孕婦不可食。亦忌合鷄肉獺肉同食。

【附錄】

【兔腦】主催生滑胎。塗凍瘡。同髓用治耳聾。

刺猬皮

【產地】刺猬處處山野中多有之。皮入藥。綱目獸類。

【性味】味苦性平。有小毒。（或作無毒）

【主治】刺猬皮主涼血。開胃氣。治胃逆。療五痔。及腸風瀉血。

【本經】主五痔陰蝕下血。赤白五色血汁不止。陰腫痛引腰背。酒煑殺之。

【別錄】療腹痛疝積。燒灰酒服。

【藥性】治腸風瀉血。痔痛有頭。多年不瘥。炙末飲服方寸匕。燒灰吹鼻止衄血。甚解一切藥力。
【註】五痔。見丁香條註。　陰蝕。見羊蹄菜條註。　疝。見山查條註。　腸風。見山查花條註。
【用量】普通一二錢。
【禁忌】得酒良。畏桔梗麥冬。

卷柏

【產地】產陝西山東等地。多附生深山石壁。葉細似柏。生於地上者曰地柏。莖高數寸。綱目苔草類。
【性味】味辛。性平。無毒。
【主治】卷柏生用性平。主破血。通經。炙用性溫。治腸風脫肛。
【本經】主五臟邪氣。女子陰中寒熱痛。癥瘕。血閉絕子。
【別錄】止咳逆。治脫肛。散淋結。頭中風眩，痿躄強陰益精。
【甄權】通月經。治尸疰鬼疰。腹痛百邪。鬼魅啼泣。
【大明】鎮心。除面皯。頭風。暖水臟。生用破血。炙用止血。
【註】癥瘕。見大黃條註。　痿躄。見天門冬條註。　尸疰鬼疰。見丹砂條註。　面皯。見大豆黃卷條註。
【用量】普通一錢至三錢。
【禁忌】多用於止血藥中。其他方劑罕入。

夜明砂

【產地】處處有之。乃蝙蝠所遺之

糞。又名天鼠屎。綱目原禽類。

【性味】味辛。性寒。無毒。

【主治】夜明砂主散血明目。治目盲障翳頭面癰腫疳積瘧疾。

【本經】主面癰腫皮膚洗洗時痛腹中血氣。破寒熱積聚。除驚悸。

【蘇恭】燒灰酒服方寸匕下死胎。

【寇氏】治疳有效。

【綱目】主明目治目盲障翳。除瘧。

【用量】普通一錢許。

【禁忌】入藥須淘淨灰土惡臭。取細砂晒乾焙用。惡白蘞白薇。蝙蝠肉有毒。不宜入藥。

昆布

【產地】產東海南海中。我國山東浙閩廣東海邊皆有之。葉大者似菜。綱目水草類。

【性味】味鹹。性寒。無毒。

【主治】昆布爲除熱軟堅要藥。主癭瘤瘰癧水腫積聚。

【別錄】主十二種水腫癭瘤聚結氣瘻瘡。

【思邈】破積聚。

【藏器】治陰㿉腫。含之嚥汁。

【甄權】利水道。去面癭。治惡瘡鼠瘻。

【註】癭瘤見川芎及半夏條註。 鼠瘻見木通條註。

【用量】普通一錢至三錢。

【禁忌】參看海藻條。

【編者按】昆布與海藻同功。均爲治瘰癧

要藥。東垣曰。鹹能軟堅。故癭堅如石者。非此不除。沈金鰲曰。余曾用此同茯苓當歸白朮半夏陳皮治梅核膈。（喉如有物膈間作痛。吐之不出。嚥之不下。）服二帖。吐出血塊如柿核大者二枚。覺咽喉之上甚空快。食稍下。又加人參服二帖。吐出一物。如小櫻桃大。極堅硬。擊之不破。是昆布消堅。誠爲要品也。

明礬

即礬石。又名白礬。詳見礬石條。

柿

又名柹。詳見柹條。

松子仁

【產地】產我國東三省及雲南等處。仁入藥。綱目夷果類。

【性味】味甘。性微溫。無毒。

【主治】松子仁爲滋潤要藥。主潤肺而治燥欬。潤腸而治虛祕。滋五臟。潤皮膚。

【開寶】主骨節風。頭眩。去死肌。變白。散水氣。潤五臟。不肌。

【別錄】逐風痺寒氣。虛羸少氣。補不足。潤皮膚。肥五臟。

【李珣】主諸風。溫腸胃。

【宗奭】同柏子仁治虛祕。

【綱目】潤肺。治燥結咳嗽。

【註】風痺見丹皮條註。

【用量】普通一錢至二三錢。

【禁忌】食胡羊肉不可食松子。或云凡雜色羊肉入松子則無毒。二說相反。未知孰是。

【編者按】松子仁潤而不洩。同柏子仁麻仁治虛祕甚良。仲醇曰。氣溫屬陽。味甘補血。血氣充足。則五臟自潤。肥白不肌。所由來矣。

松脂

【產地】處處有之。山野最宜種植。樹高大。可作木材。脂入藥。綱目香木類。

【性味】味苦甘。性溫。(或作平)無毒。

【主治】松脂主祛風去溼。化毒殺蟲。生肌止痛。熬膏多用之。貼治癰疽惡瘡。揩齒固牙去齲。

【本經】主癰疽惡瘡。頭瘍白禿。瘙疥風氣。安五臟。除熱。

【別錄】除胃中伏熱。咽乾消渴。風痺死肌。煉之令白。其赤者主惡痺。

【甄權】煎膏生肌止痛。排膿抽風。貼諸瘡膿血瘻爛。塞牙孔殺蟲。

【大明】除邪下氣。潤心肺。治耳聾。古方多用辟穀。

【綱目】強筋骨。利耳目。治崩帶。

【註】癰疽惡瘡見山慈姑及人中黃條註。

【用量】普通少內服。外用無定量。

【禁忌】雖可內服。然性燥。宜愼用之。

【編者按】松脂內服法。將脂煉如白玉。不

苦不澀。同茯苓柏子仁菊花合丸服之。補身強筋。淋病痛甚。松脂砂糖等分白湯下。心下痞鞕。大便秘結。松脂大黃爲丸白湯下。其外用熬膏合散者。有黃龍膏。（松脂二兩四錢蜜蠟二兩椰子油六錢牛油鹿油四錢鷄油五錢香油二兩。治癰疽瘡腫。）瀝靑膏。（瀝靑油香油松脂牛油蜜蠟。發陰症腫毒吸膿。）如聖散（松脂枯礬生礬。治刀刃所傷。破筋損骨。飛血不止。）等。

枇杷葉

【產地】處處有之。樹本高大。初夏結實。有黃色及白黃兩種。葉四時不凋。入藥綱目山果類。

【性味】味苦。性平。無毒。

【主治】枇杷葉爲淸涼下氣要藥。主和胃解暑淸熱。降肺治熱咳痰多嘔逆口渴

【別錄】主卒啘不止。下氣。煑汁服。

【大明】治嘔噦不止。婦人產後口乾。

【孟詵】煑汁飲主渴疾。治肺氣熱嗽及肺氣瘡胸面上瘡。

【綱目】和胃降氣。淸熱。解水毒。療脚氣。

【註】卒啘。卒然乾嘔也。　脚氣見大腹皮條註。

【用量】普通錢半至三五錢。

【禁忌】枇杷葉有毛。去毛不淨。射入肺令咳不已。脾胃虛寒人不可食。枇杷入藥用多熬膏

【編者按】枇杷葉治胃。用薑汁塗炙。治肺。用蜜水塗炙。海峯曰。枇杷葉治肺胃病。取其下氣之功也。氣下則火降痰順。而逆者不逆。嘔者不嘔。渴者不渴。咳者不咳矣。肺熱咳血。熬膏調服良。

河豚

【產地】產我國江浙等地。多生於水之鹹淡相交處。小口大腹。無鱗。觸之則脹大如球。綱目鱗類。

【性味】味甘。性溫。有毒。

【主治】河豚主補虛去溼。

【開寶】主補虛去溼氣。理腰脚。去痔疾。殺蟲。

【土宿】伏硇砂。

【用量】普通為服食之品。入藥無定量。

【禁忌】河豚味美。而食之最易害人。是蓋因其血及子均有大毒故也。製法。去其子與嘴目。及脊中肝內惡血。一切腸雜。周身脂膜。方可用。忌煤火煤炲反荆芥桔梗菊花甘草附子烏頭。中其毒。多食橄欖解之。

波羅蜜

【產地】產我國南方熱地及安南。南洋等處。其果實甜美而香。綱目夷果類。

【性味】味甘微酸。性平。無毒。

【主治】波羅蜜主止煩渴．醒酒氣．核中仁補中益氣．

【綱目】主止渴解煩。醺酒益氣。令人悅澤。

【用量】普通爲服食品．入藥無定量．

【禁忌】不詳．

狗脊　又名金毛狗脊

【產地】山野溼地自生之宿根草．根黑色．長而多岐．似狗脊．故名．綱目山草類．

【性味】味苦甘．性微溫．(或作平)無毒．

【主治】狗脊爲益氣血强筋骨要藥．功能治肝虛腎虧．脚弱腰痛．筋肉拘急失溺淋露．

【本經】主腰背强機關緩急。周痹寒溼膝痛。頗利老人。

【別錄】療失溺不節。男女脚弱腰痛。風邪淋露。少氣目闇。堅脊利俛仰。女子傷中關節重。

【甄權】男子女人毒風軟脚。腎氣虛弱。續筋骨補益男子。

【綱目】强肝腎。健骨。治風虛。

【註】周痹周身皆痹也。此病在血脈之中。上下遊行。周身俱痛。　淋露。見木香條註。

【用量】普通錢半至三四錢．

【禁忌】腎虛有熱．小水不利或短濇黃赤．口苦舌乾．均忌．惡香附敗醬草。

狗寶

【產地】生瀨狗腹中。綱目畜類。

【性味】味甘鹹。性平。有小毒。

【主治】狗寶主膈噎。治癰疽。

【綱目】主噎食及癰疽瘡瘍。

【括要】治反胃吐食。癰疽發背疔瘡。

【註】膈噎見冬蟲夏草條註。　癰疽見山慈姑條註。

【用量】普通三五分。

【禁忌】不詳。

知母

【產地】我國河內川谷瀕河。及解州滁州多產之。爲多年生草。根橫生類萬年青。綱目山草類。

【性味】味苦性寒。無毒。

【主治】知母爲清涼解熱要藥。功能瀉肺火。清胃火。下水消腫。利二便。

【本經】主消渴熱中。除邪氣。肢體浮腫。下水。補不足。益氣。

【別錄】療傷寒久瘧煩熱。脅下邪氣。膈中惡。及風汗內疸。多服令人洩。

【甄權】心煩燥悶。骨熱勞往來。產後蓐勞。腎氣勞。憎寒虛煩。

【大明】熱勞傳尸疰痛。通小腸。消痰止嗽。潤心肺。安心止驚悸。

【元素】涼心去熱。治陽明火熱。瀉膀胱腎經火熱痰厥頭痛。下痢腰痛。喉中腥臭。
【好古】瀉火而上清肺金。滋水而下潤腎燥。治命門相火有餘。
【時珍】安胎。止子煩。辟射工溪毒。
【註】熱中。熱在腹中也。　傳尸疰痛。見人參及丹砂條註。　相火。肝腎之火。蓋發動於忿與慾者。與君火不同。以能潛涵爲貴。　射工溪毒。見白芥子條註。
【用量】普通錢半至三錢。
【禁忌】能滑腸。洩瀉者忌。陽痿及易舉易痿。脾弱飲食不化。胃虛不思食。均忌。勿犯鐵器。得黃柏及酒良。
【編者按】知母配合之方劑。有知柏地黃丸。治相火旺盛。遺精。咽痛。虛煩盜汗。等症。達原飲。治時疫邪熱。壯熱多汗而渴。知母湯。治產後乍寒乍熱。手足心溫。心胸煩滿。知母飲。治妊娠目赤口渴。煩悶多驚。知母麻黃湯。治傷寒汗後。神志昏沈。言語錯謬。寒熱似瘧。白虎湯。治陽明證汗出。惡熱渴欲飲水。皆取能解熱也。

空沙參

又名薺苨。詳見薺苨條。

空青

【產地】產河南山西陝西山中。色青質輕。近罕見。綱目石類。
【性味】味甘酸。性寒無毒。
【主治】空青爲一切眼目病要藥。主治目赤目痛。青盲耳聾。利九竅。

通血脈。養神益肝。

【本經】主青肓耳聾。明目。利九竅。通血脈。養神益肝氣。

【別錄】療目赤痛。去膚翳。止淚出。利水道。下乳汁。通關節。破堅積。

【甄權】治頭風。鎮肝。瞳人破者。得再見物。

【大明】鑽孔取漿。點多年青肓內障翳膜。養精氣。其殼摩翳。

【綱目】中風口喎不正。以豆許含嚥甚效。

（註）青肓見石决明條註。　內障翳膜見石决明及木賊草條註。　口喎見石灰條註。

【用量】內服外用分許至一二錢。

【禁忌】不詳。

【附錄】

【曾青】味酸。性小寒。無毒。主目痛。止淚出。風痺。利關節。通九竅。破癥堅積聚。（本經）養肝膽。除寒熱。殺白蟲。療頭風腦中寒。止煩渴。補不足。盛陰氣。（別錄）

【綠青】有小毒。主益氣。止洩痢。療鼽鼻。（別錄）吐風痰甚效。（蘇頌）

【扁青】味甘。性平。無毒。主目痛。明目。折跌癰腫。金瘡不瘳。破積聚。解毒氣。利精神。（本經）去寒熱風痺及丈夫莖中百病。益精。（別錄）吐風痰癲癇。平肝。（綱目）

【白青】味甘酸鹹。性平。無毒。主明目。利九竅。耳聾。心下邪氣。令人吐

殺諸毒三蟲。(本經)

羌活

【產地】同獨活。綱目山草類。參看獨活條。

【性味】味辛苦。性溫。無毒。

【主治】羌活爲風痛要藥。主治頭痛身痛脚痛機關不利。風溼諸痹。功同獨活而力宏。

【本經】主風寒所擊。金瘡止痛。奔豚癇痓。女子疝瘕。

【甄權】羌活治賊風。失音不語。多痒。手足不遂。口面喎斜。遍身𤸷痺血癩。

【訒菴】主入足太陽(膀胱經)以理遊風。兼入足少陰(腎經)厥陰(肝經)氣分。搜肝風。小無不入。大無不通。治風溼相搏。本經頭痛。剛痓柔痓。中風不語。頭旋目赤要藥。

【元素】散癰疽敗血。

【註】金瘡。見土當歸條註。奔豚。見丁香條註。疝瘕。見山茱萸條註。𤸷痺。見天麻條註。剛痓。痓之發熱無汗而惡寒者。項背強急。手足搐搦。治宜葛根湯之類。柔痓。痓之發熱汗出而不惡寒者。四肢不收。時或搐搦。治宜桂枝湯之類。

【用量】普通八分至錢半。

【禁忌】凡血虛發痓。血虛頭痛。及遍身疼痛因而帶寒熱者。均屬內症。均忌。誤用必反劇。

【編者按】羌活獨活治風痛雖驗。然久病

引用。當先養血益氣以固本始可。否則氣血虧虛。再因而攻之則誤人矣。又中風卒倒。及半身不遂。屬於氣血久虛之內症而發。非羌活等所能治。王好古曰羌活乃足太陽(膀胱經)厥陰(肝經)少陰(腎經)藥。與獨活不分二種。後人因羌活氣雄。獨活氣細。故雄者治足太陽。風溼相搏頭痛百節痛。一身盡痛者。非此不除。細者治足少陰。伏風頭痛。兩足溼痺不能動止者。非此不治。著名方劑。有羌活散。治肢節煩疼。天陰風雨預覺不安。羌活附子湯。治冬月大寒犯腦作痛。除痛解毒飲。治痛風走注。骨節疼痛等症。參看獨活條。

芡實

【產地】處處有之。產水澤中。俗名雞頭米。綱目水菓類。

【性味】味甘淡。性平無毒。

【主治】芡實爲固本益精要藥。主泄瀉遺精帶下白濁。治溼痹腰脊膝痛。

【本經】主溼痺腰脊膝痛。補中除暴疾。益精氣。強志令耳目聰明。久服不飢耐老。

【日華】開胃助氣。

【綱目】止渴益腎。治小便不禁。遺精白濁帶下。

【註】溼痺見大豆黃卷條註。

【用量】普通二三錢。

【禁忌】生食動冷氣。小兒不宜多食。以難化也。故食芡必細嚼使華液流通轉相灌輸。其功勝於乳汁也。

芫花

【產地】產我國河南以及北地山谷中。庭園亦可種植。爲高約三四尺之落葉灌木。花入藥。綱目毒草類。

【性味】味辛。(或作苦)性溫。有毒。(或作大毒)

【主治】芫花爲行水祛痰要藥。主水腫。水飲。痰癖。利血脈。治瘡毒。參看甘遂大戟等條。

【本經】主咳逆上氣。喉鳴喘。咽腫短氣。蠱毒鬼瘧。疝瘕。癰腫。殺蟲魚。

【別錄】消胸中痰水。喜唾。水腫。五水在五臟皮膚。及腰痛。下寒毒。肉毒。根療疥瘡。可用毒魚。

【甄權】治心腹脹滿。去水氣寒痰。涕唾如膠。通利血脈。治惡瘡風痺溼。一切毒風。四肢攣急。不能行步。

【大明】療咳嗽瘴瘧。

【綱目】治水飲痰癖。脅下痛。

【註】五水。見甘遂條註。 瘴瘧。瘧之甚者。因感山嵐瘴氣。溼熱熏蒸得之。治宜祛痰溼爲主。 痰癖見巴豆條註。

【用量】普通七分至二錢。

【禁忌】時珍曰。飲有五。皆由內啜水漿。外受溼氣。鬱蓄而爲留飲。芫花大戟甘遂逐水洩熱。能直達水飲窠囊隱癖之處。但可徐徐用之。

取効甚捷。不可過劑。洩人元氣。反甘草。能墮胎。孕婦忌用。醋製良。參看甘遂大戟條。

【附錄】

【蕘花】味苦。性寒。有毒。主治同芫花。仲景小青龍湯有去麻黃加蕘花一法。凡投芫花蕘花等根葉於池中。則魚盡死云。

芫青

【產地】處處有之。形似斑蝥。但其色純青綠。背上有一道黃文。多生長於芫花上。故名。綱目蟲類。

【性味】味辛。性微溫。有毒。

【主治】芫青主下痰結。利小水。解蠱毒。瘰癧。治耳聾目翳。水腫。疝氣。破血墮胎。攻猘犬傷毒。功同斑蝥。

【別錄】主蠱毒。風疰。鬼疰。墮胎。

【弘景】治鼠瘻。

【綱目】主疝氣。利小水。消瘰癧。下痰結。治耳聾目翳。猘犬傷毒。餘功同斑蝥。

【註】蠱毒。見人牙條註。風疰鬼疰。見丹砂條註。鼠瘻。見木通條註。疝氣。見山査條註。瘰癧。見山慈姑條註。

【用量】普通二三分。

【禁忌】性同斑蝥而毒尤猛。因芫花有毒故也。製法禁忌及解毒法。皆同斑蝥。參看斑蝥條。

芭蕉

又名甘蕉。詳見甘蕉條。

花蕊石

【產地】產我國陝西。又名花乳石。綱目石類。

【性味】味酸濇。性平無毒。

【主治】花蕊石爲產科及金瘡出血要藥。

【嘉祐】主金鏃出血。刮末傅之卽合。仍不作膿。又療婦人血暈惡血。

【綱目】治一切失血。傷損內漏目翳。

【括要】主下死胎。及胞衣不下。

【註】血暈見三七條註。

【用量】普通水飛數分至一錢。煎用可增量。

【禁忌】石藥性悍。不宜多用久服。

虎杖草

【產地】山野間自生之多年生草本。處處有之。綱目隰草類。

【性味】味甘(或作微苦)性微溫。無毒。

【主治】虎杖草主通月經。治淋病。破瘀血。療積聚作脹。產後血暈。通沙石久淋最効。

【別錄】主通利月水。破留血癥結。

【弘景】漬酒服。主暴瘕。

【藏器】風在骨節間。及血瘀。煮作酒服之。

【甄權】治大熱煩躁。止渴。利小便。壓一切熱毒。

【大明】治產後血運。惡血不下。心腹脹滿。排膿。主瘡癬。撲損瘀血。破風毒結氣。

【蘇頌】燒灰貼諸惡瘡。焙研煉蜜爲丸。陳米飲服。治腸痔下血。

【綱目】研末酒服。治產後瘀血。血痛。及墜撲昏悶有效。

【註】癥瘕見大黃條註。血暈見三七條註。惡瘡見人中黃條註。

【用量】普通一錢至二三錢。

【禁忌】孕婦忌用。

【編者按】虎杖草亦治便毒。愈後。硬核不消。配合人參青鹽細辛各一兩。治氣奔怪病。（人忽遍身皮底混混如波浪聲。不可忍。抓之血出不能解。謂之氣奔。）

虎骨

【產地】虎產深山中。毛皮鮮黃。腹部白色。全身有黑色橫紋。其骨入藥。綱目獸類。

【性味】味辛。性微熱。（或作平）無毒。

【主治】虎骨爲搜風健骨要藥。主筋骨不利。走注疼痛。辟邪疰。治驚癇。

【別錄】主邪惡氣。殺鬼疰毒。止驚悸。治惡瘡。鼠瘻。頭骨尤良。

【甄權】治筋骨毒風攣急。屈伸不得。走注疼痛。治尸疰腹痛。傷寒溫氣。溫瘧。殺犬咬毒。

【弘景】雜朱畫符。療邪。頭骨作枕。辟惡夢魘。置戶上辟鬼。

【孟詵】煮汁浴之。去骨節風毒腫。和醋浸膝止脚痛腫。脛骨尤良。初生小兒煎湯浴之。辟惡氣。去瘡疥驚癇鬼疰。長大無病。

【綱目】追風定痛健骨止久痢脫肛。獸骨鯁咽。

【註】鬼疰尸疰。見丹砂條註。　惡瘡鼠瘻。見人中黃及木通條註。　溫瘧。見大戟條註。　夢魘見安息香條註。

【用量】普通一錢至三錢。

【禁忌】凡血不足以養筋以致筋骨疼痛宜少用。

【編者按】虎骨入藥。取其活血祛風。故多合酒用。著名方劑有虎骨木瓜酒。主追風定痛。除溼驅寒。調和氣血。強壯筋骨。治風寒溼氣。流入筋絡。筋脈攣急。骨節痿痛等症。有虎骨四斤丸（虎脛骨宜木瓜天麻肉蓯蓉牛膝附子）治肝腎虛寒而挾風溼。足膝疼痛者。時珍曰。虎骨通可用。凡辟邪疰。治驚癇溫瘧瘡疽頭風。當用頭骨。治手足諸風。當用脛骨。治腰背諸風。當用脊骨。是世俗用虎骨概執前脛骨爲良。殊不必也。

【附錄】

【虎睛】主癲疾。（別錄）瘧病小兒熱疾驚悸。（孟詵）明目去翳。（綱目）凡使虎睛取眞者。以生羊血浸一宿。漉出微火焙乾。搗粉用。自死者不入藥。

虎掌

又名天南星。詳見天南星條。

迎春花

【產地】處處可以栽種。正月開黃花故曰迎春。綱目隰草類。

【性味】味苦澀。性平。無毒。

【主治】迎春花主治腫毒惡瘡。

【易簡】腫毒惡瘡。陰乾研末。酒服出汗便瘥。

【用量】普通一二三錢。

【禁忌】不詳。

金

【產地】產我國東三省及嶺南諸地山中。以舊金山及新金山所產爲最多。綱目金類。

【性味】味辛。性平。有毒。

【主治】黃金爲鎮精神。退熱解毒要藥。主治小兒諸驚失志風熱邪氣。

【別錄】主鎮精神。堅骨髓。通利五臟邪氣。

【甄權】療小兒驚傷五臟風癇失志鎮心安魂魄。

【李珣】癲癇風熱。上氣咳嗽。傷寒肺損吐血。骨蒸勞極。作渴。並以薄入丸散服。

【註】骨蒸見地骨皮條註。勞極卽五勞六極。見人參及水獺肝條註。

【用量】普通用金器投入煎劑。以取鎮納之意。雖多無礙。惟打成箔而內服者。宜以數釐爲度。不可多用。

【禁忌】金性重墜。不宜服用。卽以

金箔爲衣之丸。亦宜少服。

〔編者按〕著名方劑如至寶丹紫雪丹之類。皆用金箔。無非取以鎮驚安神清熱解毒。涼心肝膽三經也。

金毛狗脊 又名狗脊。詳狗脊條。

金果欖

【產地】產我國廣東廣西等地。爲蔓草類。結實似橄欖。根入藥。拾遺草部。

【性味】味苦。性大寒。無毒。

【主治】金果欖主解毒。治咽喉急痹。辟山嵐瘴癘。

【括要】主解毒。治山嵐瘴癘。咽喉急痺。雙單喉蛾。口爛齒痛。(切片含)目痛耳脹熱嗽。吐衄。內外結熱。遍身惡毒。瘰癧疽發背焮赤。疔腫。蛇蟲螫傷。并磨塗之。

【註】急痹喉風急閉之症也。 癰疽見山慈姑條註。

【用量】普通一二錢。

【禁忌】不詳。

金沸草 又名旋覆花。詳見旋覆花條。

金鈴子 又名苦楝子

【產地】產我國四川。他省亦多有之。爲楝樹之實。亦名川楝子。入藥綱目喬木類。

【性味】味苦。性寒。有小毒。

【主治】金鈴子爲瀉熱利水殺蟲要藥。主溫瘧傷寒大熱煩狂。瀉膀胱。治諸疝蟲痔熱厥暴痛。

【本經】瘟疾傷寒大熱煩狂。殺三蟲。疥瘍。利小便水道。

【甄權】主中大熱狂失心躁悶。作湯浴。不入湯使。

【東垣】入心及小腸。止上下部腹痛。

【括要】瀉膀胱。治諸疝蟲痔。能入肝舒筋。導小腸膀胱之熱。因引心包相火下行。故心腹痛疝氣爲要藥。

【註】三蟲。見石長生條註。

【用量】普通二三錢。

【禁忌】脾胃虛寒者忌用。

金銀花

【產地】處處有之。爲蔓性之小灌木。開花時黃白相間。故名。花與藤葉皆入藥。綱目蔓草類。

【性味】味甘性寒無毒。

【主治】金銀花爲解毒散熱要藥。主癰疽。楊梅瘡毒。風氣。溼氣。尸疰。清肺補虛。解諸菌中毒。治熱毒血痢。

【別錄】主寒熱身腫。

【甄權】治腹脹滿。能止氣下澼。

【藏器】毒熱血痢水痢。濃煎服。

【綱目】治飛尸遁尸風尸沉尸尸疰鬼擊。一切風溼氣及諸腫毒。癰疽疥癬。楊梅諸惡瘡。散熱解毒。

【註】飛尸尸疰等。皆傳尸癆之類。　癰疽。

見山慈姑條註。惡瘡。見人中黃條註。

【用量】普通一錢至三錢。

【禁忌】虛寒作泄者忌。

【編者按】金銀花。近世要藥也。治天行熱疾。寒熱瘧痢邪氣中毒等症外。外科尤視爲良劑。著名方劑有內消散（金銀花知母貝母天花粉白芨半夏穿山甲皂角刺乳香）治癰疽發背對口疔瘡。無名腫毒。能令化毒從小便而出有托裏消毒飲（人參川芎白芍黃芪當歸白朮茯苓金銀花白芷甘草皂角刺桔梗）治癰疽已成。不得內消者。又配合當歸牛膝黃芩大黃金銀花各一兩三錢木瓜一兩皂角刺八錢蟬退五錢土茯苓二斤治楊梅瘡毒均效。參看連翹條。

【附錄】

【忍冬藤】卽金銀花之藤莖。性味功用與花同而治經絡溼熱筋骨痠痛尤爲得力。

【忍冬酒】忍冬藤五兩甘草一兩。用好酒製。治癰疽初發。

【金銀花露】取鮮金銀花蒸取之露。治癰疽胎毒梅毒溫熱痧痘能開胃寬中養血淸火散暑解毒。

金線釣蝦蟆

【產地】產田野山石間。葉入藥。拾遺草部。

【性味】味性缺。

【主治】金線釣蝦蟆主敗毒治瘡癰。合外用藥膏。

【括要】主敗毒治心疼。（陳酒煎服）百病。（煎膏貼）療惡毒流注瘰毒鼠瘻。（合生酒搗服）疔瘡腫毒破爛。（拍熱貼即能拔毒水外出收口）痔瘡。（磨水擦）

【註】流注瘡毒流注所及蔓延發生也。種類甚多。瘰毒瘡之連串而生者。或謂瘰癧之別名。　鼠瘻見木通條註。

【用量】普通皆外用無定量。

【禁忌】煎膏外用可治百病內服則令人吐瀉。

金櫻子

【產地】處處有之。山林間甚多。江西產者為勝。子入藥。綱目灌木類。

【性味】味酸濇。性平無毒。

【主治】金櫻子為固精祕氣要藥。主脾泄下痢止小便利治遺精滑精久濁崩帶。

【蜀本】主脾洩下痢。治小便利。濇精氣。

【大明】花主冷熱痢。

【綱目】東行根皮。炒用止瀉血。及崩帶。

【用量】普通錢半至三錢。

【禁忌】泄瀉由火熱暴注者。小便不禁及精氣滑脫由陰虛火熾而得者均忌。

長松

【產地】多產於關內山谷間松樹下葉似松根似薺苨頗清香綱目山草類。

【性味】味甘性溫無毒。

【主治】長松爲治大風惡疾要藥。惟近時用者不多。

【藏器】主風血冷氣宿疾溫中去風。

【綱目】治大風惡疾眉髮墮落百骸腐潰每以一兩入甘草少許水煎服旬日卽愈又解諸蠱毒。

【註】蠱毒見人牙條註。

【用量】普通一錢至三錢。

【禁忌】不詳。

【編者按】長松主治惡風及山嵐瘴氣所襲初則毛落繼則肌肉不仁終乃腐潰卽今之所謂痲瘋者是也相傳有長松酒滋補一切風虛。

阿膠

【產地】原產山東東阿縣用阿井之水將牛皮或驢皮煎熬而成今者阿井久湮處處皆有出產多以驢皮熬膠入藥綱目畜類。

【性味】味甘性平無毒。

【主治】阿膠爲養陰清熱要藥主主清補肺臟滋益肝腎和血液堅筋骨治風痛虛勞喘嗽吐血婦人血枯經閉崩中帶下。

【本經】主心腹內崩勞極洒洒如瘧狀腰腹痛四肢酸痛女子下血安胎。

【別錄】丈夫小腹痛。虛勞羸瘦。陰氣不足。脚酸不能久立。養肝氣。

【藥性】堅筋骨。益氣。止痢。

【綱目】療吐血。衄血。淋尿血。腸風下痢。女人血痛血枯。經水不調。無子。崩中帶下。胎前產後諸疾。男女一切風病。骨節疼痛。水氣浮腫。虛勞咳嗽。喘急。肺痿唾膿血。及癰疽腫毒。和血滋陰。除風潤燥。化痰淸肺。利小便。調大腸。聖藥也。

【註】勞極見水獺肝條註。　洒洒。懍寒貌。　肺痿。見人參條註。　癰疽。見山慈姑條註。　腸風。見山茶花條註。

【用量】普通一錢至三錢。

【禁忌】氣味雖平和。然其性粘膩。胃弱作嘔吐。脾虛食不消者均忌。

【編者按】阿膠去風補虛。和血養陰。推爲要藥。然重在阿井之水也。今阿井久湮。其修合鄭重者。則載惠泉或西湖之水以代之。功效已薄。或任意汲井河之水煎熬。而騾駝牛皮雜入。竊恐非徒無益而又害之矣。聞山東有雷姓。修合尙能仿古意。然市上罕見此雷姓之阿膠也。時珍按。阿膠大要是補血與液。故能淸肺益陰而治諸證。士瀛謂小兒驚風後瞳人不正者。以阿膠倍人參煎服最良。痢疾多因傷暑。伏熱而成。宜用阿膠以疏導熱毒之留滯。入湯藥煎溶用。入補藥。煉膏用。用以去痰。蛤粉炒。止血。蒲黃炒。另有麵炒。酒化。水化。醋湯化。童便化等法。

阿魏

【產地】產天竺及雲南廣東等地。乃樹脂製成者。綱目香木類。

【性味】味辛。性平。無毒。

【主治】阿魏爲消積殺蟲要藥。主去臭氣。破癥堅。消肉積。除邪惡。治心腹痛。瘧疾。鬼疰。

【唐本】主殺諸小蟲。去臭氣。破癥積。下惡氣。除邪鬼蠱毒。

【李珣】治風邪鬼疰。心腹中冷。

【大明】傳尸冷氣。辟瘟。治瘧。主霍亂心腹痛。腎氣瘟瘴。禦一切蕈菜毒。

【汪機】解自死牛羊馬肉諸毒。

【丹溪】消肉積。

【註】蠱毒見人牙條註。鬼疰見丹砂條註。傳尸勞見人中白條註。

【用量】普通數分至錢半

【禁忌】氣味惡劣。胃薄人聞之卽吐。故胃弱易嘔者忌之。

【編者按】阿魏氣味。臭劣異常。綱目列之爲香木類。則以其臭能治臭也。劉純詩云。阿魏無眞却有眞。臭而止臭乃爲珍。蓋言阿魏去臭解毒有殊效。並不以其臭而見薄於世也。然聞臭作嘔。服食甚難。非掩鼻囫圇吞下。極難下咽。但吞下之後。亦無礙也。蕭炳曰。世人治瘧。多用常山砒霜。不知阿魏平易無害。且有效。方用阿魏丹砂各一兩。研勻。米糊丸皂子大。每空心服一丸卽愈。治瘧以水飲下。治痢以黃連木香湯下。又阿魏消積殺蟲。多外用。著名方劑有阿魏膏。（羌活。獨活。元參。肉桂。赤芍。穿山甲。生地黃。兩頭尖。大黃。白芷。天麻。槐柳桃枝。紅花。土木鼈。亂髮浸熬後入芒硝阿魏乳香沒藥。再入蘇合香油麝香調勻成膏。）治一切痞塊。外貼之。

附子

【產地】產我國四川山野。亦可種植。冬播而春生苗。其初種之根生成小塊狀者曰烏頭。附烏頭旁生而大者卽附子。又附生而變形者曰天雄。小者毒强而大者毒少。故近人多取用附子亦曰大附子。綱目毒草類。

【性味】味辛甘。性大熱。有大毒。

【主治】附子爲扶元回陽。補火退寒要藥。主寒溼痿躄癥瘕積聚。命門火衰脾胃虛寒。治寒霍亂轉筋。陽氣暴脫及眞寒假熱陽氣欲散。療寒痰溼痰寒痛陰疽。

【本經】主風寒咳逆邪氣。寒溼踒躄。拘攣膝痛不能行步。破癥堅積聚血瘕金瘡。

【別錄】腰脊風寒脚氣。寒冷弱。心腹冷痛。霍亂轉筋下痢赤白。溫中强陰。堅肌骨。又墮胎爲百藥長。

【元素】溫煖脾胃。除脾溼。腎寒補下焦之陽虛。

【東垣】除臟腑沉寒。三陽厥逆。濕淫腹痛。胃寒蚘動。治經閉。補虛散壅。

【好古】督脈爲病。脊强而厥。

【綱目】治三陰傷寒。陰毒陰疝。中寒中風。痰厥氣厥。柔痓及癲癇。小兒慢驚。風溼痲痺。腫滿脚氣頭風腎厥。頭痛暴瀉脫陽久痢。脾泄寒瘧瘴氣久病。嘔噦反胃噎膈癰疽不斂久漏冷瘡合葱涕塞耳治聾。

【註】痿躄見天門冬條註。拘攣見土茯苓條註。血瘕見天名精條註。金瘡。見土當歸條註。霍亂轉筋見大蒜條註。陰疝見地錦條註。癰疽見山慈姑條註。陰疽。癰瘡之屬於陰症。不能起發者。柔痓見羌活條註。

【用量】普通一錢至三錢。大劑一二兩。

【禁忌】烏頭附子。用豆腐蒸熟或黑大豆蒸熟者。謂之熟烏頭熟附子。味淡而力薄。不能用以救急。生者僅去皮臍。味鹹而力猛可以救急。宜愼用之。經疏曰。一切陽證火證熱證。陰虛內熱。血液衰少證。均忌忌豉汁畏飴。

【編者按】附子功效。不勝枚舉。用之得當。則取效甚捷。不當則爲害亦速。茲述其犖犖大者凡四。一、用附子以除寒濕。則著者行而積者破。凡體痛肢痿。經閉。泄瀉。身內諸痛俱可治。二、用附子以爲調理。則胃弱胃寒。翻胃噎膈。久痢。久瀉。久瘧。虛怯俱可治。（宜配合他藥）三、用附子以治外症。則托瘡托痘。癰疽不斂俱可治。四、用附子以救急。則通脈回陽。撥亂反正。陽亡氣脫俱可治。惟用附子以補火。必防涸水。蓋水涸則火無所附。而勢成燎原矣。故急證中往往有陰陽俱傷者。視其陽危則先以附子救其陽。次以地芎參麥等滋其陰。視其陰涸則先救其陰。次救其陽。亦有眞寒假熱者。雖面目俱赤。煩渴欲飲而不能多飲。脈七八至按之卽散者。必須用附子乾薑玉桂等以救之。倘有眞熱假寒者。雖四肢皆冷。脈伏不見而口氣臭便下穢者。則決不可用附子。凡此數者。皆用藥毫厘千里之別也。又元素曰。凡陰症虛陽上浮者。用薑附藥宜冷服。熱症用涼藥可熱服。亦有附子中雜涼藥以爲引者。皆在臨證之變化焉。著名方劑有四逆湯。（甘草乾薑附子）通脈四逆加豬膽汁湯。（四逆湯加猪膽汁）附子理中湯。（附子人參乾薑甘草白朮）麻黃附子細辛湯。腎氣丸（熟地山藥山萸茯苓丹皮澤瀉附子肉桂）等。

青皮

【產地】同陳皮。乃橘之未黃而色靑者。其皮又名靑橘皮。入藥綱目山果類。

【性味】味苦辛。性寒。無毒。

【主治】青皮爲散積消痞除痰。發汗要藥。主氣逆脅痛。小腹疝痛。治堅癖。消乳腫。

【蘇頌】主氣滯。下食破積結及膈氣。

【元素】破堅癖。散滯氣。去下焦諸溼。治左脅肝經積氣。

【綱目】治胸膈氣逆脅痛。小腹疝氣。消乳腫。疏肝膽。瀉肺氣。

【註】堅癖。癖之堅者。參看五味子條註。疝氣見山查條註。

【用量】普通五分至錢半。

【禁忌】削堅破滯性最酷烈。誤服立損眞氣。必與參朮芍藥等補脾藥同行。不可單用。肝脾氣虛者均忌。

【編者按】青皮陳皮雖同屬一種。然性實不同。青皮破氣性烈。陳皮行氣性純。子和曰。陳皮升浮。入脾肺。治高而主通。青皮沉降。入肝膽。治低而主瀉。柴胡疏上焦肝氣。青皮治下焦肝氣。時珍曰。青皮入肝散邪。入脾除痰。爲瘧家必用之藥。故淸脾飮以之爲君。又乳房屬陽明。乳頭屬厥陰。肝氣壅。故竅不得通。胃血沸。故熱甚化濃。青皮破氣瀉熱。故主之。

青葙子 又名草決明

【產地】產我國南方暖地田野。爲草本植物。莖直立。葉作披鍼形。花作淡紅色。莖葉皆入藥。名草決明。子名青葙子。別有一種名決明子。與此名似而物殊。

【性味】味苦。性微寒。無毒。

【主治】青葙子爲眼科要藥。主鎭肝明目。治赤障靑盲翳膜。

【本經】主唇口青。

【大明】治五臟邪氣。益腦髓。鎮肝。明耳目。堅筋骨。去風寒溼痺。

【甄權】治肝臟熱毒衝眼。赤障青盲翳腫。惡瘡疥瘡。

【註】痺見人參丹皮及大豆黃卷條註。青肓見石决明條註。惡瘡見人中黃條註。

【用量】普通一錢至二三錢。

【禁忌】虛寒之人火衰目病者不宜。

青蒿

【產地】處處有之。可煮飲。亦可作食。自生於河岸或海濱。莖葉氣味俱芬。入藥子功用亦同。綱目隰草類。

【性味】味苦。性寒。無毒。

【主治】青蒿爲淸虛熱要藥。主治虛癆骨蒸煩熱盜汗。瘧痢虛熱。血中伏熱。明目。

【本經】主疥瘙痂痒惡瘡。殺蝨。治留熱在骨節間。明目。

【藏器】鬼氣尸疰伏留。婦人血氣腹內滿。及冷熱久痢。秋冬用子。春夏用苗。並擣汁服。亦暴乾爲末。

【大明】補中益氣。補勞。長毛髮。令黑不老。兼去蒜髮。殺風毒。心痛熱黃。生擣汁服幷貼之。

【蘇恭】生擣傅金瘡。止血止痛良。

【孟詵】燒灰隔紙淋汁和石灰煎。治惡瘡瘜肉黶瘢。

【綱目】治瘧疾寒熱。

【註】尸疰。見丹砂條註。金瘡。見土當歸條註。　瘜肉。見巴豆條註。

【用量】普通一錢至二錢。

【禁忌】產後氣虛。內寒作瀉。及飲食停滯。洩瀉者均忌。凡產後脾胃薄弱。忌與歸地同用。

【編者按】青蒿雖爲治虛熱骨蒸婦女蓐勞良藥。然耗散而無補益。故脾胃衰敗。或表虛者。均有不宜。即欲用以清熱。亦非先顧其正不可。著名方劑有青蒿鼈甲湯。（青蒿二錢。鼈甲五錢。細生地四錢。知母二錢。丹皮三錢。）治溫病夜熱早涼。熱退無汗。有青蒿鼈甲煎。（鼈甲。柴胡。甘草。杏仁。桔梗。當歸。人參。地骨皮。赤芍。胡黃連。黃連。官桂。木香。麝香。酥。蜜。用青蒿膏。便好酒如法爲丸。）治婦人骨蒸勞熱。解肌進食。

青黛

【產地】從屬於大青科。名藍草者之藍葉製出。體輕質細。藥用最良。

【性味】味鹹。性寒。無毒。

【主治】青黛爲解散熱毒要藥。主散五臟鬱火。治時疾熱狂。與大青同功。幷敷熱瘡蟲咬。治小兒丹毒。

【丹溪】主消食積。

【備要】主瀉肝。散五臟鬱火。解中下焦蘊蓄風熱。吐咯痢血。小兒驚癇。疳熱丹熱。敷癰疽蛇犬毒。

【註】丹毒。見地膚子條註。　癰疽。見山慈

姑條註。

【用量】普通三分至錢半。

【禁忌】凡血證非血分實熱而由陰虛內熱。陽無所附。火氣因空上炎。發爲唾咯吐血諸證。切不可用靑黛等。蓋血得寒則凝。凝則寒熱交作。胸膈或痛。愈增其病矣。

【附錄】

【藍汁】藍葉之汁。主解一切毒。百藥毒。天行熱狂。遊風熱毒腫毒。吐衄血。金瘡血悶。煩渴。女人產後血暈。

【藍澱】藍汁中和有石灰者。主解諸毒。敷熱瘡。小兒禿瘡熱腫。其止血拔毒殺蟲之功更勝於藍。

九畫

前胡

【產地】各處皆有。產浙江吳興者勝。根類似柴胡而軟。外黑內白。入藥綱目山草類。

【性味】味苦(或作甘辛)性微寒。無毒。

【主治】前胡爲袪痰降氣要藥。主治時邪痰氣。小兒疳熱。

【別錄】主痰滿胸脅中痞。心腹結氣。風頭痛。去痰下氣。治傷寒寒熱。

【甄權】能去熱實。及時氣內外俱熱。

【大明】治一切氣。破癥結。開胃下食。通五臟。

主霍亂轉筋。骨節煩悶。反胃嘔逆。氣喘咳嗽。安胎。小兒一切痧氣。

【綱目】清肺熱。化痰熱。散風邪。

【註】霍亂轉筋。見大蒜條註。痧氣。見百部條註。

【用量】普通錢半至三錢。

【禁忌】凡陰虛火熾。煎熬眞陰。凝結爲痰而嗽。眞氣虛而不歸元。以致胸脅逆滿。頭痛不因於痰而由陰血虛。內熱心煩。外現寒熱而非外感者忌。

南瓜

【產地】處處有之。多種於田野。蔓引甚繁。瓜皮上有稜。色或綠或黃或紅。綱目蔬菜類。

【性味】味甘。性溫。無毒。

【主治】南瓜主補中益氣。

【綱目】主補中益氣。其子食之脫髮。

【用量】普通爲服食品。入藥無定量。

【禁忌】多食發脚氣黃疸。不可同羊肉食。令人氣壅。

【附錄】

【南瓜蒂】能保胎。易於小產者宜之。焙研爲末。敷疔瘡。

南沙參

詳見沙參條。

南燭子

上海大衆書局印行

【產地】產我國江浙湖北等地。經冬不凋。冬生紅色細圓之子。入藥。綱目灌木類。

【性味】味酸甘。性平。無毒。

【主治】南燭子主強筋骨。治洩痢。益顏色。

【南燭子】主強筋骨。益氣力。固精駐顏。

【南燭枝葉】味苦。性平。止泄除腫。強筋益氣力。久服變白卻老。取南燭枝葉。搗滓清汁。以粳米浸之。九浸九蒸九晒以成飯。色黑。名青精飯。

【用量】普通一錢至三錢。

【禁忌】虞摶曰。凡變白之藥。都是氣味苦寒。有妨脾胃。惟南燭氣味和平。兼能益脾。故無禁忌。

【編者按】南燭子與枝葉。功用相若。非如他藥子與枝葉。有絕不相同者。沈金鰲曰。金鰲以南燭子治久痢久瀉輒効。以治飯後磕睡亦効。可知止洩除睡。不獨枝葉爲然也。又嘗以子治痢血日久證亦効。此幷本草所未及者。曾製一方。用南燭子爲君。製首烏爲臣。穀芽生焦各半爲佐。其使隨證加用。如久痢加黃連木香訶子。久瀉加山藥建蓮。除睡加益智遠志。痢血加黃連槐花當歸地榆。眞是如響斯應云。

厚朴

【產地】產我國四川河南陝西湖南等地。樹皮入藥。以厚肉者爲良。故名。綱目喬木類。

【性味】味苦辛。性溫。無毒。

【主治】厚朴爲下實散滿。祛溼健胃要藥。主溫中益氣。消痰下氣。氣血痺。溼霍亂。治中風傷寒頭痛。反胃冷痛。腹滿喘咳。殺腸中蟲。

【本經】主中風傷寒頭痛。寒熱驚悸。氣血痺死肌。去三蟲。

【別錄】溫中益氣。消痰下氣。療霍亂及腹痛脹滿。胃中冷逆。胸中嘔不止。洩痢淋露。除驚。去留熱。心煩滿。厚腸胃。

【大明】健脾。治反胃霍亂轉筋冷熱氣。瀉膀胱及五臟一切氣。婦人產前產後腹臟不安。殺腸中蟲。明耳目。調關節。

【甄權】治積年冷氣。腹內雷鳴虛吼。宿食不消。去結水。破宿血。化水穀。止吐酸水。大溫胃氣。治冷痛。主病人虛而尿白。

【好古】主肺氣脹滿。膨而喘欬。

【註】痺見人參條註。三蟲見石長生條註。霍亂轉筋見大蒜條註。

【用量】普通七分至二錢。

【禁忌】惡澤瀉磁石寒水石。忌豆。性能耗氣。凡脾胃虛者忌之。孕婦無故亦忌用。

【編者按】厚朴。近世要藥也。最能溫中祛溼散滿。東南地多卑溼。有寒溼者尤宜之。好古曰。別錄言厚朴溫中益氣。消痰下氣。果泄氣乎益氣乎。蓋與枳實大黃同用。則瀉實滿。所謂消痰下氣是也。與橘皮蒼朮同用。則除溼滿。所謂溫中益氣是也。與解利藥同用。則治傷寒頭痛。與瀉利藥同用。

則厚腸胃。大抵味苦性溫。用其苦則瀉。用其溫則補也。丹溪曰。此能瀉胃中之實。然滯行則宜去之。若氣實人誤服參耆藥。多補氣脹悶。或作喘。宜此瀉之。著名方劑有平胃散。(厚朴。陳皮。甘草。製蒼朮。)治溼滯脾胃。不能運化。積飲痞膈。不思飲食。心腹脹痛。口苦短氣。反胃惡心。噯氣吞酸。壯熱自利。霍亂吐瀉等證。厚朴湯。(厚朴。乾薑。阿膠。黃連。石榴皮。艾葉。)治熱痢二三年不止。厚朴麻黃湯。(厚朴。麻黃。石膏。杏仁。半夏。五味子。乾薑。細辛。加小麥先煮。)治欬而脈浮。上氣胸滿。喉中不利。如水鷄聲。及厚朴三物湯。厚朴七物湯等。

威靈仙

【產地】產我國陝西河南山東。南省亦間有之。有兩種。一爲草本威靈仙。一爲鐵脚威靈仙。根入藥用。鐵脚者良。綱目蔓草類。

【性味】味微辛鹹。(或作苦)性溫。無毒。

【主治】威靈仙爲止痛治風要藥。主通周身經絡。去新舊積滯。治風溼痰氣。一切冷痛。行氣袪風。上下皆宜。

【開寶】主諸風。宣通五藏。去腹內冷滯。心膈痰水。久積癥瘕。痃癖氣塊。膀胱宿膿惡水。腰膝冷疼。療折傷。久服無有溫疫瘧。

【東垣】推新舊積滯。消胸中痰唾。散皮膚大腸風邪。

【註】癥瘕見大黃條註。痃癖見五味子條註。

【用量】普通七分至三錢。

【禁忌】風藥性升而燥。走而不守。凡病非風溼及陽盛火升血虛有熱表虛有汗痎瘧口渴身熱者均忌忌火及茗茶麵湯。

【編者按】威靈仙能治腫痛麻木之屬於實者。汪昂曰。此能治中風頭風痛風頑痺黃疸浮腫。二便祕。風溼痰氣。一切冷痛。但性極快利。積痾方効。否則泄人元氣。凡治痛風大法宜順氣清痰搜風去溼養血散瘀。固不能僅以威靈仙竟全功也。

枳椇子

【產地】產我國四川雲南廣東等地。其樹高大。可作木材。子實入藥。綱目夷果類。

【性味】味甘。性平。無毒。

【主治】枳椇子爲清熱利尿解酒要藥。主止渴除煩。去膈上熱。止嘔逆。利二便。治酒毒酒醉不醒。辟蟲毒。

【唐本】主頭風。小腹拘急。

【藏器】止渴除煩。去膈上熱。潤五臟。利大小便。功用同蜜。蜂枝葉煎膏亦同。

【綱目】止嘔逆。解酒毒。辟蟲毒。

【用量】普通二三錢。

【禁忌】多食發蚘蟲。如貯酒之屋。

以枳椇爲柱。則酒味皆薄。蓋性與酒相尅也。

枳實

【產地】產陝西河南等地。周禮有云。橘逾淮而爲枳。卽此是也。其實成熟時早採者爲枳實。皮厚而中堅。晚採者爲枳殼。皮薄而中虛。皆入藥。編目灌木類。

【性味】味苦性寒無毒。

【主治】枳實爲破氣行痰要藥。主破結實。消脹滿。治胸脅痰癖。心下痞痛。消食散血。去胃中溼熱。

【本經】主大風在皮膚中如麻豆苦痒。除寒熱結。止痢。長肌肉。利五臟。

【別錄】除胸脅痰癖。逐停水。破結實。消脹滿。心下急痞痛逆氣。脅風痛。安胃氣。止溏泄。明目

【甄權】解傷寒結胸。主上氣喘欬。腎內傷冷。陰痿而有氣加而用之。

【元素】消食。散敗血。破積堅。去胃中溼熱。

【註】痰癖。見巴豆條註。　結胸。當胸鞕滿而作痛也。有大結胸小結胸之別。又有水結胸。血結胸。食結胸。寒實結胸等種。

【用量】普通八分至二錢。

【禁忌】肺氣虛弱。脾胃虛中氣不運而痰壅喘急咳嗽不因風寒入肺氣壅。及咳嗽陰虛火炎與一概胎前產後均忌。

【附錄】

【枳殼】味苦酸。性微寒。無毒。主風

癢痲痺。通利關節。勞氣欬嗽。背髆悶倦。散留結胸膈痰滯。逐水消脹滿。大腸風。安胃止風痛。(開寶)遍身風疹。肌中如痲豆惡瘡。腸風。痔疾。心腹結氣。兩脅脹滿。關膈壅塞。(甄權)下氣止嘔逆。消痰治反胃。霍亂瀉痢。消食破癥結痃癖。五膈。及肺氣水腫。(大明)專治痢疾。裏急後重。(綱目)

(編者按) 枳實與枳殼。亦猶青皮之與陳皮。惟青皮陳皮。一性烈而一性純。枳實與枳殼。則相差不遠也。時珍曰。枳實枳殼。其功皆能利氣。氣下則痰喘止。氣行則痞脹消。氣通則痛刺止。氣快則後重除。故以枳實利胸膈。枳殼利腸胃。然仲景治胸痺痞滿。以枳實爲要藥。諸方治下血痔痢。大腸祕塞。裏急後重。又以枳殼爲通劑。則枳實不獨治下。而殼不獨治高也。蓋自飛門(唇爲飛門)至魄門。(肛門)皆肺主之。三焦相通。一氣而已。則二物分亦可。不分亦可也。沈金鰲曰。胸痺痞滿。病之在高者。仲景以枳實治之。下血痔痢。大腸祕塞。裏急後重。病之在下者。仲景以枳殼治之。非仲景之互用也。以仲景是漢時人。殼實並未分別。故仲景隨時調用。無所取擇。迨魏晉分用之後。始以枳實力猛。宜治下。枳殼力緩。宜治高。更爲精當。其實以枳殼治在下之病。以枳實治在上之病。苟能得當。亦未嘗不効。不必拘拘於此。多生議說也。然二者都屬破氣之藥。不得過劑。著名方劑有小承氣湯。（大黃厚朴枳實治陽明病腹中有燥屎）枳實導滯丸。（枳實神麴白朮黃芩茯苓黃連澤瀉大黃治溼熱胸悶腹痛積滯泄痢。）枳殼瘦胎散。（枳殼甘草香附治孕婦胎氣壅滿服之易產。）等。

枸杞子

【產地】處處有之。其子名枸杞。根皮名地骨皮。均入藥。綱目灌木類。

【性味】味甘苦性平（或作寒）無毒。

【主治】枸杞子爲滋腎養肝。生精潤肺要藥。主五內邪熱。周痹風溼。堅筋骨。補精氣。治虛勞明目。

【本經】主五內邪氣。熱中。消渴。周痺。風溼。

【別錄】下胸脅氣。客熱頭痛。補內傷大勞噓吸強陰。利大小腸。

【甄權】補精氣諸不足。易顏色。變白。明目安神。

【孟詵】堅筋骨耐老。除風去虛勞。補精氣。

【好古】主心病嗌乾。心痛。渴而引飲。腎病消中。

【綱目】滋腎潤肺。榨油點燈明目。

【註】熱中見知母條註。消渴見人乳汁條註。周痺見狗脊條註。

【用量】普通一錢至三錢。

【禁忌】凡有外邪實熱。脾虛有溼及腸滑者忌。

【編者按】枸杞子著名方劑有杞菊地黃丸。（杞子甘菊熟地山茱萸淮山藥茯苓丹皮澤瀉）治肝腎不足。虛火上炎。目赤腫痛。久視昏暗。迎風流淚。怕日羞明。頭暈盜汗潮熱足輭等症。用以煮粥治酒均良。

枸櫞

又名香櫞。詳見香櫞條。

柹 又名柿

【產地】處處有之。樹高大。結實青綠色。漸乃白紅。綱目山果類。

【性味】味甘濇。性寒。無毒。

【主治】柹主清熱化痰。生津止渴。治腸胃不足。

【紅柹】又名烘柹。主通耳鼻氣。治腸胃不足。解酒毒。壓胃間熱。止口乾。續經脈氣。（藏器言飲酒食紅柹令人易醉。）

【白柹】又名肺霜。主補虛勞不足。開胃澀腸。消痰止渴。潤心肺。療肺痿心熱咳嗽。潤聲喉治反胃咯血血淋腸澼。消腹中宿血。愈痔漏下血咽喉口舌瘡痛。

【註】腸澼見大棗條註。 痔漏。見白歛條註。

【用量】普通三四錢。多至數兩。

【禁忌】生柹性冷。令人腹痛。同蟹食令人腹痛作瀉。或大吐。用木香濃汁解之。

【編者按】柹性寒潤。北方氣候亢燥。入冬人多食之。乾柹生霜即柹霜。亦曰柹餅。治腸風臟毒下血不止。煆灰服之。極驗。或云解酒。或云易醉。蓋人體質不同。非物之有異也。

【附 錄】

【柿蒂】味澀性平無毒主欬逆噦氣治呃逆。

柏子仁

【產地】處處有之山野最宜種植。樹高大可作木材葉側生者入藥。名側柏葉實名柏子仁亦入藥綱目香木類。

【性味】味辛甘性平無毒。

【主治】柏子仁爲滋潤要藥主養心氣潤腎燥除風溼治痹痛療恍惚虛損養肝舒脾。

【本經】主驚悸益氣除風溼安五臟久服令人潤澤美色耳目聰明。

【別錄】療恍惚虛損吸吸歷節腰中重痛益血止汗。

【甄權】治頭風腰腎中冷膀胱冷濃宿水興陽道去百邪鬼魅小兒驚癇。

【好古】潤肝。

【綱目】養心氣潤腎燥安魂定魄益智寧神。燒瀝澤頭髮治疥癬。

【註】歷節痛歷遍身百節乃痛痺之甚者。

【用量】普通一錢至三錢。

【禁忌】腸滑作瀉膈間多痰陽道數舉腎家有熱暑溼作瀉者均忌。

【編者按】柏子仁不寒不燥味甘而補辛而能潤既養心腎兼益脾腎凡補脾藥多燥惟此獨潤而氣味清香故脾約宜之燥脾藥中加用最良著名方劑有柏子養心丸（柏子仁枸杞子麥冬當歸石菖蒲茯

神。元參。熟地。甘草。）治勞慾過度。心血虧損。精神恍惚。怔忡驚悸。及健忘遺精等症。（柏子仁湯。柏子仁。人參。伏苓。陳皮。甘草。麝香少許。）治胃腸中津液枯少。脈虛微無力。大便艱澀者。柏子仁散。（柏子仁。遠志。人參。桑寄生。防風。琥珀。當歸。生地黃。甘草。）治產後敗血挾邪攻心。亂語狂言。乍見鬼神等症。及柏子仁丸。（柏子仁。乾地黃。伏苓。枳殼。覆盆子。北五味。附子。石斛。麝茸。酸棗仁。桂心。沈香。黃耆。）治婦人臂痛。筋脈攣急。遇寒則劇者。

柞木

【產地】處處有之。產山中。葉經冬不凋。木皮入樹。綱目灌木類。

【性味】味苦。性平。無毒。

【主治】柞木主利竅。治婦人難產。療黃疸鼠瘻。

【藏器】主黃疸病。燒末水服方寸匕日三。

【綱目】治鼠瘻。難產。催生利竅。

【註】黃疸見大黃條註。　鼠瘻見木通條註。

【用量】普通二三錢至五六錢。

【禁忌】胎前勿服。

柳

【產地】處處有之。即俗所謂楊柳是也。綱目喬木類。

【性味】味苦。性寒。無毒。

【主治】柳主解毒。治瘡。

上海大衆書局印行

【柳華】主風水黃疸。痂疥惡瘡。治溼痺。四肢拘攣膝痛。

【柳葉】主惡疥痂瘡馬疥煎煑洗之。續筋骨長肉止痛治白濁丹毒。

【柳枝及根皮】主痰熱淋疾。可爲浴湯。洗風腫搔痒。煑酒嗽齒痛。熨諸痛腫煎服治黃疸白濁。

【註】馬疥。疥瘡之癢不知痛者。

【用量】普通三四錢。外用無定量。

【禁忌】性平和。無禁忌。

【附錄】

【檉柳】又名西河柳。味甘鹹。性溫。主開發升散。治瘡瘍。發痘疹。解毒透肌瘰剝驢馬血入肉毒。以大片火灸熨。并煑汁服之。

【水楊】楊柳枝垂謂之柳。枝硬謂之楊。多生近水處。故名。亦曰蒲柳。味苦性平。無毒。主發痘瘡。以水楊枝煎湯浴之。治癰腫。久痢赤白。

柴胡　又名茈胡

【產地】出關東陝西各地。今各處亦有產。分南北兩種。性味相同。產銀州者曰銀柴胡。性味稍異。綱目山草類。

【性味】味苦。性平(或作微寒)無毒。

【主治】柴胡爲發表清熱要藥。功能散三焦肝膽諸經之熱邪。主治寒熱瘧疾。口苦耳聾。頭痛眩暈。

【本經】主心腹腸胃中結氣。飲食積聚。寒熱邪氣。推陳致新。

【別錄】除傷寒心下煩熱。諸痰熱結實。胸中邪氣。五臟間遊氣。大腸停積水脹。及溼痺拘攣。亦可作浴湯。

【甄權】治熱勞骨節煩疼。熱氣。肩背疼痛。勞乏羸瘦。下氣消食。宣暢氣血。主時疾內外熱不解。單煮服之良。

【備要】傷寒邪熱。痰熱結實。虛勞肌熱。散十二經瘡疽。血凝氣聚。功同連翹。

【綱目】治陽氣下陷。平肝膽三焦包絡相火。及頭痛眩暈。目昏赤痛。

【註】溼痺見大豆黃卷條註。

【用量】普通八分至一錢。大劑三四錢。

【禁忌】凡虛人氣升嘔吐。及陰虛火熾炎上。法所同忌。

【編者按】柴胡治瘧。因其能表散清熱以和其營衛也。若虛勞肌熱則本元已虛。再難任情表散。故宜慎用。又寒熱初起。未必即是正瘧。亦可緩用。傷寒論。有大小柴胡湯。載其法可以為準也。又汪昂曰。凡脅痛。多屬肝旺。宜小柴胡湯。加青皮川芎白芍。左脅痛。宜活血行氣。右脅痛。宜消食行痰。兩因脅痛須開鬱。故加柴胡則皆宜也。

【附錄】

【銀柴胡】柴胡之產於陝西銀州者。色黃白而大。味甘。性微寒。凡熱在骨髓者。非此不除。為清熱涼血之品優於發散而推陳致新治虛勞者恆酌用之。

玳瑁

【產地】產我國南方海洋中甲與肉俱入藥綱目介類。

【性味】味甘性寒無毒。

【主治】玳瑁爲鎭心神行氣血解毒清熱要藥主去痘毒消癰毒解百藥毒治傷寒熱結小兒急驚痘瘡黑陷。

【藏器】主解嶺南百藥毒。

【日華】破癥結消癰毒止驚癇。

【士良】療心風解煩熱行氣血利大小腸功與肉同。

【蘇頌】磨汁服解蠱毒生佩之辟蠱毒。

【綱目】解痘毒鎭心神急驚客忤傷寒熱結狂言。

【註】蠱毒見人牙條註。客忤見天竹黃條註。

【用量】普通一二錢。

【禁忌】取活玳瑁倒懸其身用熱醋潑之則甲逐片落下忌經湯火同犀角紫草發痘毒良。

【附錄】

【玳瑁肉】味甘性平無毒主鎭心神逐邪熱行氣血去風膈熱利大小腸治諸風毒婦人經脈不通其血刺出飲之解諸藥毒。

珊瑚

【產地】產海洋中。我國南海亦有之。綱目玉類。

【性味】味甘。性平。無毒。

【主治】珊瑚主鎮驚安神。治目翳。

【唐本】主去目中翳。消宿血。爲末吹鼻止鼻衄。

【大明】明目。鎮心。止驚癇。

【綱目】點眼去飛絲。

【用量】普通少有內服者。外用無定量。

【禁忌】質堅。不宜爲末久服。

省頭草

又名蘭草。詳蘭草條。其嫩者名佩蘭。詳佩蘭條。

砒石

【產地】產信州。故亦曰信石。（成分爲無水亞砒酸）綱目石類。

【性味】味苦酸。性大溫。有小毒。

【主治】砒石爲劇毒之藥。內用能治臟腑痼寒。吐頑痰。截瘧。配合他藥。用以補血虧。外用蝕敗肉。殺蟲。枯痔。有砒黃砒霜二種。

【砒黃】即紅砒。（砒石之生取黃色。未經製煉者）

【大明】砒黃治瘧疾。腎氣。帶之辟蚤虱。

【陳承】冷水磨服。解熱毒。治痰壅。

【宗奭】磨服治癖積氣。

【綱目】除齁喘。積痢。爛肉蝕瘀腐瘰癧。

【註】齁喘風痰潮湧氣促而喘也。瘰癧。見山慈姑條註。

【砒霜】卽白砒。(砒石之煉成白霜者)

【開寶】砒霜療諸瘧風痰在胸膈。可作吐藥。不可久服傷人。

【大明】治婦人血氣衝心痛。落胎。

【綱目】蝕癰疽敗肉枯痔殺蟲人及禽獸。

【註】癰疽見山慈姑條註。

【用量】普通爲一釐至一分

【禁忌】砒石爲劇毒之藥。服過一錢卽死。凡臟腑無寒者概不可輕用。畏綠豆冷水羊血。

【編者按】砒石用之得當。爲効極良。蓋有大害之品必有大用。藥性無不皆然。惜乎用之之不易也。近來西藥中補血提神之劑。多參入此物。爲量極微。效驗甚著。又面黃肌瘦者。服之使面色美好。西婦尤樂用之。而我國則藥中用之甚鮮。輕生之輩。反服以戕生。頓使良藥化爲危物。可慨孰甚。凡服砒中毒。其狀甚慘。茲列舉解救之方。以資閱者傳播。俾爲萬一急救之需。一、誤服砒霜未久。急用雞蛋一二十個。打入碗內攪勻。入明礬末三錢灌之。吐則再灌。吐盡便愈。二、初中砒毒。急用生甘草三兩煎湯。加羊血半碗。和勻飲之。立吐卽愈。不吐則速用瀉毒神丹。三、綠豆粉黃土。(三尺以上爲糞。三尺以下爲土。故須掘地三尺用之。）各四兩研極細。生鷄蛋清九枚。以浸綠豆冷水和稀服之卽解。四、防風一兩研末冷水調服。五、用小薊根搗汁飮之。亦効。六、砒毒入腹。煩躁如狂。心腹疼煉。四肢厥冷命在須臾者。黑鉛四兩。磨水一碗灌之。若在胸中作痛者。急以膽礬三分研細。冷水調灌卽吐。七、用苦參三兩。煎湯一碗。一氣冷服。卽大吐。以吐盡爲度。醒後仍顛不語者。每日以綠豆湯飮之。八、砒能催吐。救法必須吐其毒。甘草二兩。瓜蒂七個。玄參二兩。地榆五錢。水煎服。吐則再服。九、服砒中毒。五藏欲裂者。腹必大痛。舌必伸出。急用瀉毒神丹。當歸三兩大黃一兩白礬一錢甘草五錢水煎數碗飮之。立時大瀉則生。否則不治。十、全身紫黶。百解不效。此名砒霜黶瘡。在黃土地上。挖斗大坑。以井水滿攪令渾濁。以一碗與之。少刻再與。以紫黶散盡。一吐卽甦爲度。十一、用人溺及金汁灌之。若外敷中毒作痛。宜用溼泥頻塗換之。

禹餘糧

【產地】產於山島或池澤。乃石中黃粉。（成分爲養化鐵）綱目石類。

【性味】味甘性寒。（或作平）無毒。

【主治】禹餘糧爲固補下焦要藥。主治滑泄下血。血閉。血虛。四肢虛而不仁。崩漏赤白。

【本經】主欬逆寒熱煩滿。下赤白血閉癥瘕大熱。鍊餌服之不饑。

【別錄】療小腹痛結煩疼。

【甄權】主崩中。

【大明】治邪氣及骨節疼。四肢不仁。痔瘻等疾。久服耐寒暑。

【綱目】催生。固大腸。

【註】癥瘕見大黃條註。

【用量】入煎劑錢半至三錢。水飛用五分至一錢。

【禁忌】重可去怯。故爲鎭納固補之劑。下焦有實熱者忌。虛者良。李知先詩曰。下焦有病人難會。須用餘糧赤石脂。

【編者按】太乙餘糧。即禹餘糧產於山谷中之尤佳者。主治同。

秋石

【產地】乃以童便合石膏煉成者。綱目人類。

【性味】味鹹。性溫。無毒。

【主治】秋石主滋陰降火。養丹田。安五臟。明目淸心。治虛勞冷疾。小便遺數。漏精白濁。

【大明】主虛勞冷疾。小便遺數。漏積白濁。

【甄權】除鼓脹。明目淸心。

【嘉謨】滋腎水。養丹田。返本還元。歸根復命。安五臟。潤三焦。消痰欬。退骨蒸。軟堅塊。

【註】鼓脹。腹脹大似鼓也。有水鼓脹血鼓脹氣鼓脹之別。治法甚繁。大抵初起順

氣逐水。繼則輔正行水。或兼破血。蓋難治之證也。　骨蒸見地骨皮條註。

【用量】普通一二錢。

【禁忌】丹田虛冷者可用。若煎煉失道。多服誤服。反生燥渴之疾。

穿山甲

【產地】產我國兩廣湖南等省。深山大谷中。南洋羣島亦多有之。全身被角質之鱗甲。入藥。綱目鱗類。

【性味】味鹹。性微寒。有毒。

【主治】穿山甲爲消腫排毒要藥。主通經絡。消癰疽。止痛排膿。和傷發痘。治風冷溼痺。能下乳汁。外用治瘡瘍。

【別錄】主五邪驚啼悲傷。燒灰酒服方寸匕。

【大明】小兒驚邪。婦人鬼魅悲泣。及疥癬痔漏。

【弘景】療蟻瘻瘡癩。及諸疰疾。

【甄權】燒灰傅惡瘡。又治山嵐瘴瘧。

【綱目】除痰瘧。寒熱。風痺。強直疼痛。通經脈。下乳汁。消癰腫。排膿血。通竅殺蟲。

【註】蟻瘻。脚底生瘡。上有細孔。日久不愈者。　痔漏見白斂條註。　惡瘡見人中黃條註。　風痺見丹皮條註。

【用量】普通入煎劑一二三錢。爲末服錢許。外用無定量。

【禁忌】癰疽已消。禁服。痘瘡元氣不足。不能起發亦忌。

【編者按】鯪鯉又名穿山甲。山可使穿。其

性之走竄可知。故能行散經絡。直達病所。不可過服。中病卽止。味腥。蟻喜趨之。悉爲所食。性能解毒。故治諸瘡。凡使或炮。或燒。或酥炙。或醋炙。或童便炙。或油煎。或七炒。或蛤粉炒。各隨本方。總未有生用者。惟用

生片代爪以搔癢療甚良。

紅花　又名紅藍花

【產地】產我國北地。今處處有之。園圃亦可栽植。爲二年生之草本植物。花開色紅。故名。綱目隰草類

【性味】味辛。性溫無毒。

【主治】紅花爲活血行瘀要藥。主暴吐紫血。(紫則有瘀)產後血暈。痘瘡血熱有毒。(血行則毒解)治月經不調。腹中結塊。

【開寶】主產後血運口噤。腹內惡血不盡。絞痛胎死腹中。並酒煮服。亦主蠱毒。

【丹溪】多用破留血。少用養血。

【綱目】活血潤燥。止痛散腫通經。

【註】血暈見三七條註。

【用量】普通五分至錢半。

【禁忌】忌沉香麝香。能使紅花變色。可下死胎。孕婦忌用。過用紅花能使血行不止而斃。

【編者按】紅花行血之力甚猛。宜以愼用少用爲是。果確認有瘀。用之極効。產後惡露不行。胞衣不下皆効。止痛者。能止死血之痛也。故無瘀者忌之。

【附錄】

【番紅花】-紅花之產於新疆者。味甘性平無毒。主活血開鬱治心憂氣悶驚悸傷寒發狂。今多用爲開胃行經之品。

【藏紅花】-紅花之產於西藏者。性味同紅花。以入滾水內色如血。可沖四次不變色者爲眞。主活血通經治吐血。（各種痞結沖湯服。忌食油葷鹽）功用最良。

【土紅花】紅花之產於福建者。根葉入藥。味甘性微寒無毒。（或作有毒。）治勞熱瘴瘧。骨節疼痛。

紅麴

【產地】處處有之。乃以粳米合麴母釀製而成。綱目穀類。

【性味】味甘性溫無毒。

【主治】紅麴主活血破血。消食健脾祛溼。燥胃治婦人血氣經阻。赤痢下重。釀酒破血。行藥勢殺瘴氣。療撲損。

【丹溪】主消食活血。健脾燥胃。治赤白痢。下水穀。

【吳瑞】釀酒破血。行藥勢。殺山嵐瘴氣。治打撲傷損。

【綱目】治女人血氣痛。及產後惡血不盡。擂酒飲之良。

【用量】普通二三錢。

【禁忌】胃氣枯燥而有熱者勿用。

【編者按】此物受溼熱鬱蒸變爲紅色。入脾胃二經。有消食榮血之功。脾胃多溼。水穀少化者宜之。近人常用以治饌。取其清香化濁。泛丸用以爲衣。作蓋面着色之需。

胖大海

【產地】產安南大洞山中生陰地。以水泡之層層脹大如浮雲故名。拾遺果類。

【性味】味甘淡性寒無毒。

【主治】胖大海主淸火消毒。治吐衄乾咳牙疼赤眼。一切熱疾。火閉痘證。

【綱目】主火閉痘。服之立起。治一切熱症勞傷吐衄下血。消毒去暑。時行赤眼。風火牙疼。蟲積下食。痔瘡漏管。乾咳無痰。骨蒸內熱。三焦火症。瘰諸瘡毒。

【註】骨蒸見地骨皮條註。

【用量】普通二三錢。

【禁忌】不詳。

胡瓜

【產地】處處有之。多種於田野。又名黃瓜。綱目蓏菜類。

【性味】味甘性寒有小毒。

【主治】胡瓜主淸熱解渴利水道。

【備原】主淸熱解渴。利水道。

【括要】治小兒熱痢。水病肚脹。入芒硝風乾。爲末點火眼赤痛。咽喉腫痛。

【用量】普通爲服食品。入藥無定

量。

【禁忌】不可多食。動寒熱。發瘧病。積瘀熱。發痃氣。令人虛熱上逆。少氣損陰血。發瘡疥脚氣虛腫百病。天行病後不可食之。小兒切忌。

胡粉

又名鉛粉。又名粉錫。詳見粉錫條。

胡桃

【產地】產我國陝西河南等地。核有凸凹頗深之紋。圓而堅。仁入藥。綱目山果類。

【性味】味甘。性溫平。無毒。

【主治】胡桃爲固補要藥。主補氣養血潤肌黑髮。益命門。治虛寒。斂肺濇精。胡桃膈治耳聾。皮溫肺化痰治喘固精。

【開寶】主令人肥健。潤肌黑髮。多食利小便。能脫人眉。動氣故也。去五痔。外青皮染髭。研傅瘰癧瘡。

【孟詵】食之令人能食。通潤血脈。骨肉細膩。宜少食漸漸加之。

【綱目】補氣養血。潤燥化痰。益命門。利三焦。溫肺潤腸。治虛寒喘嗽。腰脚重痛。血痢。腸風。制銅毒。

【註】五痔見丁香條註。 瘰癧。見山慈姑條註。 腸風。見山茶花條註。

【用量】普通二三錢。

【禁忌】性熱不可多食。多食動氣脫人眉。生痰動腎火。凡肺家有痰熱。命門火熾陰虛吐衄等症均忌。

胡桐淚

【產地】產我國甘肅一帶。爲胡桐樹脂。綱目香木類。

【性味】味苦。性大寒。無毒。

【主治】胡桐淚主瀉熱殺蟲。治風熱。牙蛀。牙痛。

【唐本】主大毒熱。心腹煩滿。水和服之取吐。牛馬急黃黑汗。水研三二兩灌之立瘥。

【大明】主風蟲牙齒痛。殺火毒麪毒。

【李珣】風疳䘌齒。骨槽風勞。能軟一切物。多服令人吐。

【元素】瘰癧非此不能除。

【綱目】咽喉熱痛。水磨掃之取涎。

【註】䘌。見丁香條註。　骨槽風。見丁香條註。　瘰癧。見山慈姑條註。

【用量】普通一二錢

【禁忌】其性苦寒。古方稀用。今多作爲口齒病之外用藥。內服過量。輒令人吐。

胡荽

【產地】處處有之。俗名香菜。又作芫荽。根葉均入藥。綱目葷菜類。

【性味】味辛。性微溫。無毒。

【主治】胡荽爲透發要藥。主發痧痘。透邪毒。辟不正之氣。可以噴酒噴用。

【嘉祐】主消穀。治五臟。補不足。利大小腸。通小腹氣。拔四肢熱。止頭痛。療痧疹豌豆瘡不出。作酒噴之立出。通心竅。

【孟詵】補筋脈。令人能食。治腸風。用熱餅裹食甚良。

【吳瑞】合諸菜食氣香。令人口爽。辟飛尸鬼疰蠱毒。

【寗原】辟魚肉毒。

【註】豌豆瘡見升麻條註。　腸風。見山茶花條註。　飛尸。見金銀花條註。　鬼疰。見丹砂條註。

【用量】普通一二錢。外用無定量。

【禁忌】狐臭口臭。齲齒及脚氣。金瘡人皆不可食。令病加甚。久食令人多忘。發痼疾。凡服一切補藥及藥中有白朮丹皮者。不可食此。經疏曰。辛香發散。氣虛人不宜食。痘疹出不快。非風寒外侵。穢惡觸犯。不宜食。

胡麻

【產地】處處有之。昔從胡來。故曰胡麻。今名脂麻。有黑白黃三種。其大者曰巨勝子。入藥綱目穀類。

【性味】味甘。性平。無毒。

【主治】胡麻主長肌肉。補虛羸。滋潤五臟。利大小腸。其油亦作解毒用。

【本經】主傷中虛羸。補五內。益氣力。長肌肉。塡髓腦。

【別錄】堅筋骨。明耳目。耐飢渴。療金瘡。止痛。及傷寒溫瘧。大吐後虛熱羸困。

【日華】補中養氣。潤養五臟。補肺氣。止心驚。利大小腸。耐寒暑。逐風溼氣。遊風頭風。治勞氣。產後羸困。催生落胞。細研塗髮令長。白蜜蒸餌治百病。

【延飛】炒食不食風病風人久食則步履端正。語言不蹇。

【蘇頌】生嚼塗小兒頭瘡。煎湯浴惡瘡。婦人陰瘡大效。

【註】溫瘧見大戟條註。 陰瘡見沒石子條註。

【用量】普通一錢至三錢。

【禁忌】多用爲服食少以入藥。如入藥大便溏泄者忌之。

【附錄】

【麻油】主利大腸。產婦胞衣不下。

【別錄】天行熱悶。膈內熱結。服一合。取利爲度。(藏器)下三焦熱毒氣。通大小腸。治蚘心痛。敷一切惡瘡疥癬。殺一切蟲。取一合和雞子二個芒硝一兩攪服少時卽瀉下熱毒。(孟詵)士良曰外科熬膏多用之以其能涼血解毒止毒生肌也。虞摶曰生用消瘡毒。熟用利腸胃。

胡椒

【產地】產我國南部溫熱之地。莖蔓生實入藥綱目味果類。

【性味】味辛性大溫無毒。

【主治】胡椒爲溫中開胃除痰消

食要藥。主心腹卒痛。冷氣上衝。治臟腑風冷。胃寒吐水。霍亂吐瀉。魚肉中毒。

【唐本】主下氣。溫中去痰。除臟腑中風冷。

【李珣】去胃口虛冷氣。宿食不消。霍亂氣逆。心腹卒痛。冷氣上衝。

【大明】調五臟。壯腎氣。治冷痢。殺一切魚肉鱉蕈毒。

【宗奭】去胃寒吐水。大腸寒滑。

【綱目】暖腸胃。除寒溼。反胃虛脹。冷積陰毒。牙齒浮熱作痛。

【註】霍亂見大腹皮條註。

【用量】普通五分至錢半。

【禁忌】凡血分有熱。陰虛發熱。咳嗽吐血。咽乾口渴。熱氣暴沖。目昏口臭。齒浮。鼻衄。臟風臟毒。痔漏洩澼等證。如誤服。卽令諸病卽時加劇。切忌多食。損肺。令人吐血。走氣助火。昏目發瘡。

【編者按】胡椒治噎膈反胃。乃由於胃中虛冷。或痰氣鬱結者。時珍曰。噎膈證或因酒得。或因氣得。或因胃火得。張從正痛切戒用薑桂丁香荳蔻蓽撥胡椒等。此見固是。然亦有食入反出無火之證。又有痰氣鬱結。得辛熱暫開之證。皆可酌用。不可執一。

【附錄】

【白胡椒】胡椒之色白如雪者。主治九種心痛。療胃痛。用大紅棗去核七個。每個內入白胡椒七粒。蒸七次。共搗為丸。如綠豆大。每服七丸。溫水下。痛止。胃中作熱作飢。則以粥飯壓之即安。此方寒食痰飲皆治。又以白胡椒杏仁桃仁梔子各七粒。搗末。用雞子清飛麵和敷未滿月小兒足心。男左女右。可永除驚風。

胡黃連

【產地】產波斯及我國西部。生海畔陸地。味苦。似黃連而大。綱目山草類。

【性味】味苦。性寒。無毒。

【主治】胡黃連為小兒疳積要藥。主治疳熱肚脹潮熱發焦。功能入肺胃而清溼除熱。

【開寶】主久痢成疳。小兒驚癇。寒熱不下食。霍亂下利。傷寒欬嗽。溫瘧。理腰腎。去陰汗。

【蘇恭】補肝膽明目。治骨蒸勞熱。三消。五心煩熱。婦人胎蒸。虛驚。冷熱洩痢。五痔。厚腸胃。益顏色。浸人乳汁。點目甚良。

【註】疳見百部條註。溫瘧見大戟條註。骨蒸。見地骨皮條註。三消見人乳汁條註。

【用量】普通四分至錢半。

【禁忌】凡陰血太虛眞精耗竭。胃氣脾陰俱弱者。雖見如上證亦忌。即用亦須佐以健脾安胃藥。惡菊花玄參白鮮皮。忌豬肉。

【編者按】胡黃連雖能健胃殺蟲。治小兒疳症。及黃疸。但僅能用之於未大虛者。配黃連辰砂。名胡連丸。治疳病初起。唇焦煩渴。大便祕澀。配黃連阿魏神麴麝香。名小胡連丸。治疳疾肚大青筋。錢仲陽曰。凡小兒疳熱肚脹。潮熱發焦者。此熱勢已極。但不可用大黃黃芩傷胃之藥。只以胡連五錢。五靈脂一錢爲末。雄豬膽汁丸綠豆大。米飲下一二十丸。

胡蘿蔔

【產地】產我國北地。子入藥。綱目葷菜類。

【性味】味苦。性溫。無毒。

【主治】胡蘿蔔爲壯元陽除寒溼要藥。主腎臟虛冷。寒溼腳氣。治疝瘕冷氣。腹脅脹滿。補命門。暖丹田。

【嘉祐】主腎藏虛冷氣。得附子硫黃。治腎虛冷腹脅脹滿。面色青黑。得茴香桃仁。治膀胱氣大効。

【綱目】治冷氣疝瘕。寒溼腳氣。益右腎。

【註】疝瘕。見山茱萸條註。　腳氣。見大腹皮條註。

【用量】普通八分至二錢。

【禁忌】相火熾盛。陰虧血少者忌之。

【編者按】胡蘿蔔略似蘿蔔。自番舶來。故名。子和曰。有人病目不睹。思食苦豆。苦豆者。胡蘿蔔之別名也。頻頻不缺。不週歲而目中微痛如蟲行。目皆漸明而愈。此亦因益命門之功。所謂益火之源。以消陰翳也。但不能用於風火及肝旺之眼疾。是不可不辨。

苦丁茶

【產地】產我國安徽。又名角刺茶。即以安徽歙縣之茶葉。加苦丁葉焙製而成。拾遺木類。

【性味】味甘苦。性寒無毒。

【主治】苦丁茶為涼肝散風要藥。主散肝風。清頭目。治血旺多子。涼子宮。使絕孕。

【括要】主散肝風。清頭目。治耳鳴耳聾。聤耳流膿。活血脈。涼子宮。使終身不孕。為斷產妙藥。

【註】聤耳。耳中生瘡。流水流膿者。

【用量】普通八分至錢半。

【禁忌】氣血虛耗者不宜。

【編者按】角刺茶出徽州。土人二三月採茶時兼採苦丁葉和勻。同炒焙成茶。貨與尼庵。轉售富家婦女。據云婦女服之。可終身不孕。為斷產第一妙藥。考婦人血旺者。善孕。苦丁茶有涼血之功。則於斷孕自有相當之意義。然究未能奪造化之功。而期人人以必効可知也。至於治耳鳴耳聾。亦涼血散肝之効。聤耳流膿。可為末。外用。有解毒清熱之義。推而廣之。以治喉症口舌諸瘡。亦無不可。故近外科藥中多用之也。

【附錄】

【苦丁葉】又名枸骨葉。亦名十大功勞葉。味微苦。性涼。無毒。主止渴生津。可用以代茶。治白癜風。祛風散瘀活血。堅筋能養精。神安五臟。去刺入紅棗同熬膏。用可療勞傷失血痿軟等症。

苦瓜

【產地】產我國福建廣東等處。色青。綱目蓏菜類。

【性味】味苦。性寒。無毒。

【主治】苦瓜主除邪熱。解勞乏。

【綱目】主除邪熱。解勞乏。清心明目。苦瓜子益氣壯陽。

【用量】普通少用以入藥。故無定量。

【禁忌】不詳。

苦參

【產地】產河南四川。各地山野及田畔溼地亦俱有生之。根黃白色類牛蒡。甚苦。入藥。綱目山草類。

【性味】味苦。性寒。無毒。

【主治】苦參爲燥溼勝熱。健腸胃殺蟲積。要藥。主治積聚。癥瘕惡瘡疥症。洩血中熱。清溼養陰。

【本經】主心腹結氣。癥瘕積聚。黃疸。溺有餘瀝。逐水。除癰腫。補中明目止淚。

【別錄】養肝膽氣。安五臟。平胃氣。令人嗜食。利九竅。除伏熱。腸澼。止渴。醒酒。小便黃赤。療惡瘡下部䘌。

【弘景】漬酒飲治疥殺蟲。

【蘇恭】治惡蟲脛酸。

【甄權】治熱毒風皮肌煩躁。生瘡。赤癩。眉脫。除大熱嗜睡。治腹中冷痛。中惡腹痛。

【綱目】殺疳蟲。炒存性米飲服治腸風瀉血并熱痢。

【括要】遍身風疹。痛不可忍。肺熱生瘡。遍身皆是瘻癧結核。下部瘡漏。諸般實症者用之效。

【註】癥瘕。黃疸。見大黃條註。腸澼。見大戟條註。惡瘡見人中黃條註。䘌。見丁香條註。腸風。見山茶花條註。

【用量】普通八分至錢半多至三錢。

【禁忌】久服損腎氣。肝腎虛而無大熱者忌。

苦菜

【產地】處處有之。凌冬不死。詩云誰謂荼苦。卽此物之綱目柔滑菜類。

【性味】味苦。性寒。無毒。

【主治】苦菜主明目。除熱。治癰瘡。黃疸。調經脈。去邪氣。

【本經】主五臟邪氣。厭穀胃痺。久服安心益氣。

【別錄】腸澼。渴熱中疾。惡瘡。久服耐饑寒。

【嘉祐】調十二經脈。霍亂後胃氣煩逆。久服強力。雖冷甚益人。
【藏器】擣汁飲除面目及舌下黃。其白汁塗丁腫拔根。滴癬上立潰。
【綱目】明目。主諸痢。血淋痔瘻。
【註】厭穀。伏穀也。 腸澼見山茶花條註。 霍亂。見大腹皮條註。
【用量】普通二三錢。
【禁忌】脾胃虛寒人不可食。不可共蜜食。

苦匏

【產地】產我國山西。他省亦多有之。瓠及子入藥。綱目蓏菜類。
【性味】味苦。性寒。有毒。
【主治】苦匏主治水腫。利小便。通淋。治瘡。
【本經】主大水。面目四肢浮腫。下水。令人吐。
【蘇恭】利石淋。吐呀嗽。囊結疰蠱。痰飲。又煮汁漬陰。療小便不通。
【藏器】煎汁滴鼻中。出黃水。去傷冷鼻塞黃疸。
【大明】吐蚘蟲。
【綱目】治癰疽惡瘡。疥癬。齲齒有蟲𧏾者。又可制汞。
【註】石淋。小便淋出砂塊石屑也。 疰蠱。見丹砂及人牙條註。 齲齒。蛀齒也。
【用量】普通二三錢。大劑無定量。
【禁忌】服苦匏過分吐利不止者。以黍穰灰汁解之。

【附錄】

上海大衆書局印行

【敗瓢】瓢乃以匏瓠破開爲之者。味苦性平無毒陳久者良主消脹。殺蟲治痔漏下血崩中帶下赤白。

苦楝子

又名金鈴子。詳金鈴子條。

苧麻

【産地】今閩蜀江浙處處有之。苗高七八尺皮有韌性剝之可績布製繩根入藥綱目隰草類。

【性味】味甘性寒無毒。

【主治】苧麻爲解熱消瘀要藥。主小兒赤遊丹毒天行熱疾大渴大狂。金瘡傷折胎前產後心煩。

【別錄】主安胎貼熱丹毒。

【大明】治心膈熱。漏胎下血。產前後心煩。天行熱疾。大渴大狂。服金石藥人心熱。署毒箭蛇蟲咬。主天行熱疾。大渴大狂。諸淋血淋。搗貼赤遊丹毒癰疽。

【備要】發背。金瘡傷折。止血易痂。雞魚骨哽。

【括要】苧根大能補陰而行滯血。諸傷瘀血不散。野苧麻葉搗敷。如瘀血在腹。順流水打汁服。即通。血皆化水。用乾葉亦可。

【註】丹毒。見地膚子條註。癰疽。見山慈姑條註。金瘡。見土當歸條註。

【用量】普通五分至二錢。

【禁忌】病人胃弱泄瀉及諸病不由血熱者均忌。

茄子

【産地】處處有之。有長有圓。種類

頗多。綱目蔬菜類。
【性味】味甘性寒。無毒。
【主治】茄子主散血消腫。煨煆用治腸風下血。
【孟銑】主寒熱。五臟勞。
【大明】法溫疾傳尸勞氣。醋磨傅腫毒。
【丹溪】老裂者燒灰治乳裂。
【綱目】散血止痛。消腫寬腸。
【註】傳尸勞。見人參條註。　腸風。見山茶花條註。
【用量】普通二三錢。
【禁忌】茄性寒利。多食必腹痛下痢。女人能傷子宮。凡久冷人不可多食。損人動氣。發瘡及痼疾。秋後多食損目。

茈胡

又名柴胡。詳見柴胡條。

茉莉

【產地】產我國廣東。各處皆有移植。惟最畏寒冷。花作香料。根可療疾。綱目芳草類。
【性味】花味辛性熱。無毒。根味辛性熱有毒。
【主治】花與根各別。
【茉莉花】蒸油取液作面脂頭澤長髮潤燥。香肌亦入茗湯。
【茉莉根】酒磨一寸服。則昏迷一日乃醒。二寸二日。三寸三日。凡跌損骨節脫臼接骨者。用此則不知痛也。
【用量】不可多用。隨宜而定。

【禁忌】誤用令人昏迷。

郁李仁

【產地】產我國陝西甘肅等地。他處亦多有之。其樹雖似李樹。而結子小若櫻桃。核仁入藥。綱目灌木類。

【性味】味酸。(或作苦辛)性平。無毒。

【主治】郁李仁爲潤燥破血洩氣行水要藥。主大腸氣滯。關格不通。治大腹水腫。四肢浮腫。破結氣。利水道。

【本經】主大腹水腫。面目四肢浮腫。利小便水道。

【甄權】陽中結氣。關格不通。

【大明】泄五臟膀胱急痛。宣腰胯冷膿。消宿食下氣。

【孟詵】破癖氣。下四肢水。酒服四十九粒。能瀉結氣。

【元素】破血潤燥。

【東垣】專治大腸氣滯。燥澀不通。

【宗奭】研和龍腦點赤眼。

【註】癖。見五味子條註。　關格。見大蒜條註。

【用量】普通一錢至三錢。

【禁忌】性專下降。善導大腸燥結。利周身水氣。然下後多令人津液虧損。燥結愈甚。乃治標救急之藥。非可常用。津液不足者忌之。

韭

【產地】處處有之。多播種於田野。葉與子俱入藥。綱目葷菜類。

【性味】味辛微酸。性溫濇。無毒。

【主治】韭葉主噎膈反胃吐血衄血。行氣消瘀。韭子主補肝腎。助命門。治陽痿遺精。遺尿白濁。

【別錄】主歸心安五臟。除胃中熱。利病人。可久食。

【弘景】葉煮鯽魚鮓食。斷卒下痢。根入生髮膏用。

【藏器】根葉煮食。溫中下氣。補虛益陽。調和臟腑。令人能食。止洩血膿。腹中冷痛。生搗汁服。主胸痺骨痛不可觸者。又解藥毒。療狂狗咬人數發者。亦塗諸蛇虺蠍蠆惡蟲毒。

【日華】煮食充肺氣。除心腹痼冷痃癖。搗汁服治肥白人中風失音。

【甯原】煮食歸腎壯陽。止洩精。暖腰膝。

【孟詵】煠熱以鹽醋空心喫十頓。治胸膈噎氣。搗汁服治胸痺刺痛如錐。即吐出胸中惡血甚驗。又灌初生小兒。吐去惡血。永無諸病。

【丹溪】主吐血唾血衄血尿血。婦人經脈逆行。打撲傷損及膈噎病。搗汁澄清和童尿飲之。能消散胃脘瘀血。甚效。

【綱目】飲生汁治上氣喘息欲絕。解肉脯毒。煮汁飲止消渴盜汗。熏產婦血運。洗腸痔脫肛。

【註】胸痺。見沙參條註。痃癖。見五味子條註。消渴。見人乳汁條註。盜汗。見五倍子條註。血運。見三七條註。

【用量】普通一錢至二錢。
【禁忌】千金方作可久食。不利病人。經疏曰。辛溫通利。多食神昏胃氣虛而有熱者忌。忌與蜜及牛肉同食。

食鹽

【產地】產近海及有鹽澤地方。四海之內皆有之。(成分爲綠化鈉)綱目鹵石類。
【性味】味鹹。(或作甘鹹)性寒。(或作溫)無毒。
【主治】食鹽爲解毒健胃潤下要藥。故亦爲日用必需之品。用之適量。則助消化。過量則催吐。多食則傷血損力。可以爲浴湯治痛風。熨貼治腹痛。

【本經】主腸胃結熱。喘逆。胸中病。令人吐。
【別錄】傷寒寒熱。吐胸中痰澼。止心腹卒痛。殺鬼蠱邪疰毒氣。下部䘌瘡。堅肌骨。
【藏器】除風邪。吐下惡物。殺蟲。去皮膚風毒。調和臟腑。消宿物。令人壯健。
【大明】助水臟。及霍亂心痛。金瘡。明目。止風淚邪氣。一切虫傷瘡腫火灼瘡。長肉補皮膚。通大小便。療疝氣。滋五味。
【甄權】空心揩齒。吐水洗目。夜見小字。
【綱目】解毒涼血。潤燥定痛止痒。吐一切時氣風熱痰飲關格諸病。
【註】痰澼。見巴豆條註。䘌。見丁香條註。霍亂。見大腹皮條註。關格。見大蒜

條註。

【用量】無一定。

【禁忌】臌脹病往往忌之。

【編者按】食鹽之結塊精純不須製煉者曰戎鹽、功用尤良。

香附

【產地】處處有之。生田野路傍。海濱尤多日本產者亦佳。其根外部黃赤色。內濃褐色。堅實有芳香。綱目芳草類。

【性味】味甘辛。性微寒。無毒。

【主治】香附為行氣調經要藥。功能通行全身。開鬱通經。消食化痰。主治脹滿腹痛。胎產諸症。為女科良劑。

【別錄】主除胸中熱。充皮毛。

【蘇頌】治心腹中客熱。膀胱間連脅下氣妨。常日憂愁不樂。心忪少氣。

【東垣】治一切氣。霍亂吐瀉腹痛。腎氣。膀胱冷氣。

【綱目】散時氣寒疫。利三焦。解六鬱。消飲食積聚。痰飲痞滿。胕腫腹脹。脚氣。止心腹肢體頭目齒耳痛。癰疽瘡瘍。吐血下血尿血。婦人崩漏帶下。月候不調。胎前產後百病。

【註】霍亂見大腹皮條註。瘡瘍瘡之總名。未潰者曰腫瘍。已潰者曰潰瘍。

【用量】普通一錢至三錢。

【禁忌】月事先期血熱也。法當涼血。禁用此藥。誤用則愈先期矣。忌鐵。

【編者按】香附近時多製用。稱製香附。以其製後性平。每入補劑。殊不知反失其味性也。萬全曰。凡人病則氣滯而餒。故香附於氣分爲君藥。臣以參耆。佐以甘草。治虛怯甚速。世人所罕知。時珍曰。生用上行胸膈。外達皮膚。熟用下走肝腎。外徹腰足。炒黑止血。童便浸炒。入血分而補虛。鹽水浸炒。入血分而潤燥。青鹽炒。補腎氣。酒浸炒。行經絡。醋浸炒。消積聚。薑汁炒。化痰飲。得參朮補氣。得歸地補血。得木香疏滯和中。得檀香理氣醒脾。得沉香升降諸氣。得川芎蒼朮總解諸鬱。得黃連梔子降火熱。得茯神交心腎。得茴香故紙引氣歸元。得厚朴半夏決壅消脹。得葱白紫蘇解散邪氣。得三稜蓬莪消磨積塊。得艾葉治血氣。煖子宮。乃氣病之總司。婦科之主帥也。大抵婦人多鬱。氣行則鬱解。故服之尤效。非宜於婦人。不宜於男子也。著名方劑有越鞠丸香附丸香砂養胃湯等。

【附錄】

【莎草苗及花】卽香附之苗及花。氣味同香附。主丈夫心肺中虛風及客熱。膀胱連脅下時有氣妨。皮膚瘙癢癮疹。飲食不多。日漸瘦損。常有憂愁心忡少氣等證。並收苗花二十餘斤。剉細以水二石五斗煑一石五斗。斛中浸浴。令汗出五六度其癢癢卽止四時常用癮疹風永除煎飲散氣鬱利胸膈降痰熱。

【香附子】卽香附之子功用與根同。

香蕈

【產地】處處有之多寄生桐柳枳椇本上種類甚多詳見菌譜綱目芝耳類。

【性味】味甘性平無毒。

【主治】香蕈主益氣治風破血利腸胃。

【吳瑞】主益氣不飢治風破血。

【仁玉】松蕈治溲濁不禁食之有效。

【用量】普通少用以入藥故無定量。

【禁忌】生山僻處者有毒殺人雨後叢生形色俱異者以銀針刺之色變黑者俱有毒不可食中其毒用豆腐解之或服地漿水解之。

【附錄】

【蘑菰】味甘性寒無毒主益腸胃化痰理氣。

〔編者按〕香蕈蘑菰。味甚鮮美。然皆稟溼氣薰蒸而成。謂爲無毒。實屬未必。故病家恆戒食之。常人多食則動氣發痰。易生瘡瘍。養生家所當愼之也。

香薷

【產地】處處有之。山野爲多。葉入藥。氣味香。綱目芳草類。

【性味】味辛。微溫。無毒。

【主治】香薷爲夏月要藥。功能淸暑熱。水溼。發汗利尿。治霍亂轉筋水腫。

【別錄】主霍亂腹痛吐下。散水腫。

【孟詵】去熱風卒轉筋者。煮汁頓服半升。卽止。爲末水服。止鼻衂。

【大明】下氣。除煩熱。療嘔逆冷氣。

【汪穎】夏月煮飲代茶。可無熱病。調中溫胃。含汁漱口。去臭氣。

【綱目】主脚氣寒熱。

【註】霍亂轉筋。見大蒜條註。脚氣。見大腹皮條註。

【用量】普通五分至二錢。

【禁忌】過服令人多汗。傷人元氣。反使表虛而易於感邪。

香橼　又名枸橼

【產地】產我國福建廣東。江南亦多有之。實大如盞。其皮如橙。入藥。綱目山果類。

【性味】味辛酸。性溫。無毒。

【主治】香橼主下氣。除心頭痰水。心下氣痛。

【藏器】主下氣。除心頭痰水。

【綱目】煮酒飲。治痰氣咳嗽。煎湯治心下氣痛。

【用量】普通七分至錢半。

【禁忌】多用耗氣。虛人愼之。

【附錄】

【佛手】枸櫞之一種。性質功用。俱相類似。或謂專破滯氣。不能兼除痰水。

【金橘】形圓而小。其色金黃。綱目山果類。味酸甘。性溫無毒。主下氣快膈。止渴。解酲。辟臭。其皮尤佳。

十畫

夏枯草

【產地】生原野。處處有之。四川爲良。冬至後生。夏至而枯。綱目隰草類。

【性味】味苦辛。性微寒。無毒。

【主治】夏枯草爲瘰癧要藥。主養陰血。散結毒。治目珠疼。夜甚。陰腫赤白帶下。消暑。清溼。

【本經】主寒熱瘰癧。鼠瘻。頭瘡。破癥。散癭結氣。脚腫。溼痺。

【註】瘰癧。見山慈姑條註。　鼠瘻。見木通條註。　癥癭。見大黃及川芎條註。　溼痺。見大豆黃卷條註。

【用量】普通一錢至三錢。

【禁忌】不詳。

【編者按】夏枯草熬膏久服。治瘰癧有實效。曾得確證頗多。不必疑忌也。

射干

【產地】處處有之。生於各地山中。為多年生草本。園圃亦可栽種。葉似菖蒲。其花可供玩賞。根入藥。綱目毒草類。

【性味】味苦。性平。有毒。

【主治】射干清火解毒。散血消痰。要藥。主咽喉腫痛。欬逆上氣。降實火。利大腸。治積痰瘀血。熱氣結毒。

【本經】主欬逆上氣。喉痺咽痛。不得消息。散結氣。腹中邪逆。食飲大熱。

【別錄】療老血在心脾間。欬唾言語氣臭。散胸中熱氣。

【弘景】苦酒摩塗毒腫。

【甄權】治。疰氣消瘀血。通女人月閉。

【大明】消痰。破癥結。胸膈滿。腹脹。氣喘。痃癖。開胃下食。鎮肝明目。

【宗奭】治肺氣喉痺為佳。

【元素】去胃中癰瘡。

【丹溪】利積痰疝毒。消結核。

【綱目】降實火。利大腸。治瘧母。

【註】喉痺見五倍子條註。疰見丹砂條註。痃癖見五味子條註。瘧母瘧疾挾痰血食結成癥瘕。不時發作者。

【用量】普通錢半至三錢。

【禁忌】性不益陰。凡脾胃弱。藏寒。氣血虛。病無實熱。均忌。

【編者按】射干近世多用以治咽喉病。皆取其清火之効也。凡火性炎上。而咽喉方寸之地。尤易受其薰蒸而難於宣洩。於是喉症成矣。甯原曰。射干能降實火。火降則血消腫消而痰結自解。癥瘕自除。丹溪曰。能治便毒與生薑同服。甄權曰通經。要亦清火散結之義也。射干與甘草桔梗山豆根牛蒡子杏仁等配合成方甚多。大率皆用以清熱消痰利咽喉治腫脹者也。

徐長卿

【產地】生山東陝西甘肅。如細辛微粗而長。徐長卿乃人名。嘗以此藥治邪病。人遂以名之。綱目山草類。

【性味】味辛。性溫。無毒。（或作有毒）

【主治】徐長卿主辟邪惡。近時用者不多。功用與鬼督郵相近。

【本經】主鬼物百精蠱毒。疫疾。邪惡氣。溫瘧。

【別錄】鬼疰精物邪惡氣。殺百精蠱毒老魅注易立走啼哭悲傷恍惚。

【註】蠱毒。見人牙條註。溫瘧。見大戟條註。鬼疰。見丹砂條註。

【用量】普通八分至錢半。

【禁忌】治鬼之藥多有毒。用之宜慎。

拳參

【產地】產淄州為多年生草本。各處山野陰溼之地亦有之。葉與嫩莖可作食品。根莖則入藥。庭園可植之綱目山草類。

【性味】味苦性濇無毒。

【主治】拳參主久瀉失血。間歇發熱爲收斂之藥。

【蘇頌】治淋濁腫氣。

【用量】普通七分至二錢。

【禁忌】不詳。

【編者按】拳參近時罕用。然據日本驗得能治粘液漏洩。如慢性咽喉腫。慢性痔疾。及尿道滑液膜剝脫而小便淋痛。久帶久淋。均極效。

栗子

【產地】處處有之。山東河北等地爲勝。綱目五果類。

【性味】味鹹性溫無毒。

【主治】栗子主益氣補腎厚腸胃。

【別錄】主益氣厚腸胃。補腎氣令人耐飢。

【思邈】生食治腰脚不遂。

【蘇恭】療筋骨斷碎腫痛瘀血。生嚼塗之有效。

【用量】普通爲服食品。入藥無定量。

【禁忌】腎之果。腎病宜之。但小兒不可多食。生則難化。熟則滯氣。往往膈食生蟲致病。凡患風水人亦忌之。

栝樓 又名瓜蔞

【產地】產我國陝西者良。他處亦有之。爲山野自生之蔓草。根名天花粉。實名瓜蔞。實之皮曰瓜蔞皮。中含仁甚多。曰瓜蔞仁。俱入藥。綱目蔓草類。

【性味】味甘。性寒。無毒。

【主治】栝樓爲潤肺降氣要藥。主袪痰止嗽。滌胸中垢膩。潤心肺。及胃治吐血。天花粉主治消渴。煩滿大熱。通乳消腫。

【別錄】主胸痺。悅澤人面。

【綱目】潤肺燥。降火。治欬嗽。滌痰結。利咽喉。止消渴。利大腸。消癰腫瘡毒。

【大明】子炒用補虛勞。口乾。潤心肺。治吐血。腸風瀉血。赤白痢。

【註】胸痹。見沙參條註。消渴。見人乳汁條註。腸風。見山茶花條註。

【用量】普通一錢至三錢。

【禁忌】脾胃虛寒作泄者忌。惡乾薑。畏牛膝。反烏頭。忌鐵。

【編者按】栝樓根實。皆能潤肺治痰。此其同也。就中其仁以清胸中痰火。潤腸滌穢之功爲巨。其根治時熱大渴。癰瘡腫毒之功爲巨。瓜蔞皮潤腸消痰。並行而其力較緩。此其別也。凡治痰之劑。有宣有下有消有攻有潤。而栝樓則潤劑也。然潤中亦有別。栝樓清而潤。蘇子溫而潤。萊菔子消而潤。麥冬補而潤。牛蒡杏仁散而潤者也。至於補肺以治痰。則有五味子之收斂。除溼健脾以治痰。則有半夏之溫燥。更適乎與潤者不侔矣。參看各條。

桂枝

【產地】詳見肉桂條。綱目香木類。

【性味】味辛甘。性溫。無毒。

【主治】桂枝爲發表解肌要藥。主溫經通脈。表虛中風。治手足痛風。傷寒頭痛。無汗能發。有汗能止。行肺氣。散寒邪。調和營衛。橫通肢節。

【本經】主上氣欬逆。結氣喉痹。吐吸。利關節。補中益氣。

【別錄】心痛脅痛脅風。溫筋通脈。止煩出汗。

【甄權】去冷風疼痛。

【元素】去傷風頭痛。開腠理。解表發汗。去皮膚風溼。

【備要】主溫經通脈。發汗解肌。治傷寒頭痛。中風自汗。調和營衛。使邪從汗出。而汗自止。亦治手足痛風脅風。

【丹溪】橫行手臂。治痛風。

【註】喉痹見五倍子條註。自汗。見石斛條註。

【用量】普通三分至錢半。

【禁忌】凡陰虛火炎。溫病大熱。喉症血症。均忌。

【編者按】桂枝古今皆列爲要藥。治効甚多。配合佐使。應用尤廣。與麻黃柴胡荊芥防風生薑葱白等同用。治風寒束表。與桑枝附子牛膝威靈仙茯苓防已等同用。治關節疼痛。與白芥子厚朴杏仁半夏等同用治上氣咳逆。與白芍同用解肌和中。與葛根同用發汗退熱。方劑之最著者有桂枝湯。（桂枝芍藥生薑甘草。治頭痛發熱。有汗惡風。）桂枝二麻黃一湯。桂枝二越婢一湯。桂枝人參湯。（桂枝甘草人參白朮乾薑。治太陽病外證未除而數下之。遂協熱而利。心下痞鞕。表裏不解。及胸痺之處者。）桂枝加附子湯。桂枝加葛根湯。桂枝加黃耆湯。桂枝加厚朴杏仁湯。桂枝甘草龍骨牡蠣湯等。沈金鰲曰。肉桂補。桂枝散。二物雖一體而用實不同有如此也。

桃仁

【產地】處處有之。以產河南陝西者爲良。仁入藥。綱目五果類。

【性味】味苦甘。性平。無毒。

【主治】桃仁爲破血潤燥要藥。主行瘀血。消心下堅硬。治血暈血痞血積血痢血熱燥癢蓄血發狂通月經。

【本經】主瘀血。血閉癥瘕。邪氣。殺小蟲。

【別錄】止欬逆上氣。消心下堅硬。除卒暴擊血。通月水。止心腹痛。

【元素】治血結血祕血燥。通潤大便。破蓄血。

【孟詵】殺三蟲。又每夜嚼一枚和蜜塗手面良。

【綱目】主血滯。風痺。骨蒸。肝瘧寒熱。鬼注疼痛。產後血病。

【註】癥瘕。見大黃條註。　蓄血。謂留聚之血。　風痺。見丹皮條註。　骨蒸。見地骨皮條註。　鬼疰。見丹砂條註。

上海大衆書局印行

【用量】普通一錢至二三錢。

【禁忌】生桃實多食令人膨脹及生瘡疽。與鼈同食患心痛。服朮人忌之。作脯食益顏色。肺病宜之。桃仁散而不收。瀉而無補。過用或不當。能使血下不止。損傷眞陰。故凡經閉由於血枯。產後腹痛由於血虛。大便閉濇由於津液不足者。均忌。雙仁者有毒。不可食。

【編者按】桃仁行血。連皮尖生用。潤燥。去皮尖炒用。著名方劑有桃仁承氣湯。（桃仁大黃甘草桂枝芒硝）治太陽病不解。熱結膀胱。其人如狂。小腹急結。及婦人敗血留經。或經閉。桃仁湯。（桃仁䗪蟲荆芥大黃川芎當歸桂心甘草蒲黃）治從高墮下。腹中瘀血滿痛。生化湯。（當歸川芎桃仁炮薑）治產後諸痛。加減用之。

【附錄】

【桃奴】桃子乾懸着樹。經冬不凋者。主殺百鬼精物。療中惡腹痛。心痛。吐血。燒灰研末服之。

桑上寄生

【產地】產我國廣西。或云處處有之。但寄生雜樹者多。寄生桑樹者難得也。綱目寓木類。

【性味】味苦。（或作甘）性平。無毒。

【主治】桑上寄生爲補肝腎堅筋

骨要藥。主腰痛背强。益血脈。安胎孕。治女子內傷不足。懷孕胎漏。產後餘疾。

【本經】主腰痛。小兒背强。癰腫。充肌膚。堅髮齒。長鬚眉。安胎。

【別錄】去女子崩中內傷不足。產後餘疾。下乳汁。主金瘡。去痺。

【大明】助筋骨。益血脈。

【甄權】主懷妊漏血不止。令胎牢固。

【註】崩中見三七條註。金瘡見土當歸條註。痺見人參條註。

【用量】普通一錢至三錢。

【禁忌】忌見火。

桑白皮

【產地】處處有之。其根皮入藥。綱目灌木類。

【性味】味甘辛。性寒。無毒。

【主治】桑白皮爲瀉肺火行水道要藥。主肺氣喘滿。傷中益氣。開胃消痰解渴。治欬嗽吐血。去肺中水氣。水腫腹滿。

【本經】主傷中。五勞六極。羸瘦。崩中。絕脈。補虛益氣。

【別錄】去肺中水氣。唾血。熱渴。水腫腹滿臚脹。利水道。去寸白。可以縫金瘡。

【甄權】治肺氣喘滿。虛勞客熱。頭痛。內補不足。

【孟詵】煮汁飲利五臟。入散用下一切風氣水氣。

上海大衆書局印行

【大明】調中下氣。消痰止渴。開胃下食。殺腹臟蟲。止霍亂吐瀉。研汁治小兒天弔驚癇客忤。及傅鵝口瘡。大驗。

【綱目】瀉肺。利大小腸。降氣散血。

【註】五勞六極。見水獺肝條註。崩中。見三七條註。臚脹。見百合條註。寸白。卽寸白蟲也。寄生人體之內。霍亂見大腹皮條註。客忤見天竹黃條註。鵝口瘡滿口生白斑雪片。初生小兒多患之。

【用量】普通一錢至三錢。

【禁忌】肺虛無火。因風寒而嗽者均忌。忌鐵。

【附錄】

【桑枝】味苦。性平。無毒。主祛風清熱。逐溼。消食。補肺。益腎。通關節。利小便。治口渴。風痹。乾燥。四肢拘攣。風氣。水氣。上氣。眩暈。肺氣咳嗽。風熱臂痛。灸癰疽發背。內證通絡。外證補托。久服利關節。除風溼。和平無忌。

【桑椹】味甘酸。性溫。無毒。主明目聰耳。利五臟。治關節痛。血氣。止消渴。清熱。安神。搗汁飲。解中酒毒。釀酒服。利水氣。消腫。熬膏名文武膏。治瘰癧結核。

【桑蟲】味甘。性溫。無毒。主祛風。補不足。治胸下堅滿。卒然心痛。婦人崩中漏下。墮胎下血。小兒驚風。風疹。口瘡。障翳。瘀腫。凡痘瘡毒盛。白陷不能起發者。絞汁和白酒釀服以透之。但痘之薄皮脚散。因虛內陷者均忌。

桑葉

【產地】見桑白皮條。入藥用經霜者。綱目灌木類。

【性味】味苦甘。性寒。無毒。（或作小毒）

【主治】桑葉爲散熱。除風。涼血明目要藥。主除寒熱。通關節。治咳嗽。消渴。赤眼。瘡癰。外用洗眼。療手足麻木。勞熱風痛。

【本經】主除寒熱。出汗。

【別錄】汁解蜈蚣毒。

【蘇恭】煎濃汁能除脚氣水腫。利大小腸。

【孟詵】炙熟煎飲。代茶止渴。

【大明】煎飲利五臟。通關節。下氣。嫩葉煎酒服。治一切風。蒸熟擣署風痛出汗。幷損撲瘀血。挼爛塗蛇蟲傷。

【藏器】研汁治金瘡及小兒吻瘡。煎汁服止霍亂腹痛吐下。亦可以乾葉煮之。雞桑葉煮汁熬膏服。去老風及宿血。

【綱目】治勞熱咳嗽。明目長髮。

【註】脚氣。霍亂。見大腹皮條註。　金瘡。見土當歸條註。　吻瘡。即口瘡。

【用量】普通一錢至三錢。

【禁忌】凡火衰氣弱。肺家虛寒者勿用。

〔編者按〕桑葉入胃大腸兩經。爲瀉火清熱雋品。合菊花銀花連翹四者。俱屬輕淸解熱之劑。平易無害。時人多樂用之。然麻黃桂枝柴胡細辛之功。未免少用而見掩。避重就輕。因以知世情今昔之殊也。著名方劑有桑麻丸。（桑葉黑胡麻子）主去風涼血。補肝益腎。除風溼。烏鬚髮。治肝陰不足。眼目昏花。肌膚甲錯。麻痹不仁。桑菊飲。治風溫在肺。發熱欬嗽。參看菊花條。

桑螵蛸

【產地】處處有之。乃螳螂所作房。着生於桑枝上者。入藥。綱目蟲類。

【性味】味鹹甘。性平。無毒。

【主治】桑螵蛸爲固腎益精要藥。主遺尿。滑精。治白濁疝瘕。腎衰陰痿。通五淋。療便濁。

【本經】主傷中。疝瘕。陰痿。益精生子。女子血閉腰痛。通五淋。利小便水道。

【別錄】療男子虛損。四臟氣微。夢寐失精。遺溺。久服益氣養神。

【甄權】炮熟空心食之。止小便利。

【註】疝瘕見山茱萸條註。五淋。見牛膝條註。

【用量】普通一錢至三錢。

【禁忌】凡膀胱有熱。小便短數者忌之。

〔編者按〕桑螵蛸爲小兒夢中遺尿要藥。得覆盆子菟絲子益智仁補骨脂等甚効。合龍骨療滑精。著名方劑有桑螵蛸散。（

鹽炙桑螵蛸遠志肉龍骨鹽炙菖蒲人參茯神醋炙龜板當歸）治男子因女勞。小便日數十次如稠米泔色。心神恍惚瘦瘁。有實效。

桔梗

【產地】自生於山中向陽之地。處處皆有。葉似沙參。根亦相似而較白綱目山草類。

【性味】味苦辛。性微溫。有小毒。

【主治】桔梗爲宣肺袪痰要藥。功能治痰壅氣逆。胸脅氣痛。利咽喉。治肺癰。

【本經】胸脅痛如刀刺。腹滿腸鳴幽幽。驚恐悸氣。

【別錄】利五臟腸胃。補血氣。除寒熱風痺。溫中消穀。療喉咽痛。下蠱毒。

【甄權】治下痢。破血積氣。消聚痰涎。去肺熱氣促嗽逆。除腹中冷痛。主中惡及小兒驚癇。

【大明】下一切氣。止霍亂轉筋。心腹脹痛。補五勞養氣。除邪辟溫。破癥瘕肺癰。養血排膿。補內漏及喉痺。

【元素】利竅。除肺部風熱。清利頭目咽嗌。胸膈滯氣及痛。除鼻塞。

【東垣】治寒嘔。

【時珍】主口舌生瘡。赤目腫痛。

【註】風痺。見丹皮條註。　蠱毒。見人牙條註。　霍亂轉筋見大蒜條註。　五勞。見人參條註。　癥瘕見大黃條註。　肺癰。見白石英條註。　喉痺。見五倍子條註。

【用量】普通八分至二錢。

【禁忌】凡攻補下焦藥中勿入。氣逆上升。不得下降。及邪在下焦均忌。

【編者按】桔梗爲開肺之品。故長於祛除痰壅。治肺實胸脅作痛。及肺癰欬吐膿血。甚効。至於肺氣已虛。或勞損喘欬則不宜。蓋雖能祛痰而性有小毒也。桔梗之配合。加甘草治咽喉腫痛及肺癰。合瓊玉膏或貝母前胡或麥冬阿膠治乾咳。合杏仁貝母遠志瓜蔞等豁痰止咳。加訶子治失音。總之桔梗性升。故能收開發之効。（若虛勞乾咳失音。恐非所長。）丹溪言痢疾腹痛。先用桔梗。亦此意也。

浮石

又名海浮石。詳見海浮石條。

浮萍草　又名浮石

【產地】處處有之。浮生於河澤水面。無根。葉大而面青背紫者良。稱紫背浮萍。綱目水草類。

【性味】味辛。性寒。無毒。

【主治】浮萍草爲發汗利水要藥。主祛風發汗。下氣行水。透風疹丹毒。治熱狂浮腫。痲痹癘風。小便不利。目赤翳膜。外治敷瘡腫。

【本經】主暴熱身痒。下水氣。勝酒。長鬚髮。止消渴。

【別錄】下氣。以沐浴生毛髮。

【大明】治熱毒風熱熱狂。熘腫毒。湯火傷。風瘮。
【藏器】搗汁服主水腫。利小便。爲末酒服方寸匕。治人中毒。爲膏傅面鼾。
【綱目】主風溼麻痺。脚氣打撲傷損。目赤翳膜。口舌生瘡。吐血衂血。癜風丹毒。
【註】翳膜見木賊草條註。　脚氣見大腹皮條註。　癜風皮膚上生白點白塊也。丹毒見地膚子條註。
【用量】普通八分至二錢。
【禁忌】發汗力猛。證非大實大熱者。不可輕用。表虛自汗者尤忌。

海金沙

【產地】產貴州及湖南。江浙川陝亦皆有之。爲山野多年生羊齒類植物。綱目隰草類。
【性味】味甘性寒無毒。
【主治】海金沙爲通淋利溼要藥。主諸淋急痛。小便不利。傷寒熱狂。
【嘉佑】主通利小腸。得梔子馬牙硝蓬砂療傷寒熱狂。或丸或散。
【綱目】治溼熱腫滿。小便熱淋。膏淋。血淋。石淋莖痛。解熱毒氣。
【註】膏淋。小便色濁。下如脂膏或米泔水色者。　石淋。見苦匏條註。
【用量】普通一錢至二三錢。
【禁忌】性淡滲而無補益。小便不利及諸淋由於腎虛眞陰不足者。均忌。
【編者按】海金沙治傷寒熱狂者。子和曰。

大熱利小便釜底抽薪之義也。配方有海金砂散。（海金砂桂皮甘草各二錢。茯苓猪苓白朮芍藥各三錢。石葦一錢。澤瀉五錢。滑石七錢。燈心三十莖。）治諸淋澀痛。又方（海金沙三錢白朮四兩甘草五錢黑牽牛頭末一兩爲末每服一錢。）治脾溼腫滿。腹脹如鼓。喘不得臥。均效。

海浮石　又名浮石

【產地】海浮石乃江海間細沙與水沫凝聚日久結成故多產海邊。綱目石類。

【性味】味鹹。性平。無毒。

【主治】海浮石爲消痰軟堅要藥。主消老痰積塊。上焦痰熱。清肺降火。止渴通淋。

【大明】主煮汁飲。止渴治淋。殺野獸毒。

【弘景】止欬。

【宗奭】去目翳。

【丹溪】清金降火。消積塊。化老痰。

【綱目】消瘤癭結核疝氣。下氣。消瘡腫。

【註】瘤癭見半夏及川芎條註。　疝氣。見山查條註。

【用量】普通一錢至三錢。

【禁忌】實痰可用。因虛而生痰者。當慎用之。

海參

【產地】產我國海濱。拾遺蟲類。

【性味】味甘鹹。性溫無毒。

【主治】海參爲滋補要藥。主益精髓。充血脈。攝小便。壯陽具。治虛火上炎。大便燥結。

【括要】主降火潤燥。消痰涎。攝小便。治大便燥結。休息痢疾。勞怯陽痿。外用貼潰瘍生蛆。金瘡破爛。

【註】勞怯。勞傷怯損。皆虛弱之疾也。 潰瘍。見香附條註。 金瘡。見土當歸條註。

【用量】普通爲服食之品。入藥無定量。

【禁忌】川寒。溼素重。脾胃久弱。飲食生痰者忌之。

【附錄】

【紅旗參】又名遼參。乃海參之產於遼東海邊者。色黑多刺。而較小。滋陰添髓。生血養肝。最爲上品。

海蛤粉

【產地】產海濱。爲蛤類之殼。經海水礱礪。漂集海邊泥沙中者。細小如棋子。光潤瑩淨。綱目介類。

【性味】味苦鹹。性平。(或作寒)無毒。

【主治】海蛤粉爲軟堅潤下要藥。主老痰。熱痰。痰氣喘咳。消癭核。散腫毒。止嘔逆。利小便。治婦人血病。

【丹溪】主熱痰。溼痰。老痰。頑痰。疝氣。白濁帶下。同香附末薑汁調服。主心痛。

【綱目】清熱利溼。化痰飲。定喘嗽。止嘔逆。消浮腫。利小便。止遺精白濁。心脾疼痛。化積塊。解結氣。消癭核。散腫毒。治婦人血病。油調塗湯火傷。

【註】疝氣見山查條註。癭核見川芎條註。

【用量】普通一二錢。

【禁忌】畏甘遂芫花。雖善消痰積血塊。然脾胃虛寒者宜少用。

【編者按】海蛤多製成粉入藥。故名海蛤粉。同阿膠拌丸名蛤粉阿膠珠。用以滋陰降火化痰甚良。仲醇曰。諸痰皆火氣上炎。煎熬津液而成。得此能軟堅潤下。故消。

【附錄】

【文蛤】味鹹。性平。無毒。主欬逆胸痹腰痛脅急女人崩中漏下。止煩渴。利小便。化痰軟堅。敷治口鼻中蝕疳惡瘡五痔。

海藻

【產地】產海島中。爲藻類之產於海中者。種類頗多。入藥用馬尾藻。綱目水草類。

【性味】味鹹。性寒。無毒。

【主治】海藻爲除熱軟堅要藥。主癭瘤瘰癧。治癰腫老痰。通血脈。利小便。

【本經】主癭瘤結氣。散頸下硬核痛。癰腫。癥瘕堅氣。腹中上下雷鳴。下十二水腫。

【別錄】療皮間積聚。暴潰瘤氣。結熱。利小便。

【甄權】辟百邪鬼魅。治氣急心下滿。疝氣下墜。疼痛卵腫。去腹中幽幽作聲。

【李珣】治奔豚氣。脚氣。水氣浮痛。宿食不消。五膈痰壅。

【註】奔豚見丁香條註。

【用量】普通一錢至三錢。

【禁忌】脾家有溼者忌。

【附錄】

【海帶】下水消癭。主治婦人病。療風。功同海藻。

消石　又名硝石

【產地】產於東印度埃及等熱帶地方及我國西北。（成分爲硝酸加留謨）投入火中則爆鳴。立卽燃燒而發鮮明之燄。綱目鹵石類。

【性味】味苦。性寒。無毒。

【主治】消石主淸積熱。利小便。治五淋。

【本經】主五臟積熱胃脹閉。滌去蓄結飲食。推陳致新。除邪氣。

【別錄】療五臟十二經脈中百二十疾。暴傷寒。腹中大熱。止煩滿消渴。利小便及瘻蝕瘡。能化七十二種石。

【甄權】破積散堅。治腹脹。破血。下瘰癧。瀉得根出。

【大明】含咽治喉閉。

【綱目】治伏暑傷冷。霍亂吐痢。五種淋疾。女勞黑疸。心腸㽲痛。赤眼。頭痛。牙痛。

【註】消渴見人乳汁條註。　瘰癧見山慈姑條註。　黑疸。周身皮膚眼目俱現黑色。爲疸症之最重者。

【用量】普通五分至一錢。

【禁忌】忌火。

烏芋

又名地栗。詳見地栗條。

烏梅

【產地】處處有之。係採梅樹未熟之實。剝皮去核。入籠於竈火煙煤中薰乾者。綱目五果類。

【性味】味酸。性平。無毒。

【主治】烏梅爲斂肺濇腸。涌痰。消腫。除熱殺蚘要藥。主下氣。治煩滿。虛勞骨蒸。蚘厥吐利。反胃膈噎。泄瀉痢疾。

【本經】主下氣。除熱。煩滿。安心。止肢體痛。偏枯不仁死肌。去青黑痣。蝕惡肉。

【別錄】去痺。利筋脈。止下痢。好唾口乾。

【弘景】水漬汁飲治傷寒煩熱。

【藏器】止渴調中。去痰治瘧瘴。止吐逆霍亂。除冷熱痢。

【大明】治虛勞骨蒸。消酒毒。令人得睡。和建茶乾薑爲丸服。止休息痢大驗。

【綱目】斂肺澀腸。止久嗽瀉痢。反胃噎膈。蚘厥吐利。消腫涌痰。殺蟲。解魚毒馬汗毒硫黃毒。

【註】痺。見人參條註。 霍亂。見大腹皮條註。 骨蒸。見地骨皮條註。 蚘厥。腹中蚘蟲。上逆作吐。手足厥冷也。 涌痰。涌吐痰涎也。

【用量】普通一錢至二三錢。

【禁忌】凡風寒初起。瘧痢未久者

均忌多食。損齒傷筋。忌豬肉。

【編者按】烏梅著名方劑有烏梅丸。（烏梅細辛附子蜀椒桂枝人參黃蘗乾薑黃連當歸）治蚘厥上入膈。時煩時止。得食而嘔者。參看使君子蕪荑鶴蝨各條。

【附錄】

【白梅】乃青梅鹽漬製成者。味酸鹹。性平。無毒。主消痰。止霍亂。解酒毒。治瀉痢煩渴。下血血崩。功同烏梅。和藥點痣蝕惡肉。刺在肉中者。嚼傅之卽出。亦止刀箭傷出血。

【綠萼梅】梅之枝跗皆綠者。結實多雙。其花主開胃散鬱。生津止渴。解暑滌煩。利肺氣。平肝氣。解胎毒。消瘰癧。功用較常梅爲良。婦人方中多用之。

烏賊骨

【產風】產於海濱。形如革囊。骨及肉入藥。綱目鱗類。

【性味】味鹹。性微溫。無毒。

【主治】烏賊骨主通經絡。祛寒溼。治寒熱癥瘕。陰蝕腫痛。赤白漏下。血枯經閉。能補肝傷。療血不足。

【本經】主女子赤白漏下。經汁血閉。陰蝕腫痛。寒熱癥瘕。無子。

【別錄】驚氣入腹。腹痛環臍。丈夫陰中腫痛。令人有子。又止瘡多膿汁不燥。

【日華】療血崩。殺蟲。

【藏器】炙研飲服治婦人血瘕。大人小兒下痢。殺小蟲。

【孟詵】治眼中熱淚。及一切浮翳。研末和蜜點之。久服益精。

【綱目】主女子血枯病。傷肝唾血下血。治瘧消瘦。研末敷小兒疳瘡痘瘡臭爛。丈夫陰瘡湯火傷跌傷出血。燒存性酒服治婦人小戶嫁痛。同雞子黃塗小兒重舌鵝口。同蒲黃末傅舌腫血出如泉。同槐花末吹鼻治衄血。同銀硃吹鼻治喉痺。同白礬末吹鼻治蠍螫疼痛。同麝香吹耳治聤耳有膿及耳聾。

【註】血瘕。見天名精條註。小戶嫁痛。女子新嫁交媾作痛也。重舌見五靈脂條註。鵝口。見桑白皮條註。喉痺。見五倍子條註。聤耳。見苦丁茶條註。

【用量】普通一錢至三錢。

【禁忌】血病多熱者勿用。

烏頭

【產地】產我國四川。故亦名川烏。與附子同種。稱爲附子之母。參看附子條。綱目毒草類。

【性味】味辛。性熱。有大毒。

【主治】烏頭爲扶元回陽補火退寒要藥。功同附子。

【元素】主諸風。風痺血痺。半身不遂。除寒冷。溫養臟腑。去心下堅痞。感寒腹痛。

【東垣】除寒溼。行經散風邪。破諸積冷毒。

【好古】補命門不足。肝風虛。

【綱目】助陽退陰。功同附子而稍緩。

【註】風痺血痺見丹皮及白芍條註。

【用量】普通一錢至三錢。

【禁忌】詳見附子條。

【編者按】烏頭附子功同相同。至後世始以烏頭性較輕疏。散風去寒爲勝。附子性較重滯。回陽補火爲勝。至治上焦風痰寒溼。或托毒透癰。則多用烏頭。可以生用。其力尤宏。若入補劑。多熟用。取其慓悍之性較緩也。參看附子條。

【附錄】

【天雄】性味同烏頭。有毒宜製用。

烏藥

【產地】產我國兩廣及湖南浙江等地。樹高大。其根入藥。綱目香木類。

【性味】味辛。性溫。無毒。

【主治】烏藥爲行氣止痛要藥。主疏利胸腹邪逆之氣。婦人血氣。治氣壅腫痛中風中氣。膀胱冷氣反胃吐食。療貓犬百病。

【藏器】主中惡心腹痛。蠱毒。疰忤鬼氣。宿食不消。天行疫瘴。膀胱腎間冷氣攻衝背膂。婦人血氣。小兒腹中諸蟲。

【大明】除一切冷氣。霍亂。吐食反胃。瀉痢。癰癤疥癘。併解冷熱。其功不可悉載。貓犬百病。並可磨服。

【好古】理元氣。

【綱目】中氣腳氣疝氣氣厥頭痛。腫脹喘急。

止小便頻數及白濁。

【註】蠱毒見人牙條註。　霍亂見大腹皮條註。　脚氣見大腹皮條註。　疝氣見山查條註。

【用量】普通八分至二錢。

【禁忌】辛溫散氣病屬虛者忌。世人多同香附治婦人一切氣病。不知氣有虛實。有寒熱。冷氣暴氣固宜。熱氣虛氣必有害。故婦人月事先期。小便短數。及咳嗽內熱。口渴舌苦不臥。一切陰虛內熱之病均忌。

【編者按】烏藥香竄。行氣頗捷。婦人氣結之病。用之有效。然頻用則走泄眞氣。殊不宜也。汪昂曰。厥逆痰壅口噤脈伏者。身溫則爲中風。身冷則爲中氣。又有痰則爲中風。無痰則爲中氣。局方治中氣用烏藥順氣散。先疏其氣。氣順則風散也。宗奭曰。烏藥同沈香磨服。治胸腹冷氣甚穩。著名方劑有烏藥湯。(烏藥香附當歸木香甘草)治婦人經行不調。四磨湯。(人參檳榔沈香天台烏藥清水磨服)治七情感傷。上氣喘急。胸膈不快。妨悶不食。及一切氣滯。痞悶不舒等症。

烏蘞莓

【產地】產山野平澤。似葡萄藤。其莖每節皆有卷鬚。根入藥。綱目蔓草類。

【性味】味酸苦．性寒．無毒．
【主治】烏蘞苺主治癰瘡腫毒．內服外敷均可．
【弘景】主癰癤瘡腫虫咬。擣根傅之。
【蘇恭】風毒熱腫游丹。擣敷并飲汁。
【綱目】涼血解毒。利小便。根擂酒服。消癤腫神效。
【註】遊丹。丹毒之遊走者。見地膚子條註。
【用量】普通一二錢．
【禁忌】不詳．

烟桿

【產地】即竹製之長烟桿也．處處有之．以曾經吸烟．久而陳者佳．綱目火類．
【性味】味辛辣．性溫．有毒．
【主治】烟桿及桿內烟油．爲殺蟲解毒要藥．
【綱目】主治撈損。諸藥無効者。辟蛇蟲毒。可以內服外用。中蛇毒者。服烟油味辣。乃反覺其甜。
【用量】隨症而施．無定量．
【禁忌】烟桿不可近臭氣．如持以上廁．則失其光澤．近婦人亦如之．

狼牙

【產地】處處有之．其根黑色若獸之牙．故名．綱目毒草類．
【性味】味苦．性寒．有毒．
【主治】狼牙主治邪熱惡瘡．殺腹

臟一切蟲。
【本經】主邪氣。熱氣。疥瘙惡瘡瘍痔。去白蟲。
【甄權】治浮風瘙痒煎汁洗惡瘡。
【大明】殺腹臟一切蟲。止赤白痢。煎服。
【註】惡瘡見人中黃條註。
【用量】普通五分至錢許。外用無定量。
【禁忌】多用以外洗陰部瘡癢。內服有毒宜愼之。

狼把草

【產地】生山澤間。處處有之。綱目隰草類。
【性味】味苦。性平。無毒。
【主治】狼把草昔人以爲治血痢久痢。今日人以爲健胃祛痰利尿。能治肺病。
【藏器】主赤白久痢。小兒大腹痞滿。丹毒寒熱。取根莖煮汁服。
【圖經】狼把草主丈夫血痢。不療婦人。根治積年疳痢。取草二斤搗絞取汁一小升。納白麵半雞子許。和勻空腹頓服。極重者不過三服。或收苗陰乾搗末蜜水半盞服一方寸匕。
【綱目】可染鬚髮。治積年癬。天陰卽痒。搔出黃水者。搗末摻之。
【註】丹毒見地膚子條註。
【用量】普通三四錢。
【禁忌】不詳。
【編者按】狼把草近時用者甚鮮。而日本

民間。謂治肺病有特効。曾風靡一時。據醫學家考查所得。謂煎成茶狀。飲之能使胃強健。治咳利尿。至於治肺病有無特効。因有闢其妄者。故未能證實云。

狼毒

【產地】產我國山西陝西等地。葉似商陸及大黃。莖葉上有毛。其根皮黃肉白。入藥。綱目毒草類。

【性味】味辛。性平。有大毒。

【主治】狼毒主破積聚。治九種心痛。

【本經】主欬逆上氣。破積聚飲食。寒熱水氣。惡瘡鼠瘻。疽蝕。鬼精蠱毒。殺飛鳥走獸。

【別錄】除胸下積癖。

【大明】治痰飲癥瘕。亦殺鼠。

【抱朴】合野葛納耳中治聾。

【括要】經年癬瘡生痂。搔之有黃水出。每陰雨癢甚。爲末傅之効。

【註】鼠瘻見木通條註。疽蝕。疽瘡蝕肉。易於腐潰而難於收口者。癥瘕見大黃條註。

【用量】普通三分至錢許。

【禁忌】狼毒有毒。用之宜愼。畏密陀僧。

益母草

又名茺蔚。詳見茺蔚子條。

益智仁

【產地】產安南及我國福建兩廣。其子作多角形。氣芳香。皆似豆蔻。

色紅褐。綱目芳草類。
【性味】味辛。性溫。無毒。
【主治】益智仁爲壯元氣理虛祛要藥。功能益脾胃。補心腎。澀精氣。通氣鬱。主遺精泄瀉。胃寒嘔吐。振腎陽。縮小便。止崩帶。
【藏器】主遺精虛漏。小便餘瀝。益氣安神。補不足。利三焦。調諸氣。夜多小便者。
【東垣】治客寒犯胃。和中益氣。及人多唾。
【好古】益脾胃。理元氣。補腎虛滑瀝。
【訒菴】澀精固氣。宣通氣鬱。溫中進食。攝涎唾。縮小便。冷氣腹痛。泄精。女人崩帶。
【綱目】心氣不足。夢洩赤濁。熱傷心系。吐血血崩諸證。
【註】滑瀝精易滑洩。溺有餘瀝也。

【用量】普通八分至二錢。
【禁忌】凡證屬燥熱。病人有火者不宜用。故嘔吐由熱而不由寒。氣逆由怒而不由虛。小便餘瀝。由水涸精虧內熱。而不由腎氣虛寒。洩瀉由濕火暴注。而不由氣虛腸滑。均忌。
【編者按】益智仁著名方劑有縮泉丸。（鹽水炒益智仁入烏藥等分爲末。再加山藥粉酒糊丸。空心鹽湯下。）治腎虛小便頻數。分清飲。（益智仁萆薢菖蒲烏藥茯苓甘草）治思慮過度。清濁相干。小便白濁。又小兒遺溺。合覆盆子菟絲子桑螵蛸等用之良。單方。針斷入肉中。速取益智仁煎服帶下。益智仁爲末湯調服之。

眞珠

【產地】產海中大蚌內所生之物也。綱目介類。

【性味】味鹹甘。性寒。無毒。

【主治】眞珠爲瀉熱定驚鎭心下痰要藥。主安神澤顏色。點目去翳。塞耳治聾。外用拔毒生肌。治潰瘍及口舌糜爛。

【開寶】主鎭心。點目去膚翳障膜。塗面令人潤澤好顏色。塗手足去皮膚逆臚。綿裹塞耳主聾。

【甄權】磨翳墜痰。

【李珣】除面鼾。止洩。合知母療煩熱消渴。合左纏根治小兒麩豆瘡入眼。

【宗奭】治小兒驚熱。

【綱目】安魂魄。止遺精白濁。解痘疔毒。主難產。下死胎胞衣。

【註】膚翳障膜見木賊草及石決明條註。

【用量】普通一二分。

【禁忌】曾作首飾及經尸氣者不可用。用敷湯火傷不可着水。研不細則傷人臟腑。若患病不由火熱及喉症口糜。尚不宜收斂者均忌。

砭石

【產地】時珍曰。砭石從東方來。但近日難得此物。綱目石類。

【主治】砭石用以刺百病癰疽。

【用法】砭石係用以外治者。古者有砭法。蓋以石爲針。猶今之以瓷鋮刺病也。此石可削之爲針。其利如鋒鏃。治百病。功在湯液之上。惜其法失傳已久。至近時始稍稍有人注意。曾有金梁者著砭經。

破故紙

又名補骨脂。詳見補骨脂條。

神麴

【產地】處處有之。乃以青蒿蒼耳野蓼自然汁。杏仁泥赤小豆末和白麵。如造醬法。釀製者。藥舖多於伏日爲之。綱目穀類。

【性味】味甘辛。性溫無毒。

【主治】神麴爲消食化痰要藥。主化水穀宿食。行氣調中。健脾開胃。治癥結脹滿。泄瀉痢疾。

【藥性】主化水穀宿食。癥結積滯。健脾暖胃。

【元素】養胃氣。治赤白痢。

【綱目】消食下氣。除痰逆霍亂泄痢脹滿諸疾。其功與麴同。閃挫腰痛者。煅過淬酒溫服有效。婦人產後欲回乳者。炒研酒服二錢。日二。卽止。甚驗。

（註）癥結。見山茱萸條註。　霍亂。見大腹皮條註。

【用量】普通一錢至三錢。

【禁忌】脾陰虛。胃火盛者忌之。虛脹者亦不宜。又能落胎。孕婦宜少食。

【附錄】

【建神麴】神麴之產於福建者。以晉江開元寺造者爲佳。（四十八味藥合成）味苦甘。性微溫。無毒。主搜風。解表。消積。行痰。開胸。理膈。調胃。健脾。止瀉。消腫。散疹。消斑。治溫疫。嵐瘴。風寒暑溼。發熱。感冒。頭痛。瘧。霍亂。吐瀉等證。凡一切時邪。水土不服。脾滯胃呆者。均可用之。較神麴爲良。

【范志麴】味甘淡。性平。無毒。製法似建神麴。而藥味加多。功用與建神麴同。

【米麥麴】味甘。性溫。無毒。主平胃氣。和中。消食。下氣。破血。治食積。酒積。心膈痰氣。療痢下。治吐瀉。

秦皮

【產地】產我國陝西河南等地。樹皮入藥。綱目喬木類。

【性味】味苦。性寒。無毒。

【主治】秦皮爲收斂除熱要藥。主痢疾帶下。男子少精。治風溼痹。目中翳膜。除肝熱。補下焦。

【本經】主風寒溼痹。洗洗寒氣。除熱。目中青翳白膜。

【別錄】療男子少精。婦人帶下。小兒癇身熱。可作洗目湯。久服皮膚光澤。肥大有子。

【甄權】痛風淚不止。作湯浴小兒身熱。煎水浴清洗赤目極效。
【好古】明目去目中久熱。兩目赤腫疼。主熱痢下重。下焦虛。
【藏器】同藥煮湯洗蛇咬。幷研末傅之。
【註】風寒溼痺。見人參大豆黃卷及丹皮條註。　洗洗。懍寒貌。
【用量】普通一錢至三錢。
【禁忌】惡吳茱萸苦匏防葵。其味甚苦胃虛食少者忌之。

秦艽

【產地】我國陝西河北河南等地產之。生山谷中。根作土黃色。以有羅紋相交者良。入藥。綱目山草類。
【性味】味苦辛。性平。無毒。
【主治】秦艽爲治風溼要藥。功能清風熱。治溼熱。主寒熱身瘦痛。黃疸酒毒。養血榮筋。安胎。
【本經】主寒熱邪氣。寒溼風痺。肢節痛。下水。利小便。
【別錄】療風無問久新。通身攣急。
【大明】傳尸骨蒸。治疳疾及時氣。
【甄權】利大小便。療酒黃黃疸。解酒毒。去頭風。
【元素】除陽明風溼。及手足不遂。口噤牙痛。口瘡。腸風瀉血。養血榮筋。
【好古】泄熱。益膽氣。
【綱目】治胃熱。虛勞發熱。
【註】傳尸骨蒸。見人中白及地骨皮條註。　疳疾。見內部條註。　黃疸。見大黃條註。　腸風。見山茶花條註。

【用量】普通錢半至三錢。

【禁忌】下部虛寒人及小便不禁者均忌。

【編者按】秦艽味苦能殺蟲。故外科中亦多用之。時珍曰。陽明有溼。則身體酸疼煩熱。陽明有熱。則日晡潮熱骨蒸。沈金鰲曰。感受風寒發熱。遍身疼痛。必以秦艽治之。以其能散結除邪也。

秦椒

【產地】椒之一種。產我國陝西甘肅。今處處有之。綱目味果類。

【性味】味辛。性溫。有毒。

【主治】秦椒主溫中去寒。除風邪氣。治風溼痹。喉痹。吐逆。疝瘕。老血。

【本經】主除風邪氣。溫中去寒痹。堅齒髮。明目。

【別錄】療喉痺。吐逆。疝瘕。去老血。產後餘疾。腹痛出汗。利五臟。

【孟詵】上氣欬嗽。久風溼痺。

【甄權】治惡風遍身四肢瘰痹。口齒腫脹搖動。女人月閉不通。產後惡血痢。多年痢。療腹中冷痛。生毛髮。滅瘢。

【丹溪】能下腫溼氣。

【註】寒痺。痺之因寒而作痛者。 喉痹。見五倍子條註。 風溼痹見大豆黃卷及丹皮條註。

【用量】普通五分至錢半。

【禁忌】用椒紅。去目。惡苦蔞防葵。畏雌黃。閉口者有毒勿用。參看蜀

上海大衆書局印行

椒條。

秫米

【產地】產我國北地。爲黃色圓形之細粒。綱目穀類。

【性味】味甘性微寒。無毒。

【主治】秫米主宣暢肺氣。養陰利大腸。治夜不得眠。

【別錄】主寒熱利大腸。療漆瘡。

【孟詵】治筋骨攣急。殺瘡疥毒熱。生搗和雞子白敷毒腫良。

【日華】主犬咬凍瘡。嚼敷之。

【綱目】治肺瘧及陽盛陰虛。夜不得眠。及食鵝鴨成癥。妊娠下黃汁。

【註】肺瘧。令人心寒。寒甚熱。熱間善驚。如有所見。 癥。見大黃條註。

【用量】普通二錢至三錢。

【禁忌】多食能擁五臟氣。動風。使人迷悶。小兒不宜多食。以其性黏滯。易成黃積病也。

粉錫 又名胡粉

【產地】以醋蒸鉛化合而成。日本產此甚多。我國亦有製出。色白。故亦曰白粉。以其爲鉛所化。故亦曰鉛粉。綱目金類。

【性味】味辛性寒。無毒。

【主治】粉錫爲外用要藥。作膏藥。治潰瘍。製粧品。除皮病。

【本經】主伏尸毒螫。殺三蟲。

【別錄】去鱉瘕。療惡瘡。止小便利。墮胎。

【甄權】治積聚不消。炒焦止小兒疳痢。
【大明】治癰腫瘻爛。嘔逆。療癥瘕。小兒疳氣。
【宗奭】止泄痢。久積痢。
【綱目】治食復勞復。墜痰消脹。治疥癬狐臭。黑鬚髮。
【註】鼈瘕。形大如杯。腹中竄走。按之跳躍。若有若無。腰背引痛。不可以息。經閉不通。面目黃黑。　疳痢。痢之由於疳者。疳疾見百部條註。　狐臭見生薑條註。
【用量】普通皆外用。內服甚少。即用亦宜輕量。
【禁忌】粉錫用以製糕品。久用蝕血。反使面色不華。故婦女常用粉者。去粉則面黃且少血色。

茗

【產地】茗即茶也。產福建浙江江西安徽湖北雲南等處。他省亦多有之。種類頗多。入藥用其葉。綱目味果類。
【性味】味苦甘。性微寒。無毒。
【主治】茗葉主解毒。治瘡。利小便。去痰熱。清頭目。治多睡。止渴消食。下氣降熱。
【食經】主瘻瘡。利小便。去痰熱。止渴。令人少睡。有力悅志。
【蘇恭】下氣消食。作飲加茱萸葱薑良。
【藏器】破熱氣。除瘴氣。利大小腸。
【好古】清頭目。治中風昏憒。多睡不醒。
【陳承】治傷暑。合醋治泄痢甚效。
【吳瑞】炒煎飲治熱毒赤白痢。同芎藭葱白

煎飲止頭痛。

【綱目】濃煎吐風熱痰涎。

【註】瘻。見山慈姑條註。瘴氣。深山間之氣味或香或臭者。皆有毒。聞之令人病如中惡狀。或成癱風。

【用量】普通五分至一錢。

【禁忌】大渴及酒後飲茶。水入腎經。令人瘦。去人脂。使人不睡。飲之宜熱。冷則聚痰。空腹最忌。服威靈仙土茯苓者忌飲茶。

【編者按】茗之爲物。解渴清熱。消暑醒酒。輔助消化。而解飲食炙煿之毒。固爲佳劑。然不可多飲。尤忌久煮濃服及冷飲。常易成痰飲痞脹痏疸洞瀉腹痛疝瘕種種內傷。輕者留滯消脂。亦恆致面黃肌瘦。故嗜茗成癖者應知所戒也。

茘枝

【產地】產我國福建廣東等地。其實肉白多汁。皮暗赤。有皺紋。核紫赤光滑。皆入藥。綱目夷果類。

【性味】味甘性溫無毒。

【主治】茘枝主散寒祛濕。止煩渴。散滯風。治瘤贅赤腫。發小兒痘瘡。茘枝核治疝氣。

【開寶】主止渴。益人顏色。

【李珣】食之止煩渴頭重。心躁。背膊勞悶。

【孟銑】益智健氣。

【綱目】治瘰癧瘤贅。赤腫疔腫。發小兒痘瘡。

【註】瘰癧。見山慈姑條註。　瘤贅。見半夏

條註。

【用量】普通二三錢。

【禁忌】多食發熱煩渴。口乾衄血。病齒䘌及火病人尤忌之。食荔過度。可飲蜜漿一盃卽解。或以荔枝殼浸水飲之。

【附錄】

【荔枝核】味甘。性溫濇。無毒。治婦人血氣刺痛。心痛。小腸氣痛。以一枚煨存性。研末。新酒調服。同牛膝補骨脂延胡索合歡子茴香木瓜杜仲橘核萆薢。治疝氣有効。虛熱者加黃柏。虛寒者加肉桂。癰腫如斗。荔枝核靑橘皮茴香等分各炒研酒服三錢。每日三服。

【荔枝殼】主痘瘡出不快。煎湯飲之。

茜草

【產地】生山谷中。爲多年生蔓草。亦可種植。根形如圓柱。色紅褐。入藥。綱目蔓草類。

【性味】味酸鹹。性寒。無毒。

【主治】茜草爲涼血通經要藥。主吐血下血。月經不通。月經不止。治骨節風痛。折跌損傷。涼無病之血。行已傷之血。

【本經】主寒溼風痹黃疸。補中。

【別錄】止血。內崩。下血。膀胱不足。踒跌。蠱毒。久服益精氣。可以染絳。又苗根主痹及熱中傷跌折。

【甄權】治六極傷。心肺吐血。瀉血。

【大明】止鼻洪尿血。產後血運。月經不止。帶下。撲損瘀血泄精。痔瘻瘡節。排膿。酒煎服。

【綱目】通經脈。治骨節風痛。活血行血。

【註】痹見人參條註。寒溼風痹見秦椒大豆黃卷及丹皮條註。蠱毒見人牙條註。六極見水獺肝條註。

【用量】普通一錢至二錢。

【禁忌】病人雖見血證若加泄瀉。飲食不進者忌。

【編者按】茜草一名血見愁。其理血之効可知。士瀛曰。專於行血活血。俗方治女子經水不通。以一兩煎酒服之。甚効。仲醇曰。本經言治疸。夫疸有五。此其爲治。蓋指畜血發黃。而不專於溼熱者也。痹者血病。行血軟堅。則痺自愈。

茯苓

【產地】產我國雲南及各省山中大松樹下。年久而巨大者良。有白色者有微赤者。皆入藥。綱目寓木類。

【性味】味甘。性平。無毒。

【主治】茯苓爲利水行痰。通補兼長要藥。主胸脅逆氣。憂恚驚恐。治煩滿欬逆。水腫淋瀝。能除溼益燥。開胃平嘔。除虛熱。安心神。

【本經】主胸脅逆氣。憂恚驚邪恐悸。心下結痛。寒熱煩滿。欬逆。口焦舌乾。利小便。
【別錄】止消渴好睡。大腹淋瀝。膈中痰水。水腫淋結。開胸腑。調臟氣。伐腎邪。長陰益氣力。保神氣。
【甄權】開胃止嘔逆。善安心神。主肺痿痰壅。心腹脹滿。小兒驚癇。女人熱淋。
【大明】補五勞七傷。開心益志。止健忘。煖腰膝安胎。
【元素】止渴利小便。除溼益燥。和中益氣。利腰臍間血。
【東垣】逐水煖脾。生津導氣。平火止泄。除虛熱開腠理。
【好古】瀉膀胱。益脾胃。治腎積奔豚。
【註】消渴。見人乳汁條註。肺痿。見人參條註。五勞七傷。見人參條註。奔豚。見丁香條註。

【用量】普通錢半至四錢。大劑二三兩。
【禁忌】惡白歛。畏地榆雄黃秦艽鼈甲忌米醋及酸物。凡病人腎虛小水自利或不禁。或虛寒精清精滑均忌入補藥。宜乳蒸晒焙用。
【編者按】茯苓能行氣而和緩。利水而不傷正。故通補咸宜。古今方中用者甚多。著名方劑有茯苓半夏湯。（茯苓白朮半夏神麴大麥芽陳皮天麻治胃氣虛弱。身重有痰。惡心欲吐。）茯苓四逆湯。（茯苓人參甘草乾薑生附子。治傷寒太陽證厥而心下悸。汗下後煩躁者。）四苓散。（茯苓。豬苓。澤瀉。陳皮。一方有白朮無陳皮。治溼熱霍亂。胸悶脹痛。溺濇煩渴。）茯苓甘草湯。（茯苓甘草桂枝生薑。治傷寒太陽證汗出不渴。或厥而心下悸。或欬而遺溺。或小便不利。）茯苓厚朴湯。（治傷寒傷風。夾痰嘔逆。及吐瀉後喉涎牽響。脾胃氣虛。飲食減少。）茯苓桂枝甘草大棗湯。（治太陽證發汗後。臍下悸。欲作奔豚者。）茯苓杏仁甘草湯。（治水邪射肺。阻其出氣。致胸痹短氣。）茯苓補心湯。（茯苓桂枝炙甘草紫石英人參麥冬大棗赤小豆。治心氣不足。悲愁恚怒。煩熱面黃。衄血。喉痛舌強。婦人氣血兩虛。）等。

【附錄】

【赤茯苓】性質功用與白茯苓同。尤能利竅行水。破結氣。瀉心小腸膀胱濕熱。凡外感證多用之。

【茯苓皮】主利水道。開腠理。治水腫膚脹。行水而不耗氣。勝於大腹皮。

茯神

【產地】詳見茯苓條。即抱松根而生質較鬆者。綱目寓木氣。

【氣味】味甘性平無毒。

【主治】茯神為安神要藥。主止驚悸。多恚怒。開心益智。治風眩風虛。心下堅滿。辟不祥。

【別錄】主辟不祥。療風眩風虛五勞口乾。止驚悸。多恚怒。善忘。開心益智。安魂魄。養精神。

【甄權】補勞乏。主心下急痛堅滿。人虛而小腸不利者。加而用之。

【用量】普通錢半至三錢。

【禁忌】病人腎虛小水自利。或不禁忌用。

【附錄】

【茯神木】乃茯神心內木也。又名黃松節。主偏風口面喎斜。毒風筋攣不語。心神驚掣。虛而健忘。脚氣痹痛。心神驚掣。治肝風內煽。發厥不省人事。加乳香木瓜。療風寒濕痹。諸筋攣縮。行步艱難。甚良。

茴香

【產地】產我國甘肅兩廣。及安南等地。臭物得此。亦能回香。故名子入藥。綱目菫菜類。

【性味】味辛。性溫。無毒。

【主治】茴香爲健胃祛風。溫腎治寒要藥。主煖丹田。補命門。逐寒濕。治疝氣。燥膀胱脾胃之濕。除冷氣而行滯氣。

【唐本】主諸瘻。霍亂。及蛇傷。

【馬志】膀胱胃間冷氣。及育腸氣。調中止痛。嘔吐。

【大明】治乾溼脚氣。腎勞癩疝。陰疼。開胃下氣。

上海大衆書局印行

【東垣】補命門不足。

【吳綬】暖丹田。

【註】癭見山慈姑條註。　霍亂見大腹皮條註。　脚氣見大腹皮條註。　癩疝少腹控卵腫急絞痛甚者陰囊腫大如斗。頑癩不仁也。

【用量】普通五分至錢半。

【禁忌】胃腎多火陽道數舉得熱則嘔者均忌。

【編者按】茴香有大茴小茴兩種。大如麥粒。輕而有細稜者。出寧夏爲大茴他處出而小者爲小茴。功用相彷。自番舶來八瓣者名八角茴香。入藥用。俱炒黃。方劑中多用治疝氣。餚饌中則作爲香料。其性至溫。體熱陰虧者所不宜也。

茵陳蒿

【產地】生於山野或河岸沙礫之多年生草。其葉狀似青蒿而背白。莖葉枯則由陳莖再生。故名茵陳。綱目隰草類。

【性味】味苦性平微寒。無毒。

【主治】茵陳蒿爲黃疸要藥。功能除溼利尿。主治脾胃溼熱。天行時熱周身發黃以此爲君。

【本經】主風溼寒熱邪氣。熱結黃疸。久服益氣耐老面白悅。

【別錄】治通身發黃。小便不利。除頭熱。去伏瘕。

【藏器】通關節。去滯熱。傷寒用之。

【大明】石茵陳治天行時疾熱狂。頭痛頭旋。風眼疼。瘴瘧。女人癥瘕。并閃損乏絕。

【註】黃疸。見大黃條註。　瘴瘧。見芫花條註。　癥瘕。見大黃條註。

【用量】普通錢半至三四錢。

【禁忌】蓄血發黃者忌用。伏硇砂。忌火。

【編者按】茵陳蒿善治黃疸。我國及東西各國。皆已承認之。惟黃疸雖因溼熱鬱結而成。區別之則有陰黃陽黃。雖皆以茵陳爲主藥。而佐使則大不相同。海藏曰。仲景茵陳梔子大黃湯治溼熱。梔子柏皮湯治燥熱。譬如禾苗。潦則溼黃。旱則燥黃。溼則瀉。燥則潤可也。此二藥皆治陽黃。李思訓治陰黃用茵陳附子湯。大抵以茵陳爲君。而佐以大黃附子。各隨其寒熱也。又蓄血發黃。亦未必全忌茵陳。大約須行血通瘀之藥爲配合耳。

茺蔚子

【產地】多生原野及近水處。葉爲深裂式。莖作方形。名益母草子。即茺蔚子。綱目隰草類。

【性味】味辛苦（或作辛甘）性微寒（或作性微溫）無毒。

【主治】茺蔚子爲去瘀生新。通調月經及產後要藥。根莖葉功用相同。

【本經】主明目益精。除水氣。

【別錄】療血逆大熱頭痛。心煩。

【大明】產後血脹。

【吳瑞】舂仁生食補中益氣。通血脈。塡精髓。止渴。潤肝。

【綱目】治風解熱。順氣活血。養肝益心安魂。調女人經脈。崩中帶下產後胎前諸病。久服令人有子。

【註】崩中見三七條註。

【用量】普通一錢至三錢。

【禁忌】血崩及瞳子散大均忌。惟熱血欲貫瞳人者可與涼血藥同用。

【編者按】茺蔚子活血行氣。丹溪以爲行中有補。胎前產後皆宜。故名益母。實際則胎前用者殊少。東垣曰。調女人經血。則單用茺蔚子爲良。若治腫毒瘡瘍者。消水行血。婦人胎產諸病。則並用爲良。蓋根莖花葉專於行而子則行中有補也。近時發明益母行血而又能止血。胎動下血（加補劑用）經行不止。小便混有鮮血。均甚効。熬膏用之良。

【附錄】

【益母草】性味同茺蔚子。主癮疹。可作浴湯。搗汁服主浮腫下水消惡毒疔腫乳癰丹遊等毒。并敷之。又服汁主治胎死腹中及產後血脹悶。滴汁入耳治聤耳。

荆三稜

【產地】生陵澤濕地。我國湖南湖北俱有出產。根黃白色。狀似小芋。綱目芳草類。

【性味】味苦性平。無毒。

【主治】荆三稜爲散血行氣消積要藥。主治積聚血結腹痛氣脹。飲食不消經脈不調。

【開寶】主老癖癥瘕積聚結塊。產後惡血血結。通月水。墮胎止痛利氣。

【大明】治氣脹破積氣。消撲損瘀血。婦人血脈不調。心腹痛產後腹痛血暈。

【元素】心膈痛。飲食不消。

【好古】通肝經積血。治瘡腫堅硬。

【綱目】下乳汁。

【註】癖見五味子條註。癥瘕見大黃條註。

【用量】普通八分至二錢。

【禁忌】藥力至强。不可久服。又能墮胎氣弱胃弱者均忌。

【編者按】荆三稜療堅積。相傳昔有人患癥癖死。遺言令開腹取之。從之。得病塊乾硬如石。文理有五色。以爲異物。削成刀柄。後以刀刈三稜。柄消成水。因知其用。證治要訣云。有人病癥癖腹脹。用三稜蓬莪以酒煨煎服。下一黑物而愈。又三稜合蓬莪各五兩爲末。分三服酒調連進。治異症渾身燎泡。每個出水。有石一片如指甲大。其

泡復生。抽盡肌肉卽不治。惟此能愈之。見危氏得効方。（參看蓬莪朮藎黃各條）

荊芥 又名假蘇

【產地】多生野地。處處有之。氣味芳香。莖與葉皆入藥。綱目芳草類。

【性味】味辛性溫無毒。

【主治】荊芥爲發表要藥。功能祛風理血。發汗退熱。主治寒熱頭痛諸風瘡毒。亦爲婦人胎前產後良劑。

【本經】主寒熱鼠瘻。瘰癧生瘡。破結聚氣。下瘀血。除溼疸。

【藏器】去邪除勞渴。冷風出汗。煮汁服之。擣爛醋和。傅疔腫腫毒。

【甄權】單用治惡風賊風。口面喎斜。遍身𤸷痺。心虛忘事。益力添精。辟邪毒氣。通利血脈。傳送五臟不足氣。助脾胃。

【志良】主血勞風氣壅滿。背脊疼痛。虛汗。理丈夫脚氣。筋骨煩疼。及陰陽毒。傷寒頭痛。頭旋目眩。手足筋急。

【日華】利五臟。消食下氣。醒酒。作茶生熟皆可食。幷煎茶飲之。以豉汁煎服。治暴傷寒能發汗。

【蘇頌】治婦人血風。及瘡疥。爲要藥。

【孟詵】產後中風身強直。研末酒服。

【綱目】散風熱。清頭目。利咽喉。消瘡腫。治項強。目中黑花。及生瘡陰癩。吐血。衄血。下血。血痢。崩中痔漏。

【註】鼠瘻。見木通條註。瘰癧。見山慈姑條註。疔。見山慈姑條註。賊風。見代赭石條註。口喎。見石灰條註。𤸷痺。

見天麻條註。脚氣。見大腹皮條註。
陰癩。見木蓮條註。崩中。見三七條註。

【用量】普通八分至二錢。

【禁忌】凡表虛有汗。血虛寒熱。陰虛火炎面赤。因而頭痛者均忌。反驢馬肉。忌魚。

【編者按】荆芥功用甚多。各家俱有發明。時珍曰。風病血病瘡家爲要藥。汪昂曰。產後去血過多。腹内空虛。則自生風。故常有崩暈之患。不待外風襲之也。荆芥能散血中之風。用三錢。微焙爲末。豆淋酒或童便服。大効。沈金鰲曰。風在皮裏膜外者。荆芥主之。非若防風之能深入也。故婦人產後感冒風寒。易入易出。可用荆芥驅之。以免傷正。並爲產後一切風病血病之要藥。治產後眩暈。荆芥當歸水煎服。立卽汗出而安。產後子宮脫出。荆芥皂角煎湯洗。再塗鐵漿。小兒脫肛亦以此法治之卽收。產後惡露不止。荆芥爲末白湯服。又一切眼病及吐血尿血（加童便用）荆芥爲末服。瘡瘍發癢。治之亦効。著名方劑有古拜散。愈風散。荆芥散。荆防敗毒散（治諸般瘡毒腫痛初起）等。惟服荆芥忌食魚。須愼之。（荆芥穗功用相同）

草决明

又名青葙子。詳見青葙子條。

草豆蔻

【產地】產我國福建廣東。及東印

皮非洲熱帶等地。根似高良薑。其子入藥。去殼用仁。綱目芳草類。

【性味】味辛。性溫。無毒。

【主治】草豆蔻爲和胃要藥。主治胃寒。胃痛。嘔逆。霍亂。化痰。袪濕。調氣。健脾。能截瘧疾。

【別錄】主溫中。心腹痛。嘔吐。去口臭氣。

【開寶】下氣。止霍亂。一切冷氣。消酒毒。

【東垣】調中。補胃。健脾。消食。去客寒。心與胃痛。

【綱目】治瘴癘寒瘧。傷暑。吐下。洩痢。噎膈。反胃。痞滿。吐酸。痰飲。積聚。婦人惡阻。帶下。除寒燥。溼。開鬱。破氣。殺魚肉毒。制丹砂。

【註】霍亂。見大腹皮註。　瘴癘。見著條註。寒瘧。瘧之寒多熱少。或但寒不熱者。惡阻。見大腹皮條註。

【用量】普通八分至二錢。

【禁忌】凡瘧不由於瘴。心胃痛由火而不由寒。瀉痢脹滿。或小水不利。由暑氣濕熱者。均忌。忌犯鐵。

【附錄】

【草果】味辛。性溫。無毒。主除痰。消食。化積。傷暑。吐下。洩痢。噎膈。反胃。痞滿。吐酸。痰飲。積聚。婦人赤白帶下。除寒。燥濕。治瘴癘寒瘧。爲截瘧之品。麵裹煨熟用。時珍曰。與知母同用。治瘴瘧寒熱。取其一陰一陽。無偏勝之害。蓋草果治太陰獨勝之寒。知母治陽明獨勝之火。

〔編者按〕草豆蔻與草果。別錄本合爲一種。至明時本草蒙筌始別之爲二。實則二物形象相似。氣味相同。而性質亦無甚差別。祇產地不同耳。本草備要曰。閩產名草豆蔻。如龍眼而微長。皮黃白薄而稜峭。仁如縮砂。辛而氣香。滇廣所產名草果。如訶子皮厚而稜密。子粗辛而微臭。雖是一物。微有不同。得此一言而事實顯然。近藥肆中有辯別爲兩種者。有不加區別者。功效旣近。尙無妨礙。宗奭曰。調散冷氣甚速。虛弱不能飲食者。宜與木瓜烏梅砂仁益智神麴麥芽甘草生薑同用。東垣曰。風寒客邪在胃脘之上。當心作痛者。宜煨熟用。（近能藥肆所備草果。率皆煨熟。）

草烏

【產地】處處有之。產山野中。其根狀似烏頭。故曰草烏頭。綱目毒草類。

【性味】味辛。性溫。有大毒。

【主治】草烏爲搜風勝濕。祛痰攻毒要藥。主風痛。痳木。寒濕。冷痰。通經絡。利關節。破積聚。治癱瘓癰腫。鋒銳直達病所。

【本經】主中風。惡風洗洗出汗。除寒溼痺。并治欬逆上氣。破積聚寒熱。其汁煎之名射罔。殺禽獸。

【別錄】消胸上痰冷。食不下。心腹冷痰。臍間痛不可俛仰。目中痛不可久視。又墮胎。

【甄權】主惡風憎寒。冷痰包心腸腹㽲痛。痃癖氣塊齒痛益陽事強志。

【綱目】治頭風喉痹癰疽疔毒。

【註】寒濕痺見秦椒及大豆黃卷條註。痃癖見五味子條註。喉痹見五倍子條註。癰疽疔毒瘻癧見山慈姑條註。

【用量】普通八分至二錢。

【禁忌】草烏頭開頑痰。逐頑風。治頑瘡。以毒攻毒。大勝川烏。然至毒無制。苟非風頑急疾。切勿輕投。凡用草烏。去皮臍。總以姜汁炒或黑大豆製為妙。冷水能解草烏毒。反半夏瓜蔞貝母白斂白芨。忌豉汁。畏飴糖黑豆。

【編者按】草烏亦為外科要藥。多用以治惡瘡痔漏瘰癧。內服同南星治風頑痰癥寒欲死。大堪救急。

蚤休

【產地】處處有之。生於深山陰濕之地。綱目毒草類。

【性味】味苦微寒。有毒。

【主治】蚤休主散結。導熱。治寒熱。瘧疾。癲疾。癰疽。瘰癧。解蛇蟲毒。（磨醋敷）

【本經】主驚癇搖頭弄舌。熱氣在腹中。

【別錄】癲疾癰瘡陰蝕。下三蟲。去蛇毒。

【唐本】生食一升。利水。

【大明】治胎風手足搐。能吐泄瘰癧。

【綱目】去瘧疾寒熱。

【用量】普通五分至一錢。外用無定量。

【禁忌】以治外證。殊有功効。但其性苦寒。不宜多服。元氣虛者忌之。

酒

【產地】處處有之。種類甚多。普通爲米製者。綱目穀類。

【性味】味苦甘辛。性大熱。有毒。

【主治】酒爲通血脈。助藥力。要藥。主厚腸胃。潤皮膚。和氣血。壯精神。少用有益。多飲有害。

【別錄】主行藥勢。殺百邪惡毒氣。

【藏器】通血脈。厚腸胃。潤皮膚。散溼氣。消憂發怒。宣言暢意。

【孟詵】養脾氣。扶肝。除風下氣。

【綱目】解馬肉桐油毒。丹石發動諸病。飲之甚良。老酒主和血養氣。暖胃辟寒。發痰動火。

【註】丹石發動。見牛旁子條註。

【用量】隨時制宜。無定量。

【禁忌】多飲傷神耗血。損胃爍精。動火生痰。發熱助慾。致生濕熱諸病。醉臥當風。則成癜風。醉浴冷水則成痺痛。酒後食芥及辣物。緩人筋骨。酒後飲茶。傷腎臟。腰脚重墜。膀胱冷痛。兼患痰飲。消渴攣痛之疾。一切毒藥。因酒得者難治。因使毒行散迅速也。畏枳椇葛花赤豆花綠豆可以解酒。

【編者按】酒隨人性而變。其良否未可一概論。有一滴不聞而健者。有終身飲之而壽者。有得之而怒者。有得之而喜者。或寒或熱。亦無一定。然得之情感變易者。終不宜飲。得之洋洋無事者。飲亦不妨。總之酒能使人血脈放散。且易出汗。耗血傷水。固不能免。流暢氣血。亦自有益。故藥用以少爲引。或用以炒藥。或用以蒸藥。或用以浸藥。皆屬此義。又製爲藥酒。調理久病。種類甚多。著者有熟地酒麥冬酒五加皮酒當歸酒人參酒虎骨木瓜酒等。

【附錄】

【燒酒】味辛甘。性大熱。有大毒。主消冷積寒氣。燥濕痰。開鬱結。止水泄。治霍亂瘧疾噎膈。心腹冷痛。（性燥不助濕。與黃酒異）

【葡萄酒】味甘辛。性熱。有微毒。主補血暖腰腎。益顏色。

【白蘭地】味辛甘。性大熱。有毒。主中寒。治霍亂。

釜臍墨

【產地】此竈上釜底中心之煤也。處處有之。綱目土類。

【性味】味辛。性溫。無毒。

【主治】釜臍墨主治食積。塗瘡能止血消毒。

【開寶】主中惡蠱毒。吐血。血暈。以酒或水溫服二錢。亦塗金瘡。止血生肌。

【綱目】消食積。舌腫喉痺口瘡。陽毒發狂。

【括要】霍亂吐下。百沸湯攪數千下。服一二口立止。舌卒然腫大如豬脬狀滿口。不治殺人。以此和酒塗之。

【註】蠱毒見人牙條註。血暈見三七條註。金瘡見土當歸條註。喉痺見五倍子條註。

【用量】普通一錢至三錢。

【禁忌】服此者以絹包煎之取汁。若和水服用量宜少。

馬

【產地】產我國西北部。以白色者為良綱目畜類。

【性味】味辛苦。性冷。有毒。

【主治】馬肉主長筋骨。強腰脊。除熱下氣。治寒熱痿痹。

【別錄】主傷中。除熱下氣。長筋骨。強腰脊。壯健強志。作脯治寒熱痿痹。

【綱目】煮汁洗瘡頭白禿。

【註】痿痺見人參條註。

【用量】普通少用以入藥。故無定量。

【禁忌】煮馬肉。先以清水浸漬搦洗血令淨。再加冷水燃煮。不可蓋釜。否則其毒不出。孕婦忌食。不可合豬肉生薑蒼耳倉米同食。宜與酒同食。中馬肉毒。甘草汁杏仁解

上海大眾書局印行

之或用消肉化毒丹（山查神麴大黃雷丸枳殼厚朴）解治消牛肉積亦通用。

【附錄】

【馬乳汁】味甘。性冷。無毒。主除熱。止渴消肉。

【馬懸蹄】味甘。性平。無毒。主衂血下血齲齒燒灰入鹽少許摻走馬牙疳甚良。

【馬寶】病馬腹中所結成者。主治癡癲。

馬勃

【產地】產澤地及腐木或庭園久腐處。虛軟如絮。色褐。綱目苔草類。

【性味】味辛。性平。無毒。

【主治】馬勃爲淸肺利咽。解熱止血要藥。內用主喉痹咽痛。外用敷治諸瘡。

【別錄】主惡瘡馬疥。

【弘景】傅諸瘡甚良。

【宗奭】去膜以蜜拌揉少以水調呷。治喉痹咽痛。

【綱目】淸肺。散血熱。解毒。

【註】馬疥見柳條注。　喉痺見五倍子條註。

【用量】普通五分至一錢。

【禁忌】體質至輕。用量宜少。

【編者按】馬勃隨處有之。雖爲賤物而治

効頗良。韓退之所謂牛溲馬勃。俱收並蓄者是也。著名方劑有普濟消毒飲。（黃芩黃連人參橘紅元參柴胡桔梗甘草梢連翹鼠黏子板藍根馬勃殭蠶升麻。）治熱病頭腫。咽喉不利。

馬兜鈴

【產地】處處有之。多生於原野路傍。春生蔓莖。纏繞樹木而上。根微香而葉臭。子實名馬兜鈴。綱目蔓草類。

【性味】味苦。性寒。無毒。

【主治】馬兜鈴爲清熱降氣要藥。主袪痰止咳。治肺氣上急。

【開寶】主肺熱欬嗽。痰結喘促。血痔瘻瘡。

【甄權】肺氣上急。坐息不得。欬逆連久不止。

【元素】清肺氣。補肺。去肺中溼熱。

【用量】普通一錢至二三錢。

【禁忌】肺虛寒咳嗽。或寒痰作喘者均忌。

【編者按】馬兜鈴清熱降氣。用之多蜜炙以取其潤。然並無補肺之功。補肺阿膠散（阿膠茯苓馬兜鈴糯米甘草杏仁）用之。取其除邪安肺。而以阿膠糯米補之也。其根名青木香。嶺南用治蠱毒及疔腫。

馬腦　又名瑪瑙

【產地】美石之一。似玉。產我國西

部。綱目玉類。
【性味】味辛。性寒。無毒。
【主治】馬腦主治目疾。
【藏器】主辟惡。熨目赤爛。
【綱目】治目生障翳。爲末日點。
【用量】無定量。
【禁忌】質堅。不宜爲末久服。

馬齒莧

【產地】生於田野。處處有之。莖葉子皆入藥。綱目柔滑菜類。
【性味】味酸。(或作辛)性寒。(或作溫)無毒。
【主治】馬齒莧主散血。解毒。殺蟲。治痔痢。諸淋。帶下。其子明目除翳。
【藏器】主諸腫瘻疣目。擣揩之。破痃癖。止消渴。
【蘇頌】能肥腸。令人不思食。治女人赤白帶下。
【蘇恭】飲汁治反胃。諸淋。金瘡流血。破血癖癥瘕。小兒尤良。用汁治緊唇面皰。解馬汗射工毒。塗之瘥。
【孟詵】作膏塗溼癬。白禿杖瘡。又主三十六種風。煮粥止痢及疳痢。治腸痛。
【開寶】治癰瘡。殺諸蟲。生擣汁服。當痢下惡物。去白蟲。和梳垢封丁腫。又燒灰和陳醋滓洗炙後封之卽根出。
【綱目】散血消腫。利腸滑胎。解毒通淋。治產後虛汗。
【註】痃癖。見五味子條註。消渴。見人乳

汁條註。癥瘕見大黃條註。射工見
白芥子條註。疳痢。見粉錫條註。

【用量】普通二三錢。

【禁忌】性寒滑。不可多食。或云莧菜之類。不可與鱉同食。

馬鞭草

【產地】產澤野。爲多年生草本。亦可栽植。處處有之。綱目隰草類。

【性味】味苦。性微寒。無毒。

【主治】馬鞭草主破血通經。治癥瘕癰毒。水腫鼓脹。

【別錄】主下部䘌瘡。

【藏器】癥瘕血瘕久瘧。破血殺蟲。搗爛煎取汁熬如飴。每空心酒服一匕。

【大明】治婦人血氣肚脹。月候不勻。通月經。

【丹溪】治金瘡。行血活血。

【綱目】搗塗癰腫。及蠼螋尿瘡。男子陰腫。

【註】䘌。見丁香條註。癥瘕。見大黃條註。血瘕見天名精條註。金瘡見土當歸條註。

【用量】普通一錢至二錢。

【禁忌】無血停水積者勿用。忌火。

馬藺子

又名蠡實。詳見蠡實條。

馬蘭

【產地】處處有之。爲草本小植物。根與葉皆入藥。綱目芳草類。

【性味】味辛。性平。無毒。

【主治】馬蘭主破血。清熱。瘧痢痔

瘡搗汁用良。

【大明】主破宿血。養新血。止鼻衄吐血。合金瘡斷血痢。解酒疸及諸菌毒蠱毒。生搗塗蛇咬。

【綱目】主諸瘡及腹中急痛。痔瘡。

【註】血痢見三七條註。

【用量】普通二三錢。

【禁忌】不詳。

骨碎補

【產地】產我國廣東陝西。及淮浙等地生長石上。根似薑而細。入藥綱目石草類。

【性味】味苦性温。無毒。

【主治】骨碎補爲閃傷折損要藥。主補骨行傷。治風血疼痛。養筋絡。固精髓。療齒痛。止久瀉

【開寶】主破血。止血。補傷折。

【甄權】主骨中毒氣。風血疼痛。五勞六極。足手不收。上熱下冷。

【大明】惡疾蝕爛肉。殺蟲。

【綱目】研末猪腎夾煨。空心食。治耳鳴及腎虛久泄牙疼。

【註】五勞六極見水獺肝條註。

【用量】普通一錢至三錢。

【禁忌】不宜與風燥藥同用。

【編者按】骨碎補能固齒。以其能補腎補骨。蓋腎主骨。齒爲骨之餘也。原禮曰。予嘗用此藥末入豬腎中煨熟。治久泄立止。蓋腎主治大小便久泄屬腎虛。不可專責脾

胃當公用治耳鳴。耳亦腎之竅也。

高良薑

【產地】產我國山西福建諸地。及東印度。爲多年生草。其地下莖卽良薑。綱目芳草類。

【性味】味辛性大溫。無毒。

【主治】高良薑爲溫中散寒要藥。功能健脾胃。止冷逆。大治胃寒作痛作嘔。寬膈去風冷。

【別錄】主暴冷。胃中冷逆。霍亂腹痛。

【甄權】治風破氣。腹內久冷氣痛。去風冷痹弱。

【大明】轉筋瀉痢。反胃。解酒毒。消宿食。

【蘇頌】合塊噙津。治忽然惡心嘔清水。逡巡卽瘥。若口臭者。同草豆蔻爲末煎飲。

【綱目】健脾胃。寬噎膈。破冷癖。除瘴瘧。

【註】霍亂轉筋。見大蒜條註。痹。見人參條註。癖。見五味子條註。瘴瘧。見芫花條註。

【用量】普通五分至錢半。

【禁忌】胃火作嘔。暑霍亂。火熱注瀉。心虛作痛均忌。入藥宜土炒。防其燥也。

【編者按】高良薑治腹內一切冷痛良。凡男女心口一點痛者。用高良薑酒洗七次香附子醋洗七次。各焙研爲末。以米飲加入生薑汁一匙。鹽一捻。服之立止。

【附錄】

【紅豆蔻】味辛。性溫。無毒。乃高良薑之子。主治腸虛水瀉心腹絞痛。霍亂嘔吐。解酒毒消瘴霧毒氣。去宿食溫腸腹治反胃虛瘧。

鬼督郵

【產地】與徐長卿一類二種。參看徐長卿條。綱目山草類。

【性味】味辛苦。性平。無毒。（或作有毒）

【主治】鬼督郵主治辟邪惡。功用與徐長卿相近。

【唐本】主鬼疰卒忤中惡。心腹邪氣。百精毒。溫瘧。疫疾。強腰脚。益膂力。

【註】鬼疰。見丹砂條註。溫瘧。見大戟條註。

【用量】普通八分至錢半。

【禁忌】時珍曰。非毒藥不能治鬼疰邪惡之病。其有毒宜愼可知。

十一畫

乾地黄

【產地】地黄根絞汁晒乾。曰乾生地。大者今亦稱大生地。細者稱細生地。產地詳見鮮生地條。綱目隰草類。

【性味】味甘。性寒。無毒。

【主治】乾地黄爲滋陰養血要藥。功能涼血熱。滋肝腎。養心益肺。通血脈。逐血痹。

【本經】主傷中。逐血痹。塡骨髓。長肌肉。作湯除寒熱積聚。除痹療折跌絕筋。生者尤良。

【別錄】主男子五勞七傷。女子傷中胞漏下血破惡血。溺血。利大小腸。去胃中宿食。飽力斷絕。補五臟內傷不足。通血脈。益氣力。利耳目。

【大明】助心胆氣。強筋骨。長志安魂定魄。治驚悸勞劣。心肺損吐血。鼻衄。婦人崩中血運。

【元素】涼血生血。補腎水眞陰。除皮膚燥。去諸溼熱。

【好古】主心病掌中熱痛。脾氣痿蹶。嗜臥。足下熱而痛。

【註】血痹。見白芍條註。　五勞七傷。見人參條註。　崩中血暈。見三七條註。　痿。見人參條註。

【用量】普通二錢至四錢。大劑一二兩。

【禁忌】參看鮮生地條。

【編者按】地黃入血分。故亦爲婦女要藥。蓋婦女一生不離乎經胎產三者。地黃可以涼血調經一也。可以養血安胎二也。可以滋陰生血三也。故四物湯（地黃白芍當歸川芎）爲婦女主方。地黃爲四物湯中要藥。參看鮮生地條。

乾漆

【產地】產我國四川安徽等地。爲漆樹之脂。自然乾者。綱目喬木類。

【性味】味辛性溫無毒。

【主治】乾漆主破瘀血。續筋骨。治風寒濕痹積滯。疝瘕。心痛閉經。

【本經】主絕傷。補中續筋骨。塡髓腦。安五臟。五緩六急。風寒溼痹。生漆去長蟲。

【別錄】乾漆療欬嗽。消瘀血痞結腰痛。女子疝瘕。利小腸。去蚘蟲。

【甄權】殺三蟲。主女人經脈不通。

【大明】治傳尸勞。除風。

【元素】削年深堅結之積滯。破日久凝結之瘀血。

【註】風寒溼痺。見丹皮秦椒及大豆黃卷條註。疝瘕。見地錦天名精及大黃條註。三蟲。見石長生條註。傳尸勞。見石長生條註。

【用量】普通五分至二錢。

【禁忌】畏川椒紫蘇雞卵及蟹。忌油脂。然大傷營血胃氣。若胃虛大瘡及無瘀血者。均忌用。中其毒者。杉木紫蘇漆姑草並可解之。凡人畏漆者。嚼蜀椒塗口鼻可免。

乾薑

【產地】處處有之。卽以母薑切片。在冬日於風日中透乾製成者。綱目葷菜類。

【性味】味辛性溫無毒。

【主治】乾薑爲除寒散結要藥。主溫中逐寒。回陽通脈。治四肢逆冷。中寒霍亂。冷疼疝氣。寒瀉腹痛。閉藏府宣脈絡。

【本經】主胸滿欬逆上氣。溫中。止血出汗。逐風溼痺腸澼下痢。生者尤良。

【別錄】寒冷腹痛中惡霍亂脹滿。風邪諸毒。皮膚間結氣。止唾血。

【甄權】治腰腎間疼痛冷氣。破血去風。通四肢關節開五臟六腑。宣諸絡脈。去風毒冷痺夜多小便。

【大明】消痰下氣。治轉筋吐瀉腸癖。反胃乾嘔瘀血撲損。止鼻紅。解冷熱毒。開胃消宿食。

【好古】主心下寒痞。目睛久赤。

【註】腸澼見大棗條註。　霍亂轉筋見大蒜條註。

【用量】普通六分至二錢。大劑兩許。

【禁忌】生薑乾薑炮薑禁忌略同。大約久服傷陰損目誤服劫津耗液。凡陰虛內熱陰虛欬嗽吐血表虛有熱汗出自汗盜汗臟毒下血。因熱嘔惡火熱脹痛均忌。

【編者按】元素曰。乾薑之用有四。通心助陽一也。去臟腑沉寒痼冷二也。發諸經之寒氣三也。治感寒腹痛四也。著名方劑有乾薑附子湯。（乾薑附子）治傷寒太陽症下後復發汗。晝煩躁不得眠。夜安靜。不渴不嘔。無表症。脈沈微。身無大熱者。四逆湯。（前方加甘草）治四肢厥逆。下利清穀。或小便清利者。理中湯。（人參白朮甘草乾薑）治中焦脾胃虛寒。不能運化。嘔吐泄瀉。不飲不食。腹痛痰多。寒霍亂四肢逆冷。自汗脈虛。及吐血便血之屬於寒者。又乾薑同五味子溫肺止咳。同人參溫胃養氣。得大棗則其熱不上僭。得甘草則性而和。又乾薑能治吐衄下血之不屬於火而屬於寒者。炮黑用止血尤效。然血症屬熱者多。用之須審愼也。

【附錄】

【炮薑】乃乾薑之炮黑者。主除胃冷溫經止血。治婦人產後。著名方劑有生化湯。（當歸川芎桃仁炮薑）治產後兒枕骨痛。惡露不行。行而不多。血塊腹痛。能通滯和榮。補虛消瘀。亦治產後病。加減用之。

【煨薑】主和中止嘔。與大棗同用。取其行脾胃之津液而和營衛。比生薑而不散。比乾薑而不燥。

假蘇

又名荆芥。詳荆芥條。

側柏葉

【產地】處處有之。詳見柏子仁條。綱目香木類。

【性味】味苦濇。性微寒。無毒。

【主治】側柏葉爲滋陰涼血要藥。主吐血衄血尿血便血。治冷風濕痺。傅湯火傷。生肌殺蟲。

【別錄】主吐血。衄血。痢血。崩中赤白。益氣。令人耐寒暑。去溼痺生肌。

【甄權】治冷風歷節疼痛。止尿血。
【大明】炙罯凍瘡。燒取汁塗頭。黑潤鬢髮。
【蘇頌】傅湯火傷。止痛滅瘢。服之療蠱痢。作湯常服殺五臟蟲。益人。
【註】歷節見柏子仁條註。 崩中見三七條註。

【用量】普通一錢至三錢。

【禁忌】畏菊花諸石。忌麵。得酒良。焙乾用。

【附錄】

【側柏子殼】和鷄子清調服。解砒霜毒。

【側柏枝節】治風痹歷節風。療蟲疥。

【側柏油】外用治諸癬癰毒。遊丹禿瘡。頭面耳部黃水瘡。殺壁蝨。

【側柏根皮】主涼血生毛髮。治火灼爛瘡。

商陸

【產地】處處有之。多生山野陰地。其根有赤白二種。赤者有毒。白者入藥。綱目毒草類。

【性味】味苦(或作辛)性寒。有毒。

【主治】商陸爲利水消腫要藥。主治水腫。瘕疝。脚氣脹滿。能疏五臟。散水氣。通利大小腸。並可傅癰瘡。
【本經】主水腫疝瘕痺。熨除癰腫。殺鬼精物。
【別錄】療胸中邪氣。水腫痿痺。腹滿洪直疏五臟。散水氣。

【甄權】瀉十種水病。喉痺不通。薄切醋炒。塗喉外良。

【大明】通大小腸。瀉蠱毒。墮胎。熁腫毒。傅惡物。

【註】痿痺見人參條註。 喉痺。見五倍子條註。

【用量】普通五分至一錢左右。

【禁忌】虛人禁用。赤者有毒傷人。祇堪貼臍(商陸入麝香少許)用以利溲消腫。

【編者按】商陸配合芫花甘遂等。爲治水病腫滿神劑。然須酙酌身體強弱。審慎用之。配合赤豆或綠豆。與同煎。祇喫豆較爲平妥。能瀉水使盡從小便出。

密陀僧

【產地】產我國福建廣東等處(一成分爲養化鉛) 綱目金類。

【性味】味辛(或作鹹辛甘辛)性平有小毒。

【主治】密陀僧爲外用治瘡及作面膏要藥。內服鎭怯治驚

【唐本】主久痢。五痔。金瘡。面上瘢䵟。面膏藥用之

【大明】鎭心補五臟。治驚癇欬嗽。嘔逆吐痰。

【綱目】療反胃消渴。瘧疾。下利。止血。殺虫。消積。治諸瘡。消腫毒。除胡臭。染髭髮。

【註】五痔見丁香條註。 金瘡見土當歸條註。 消渴見人乳汁條註。 胡臭見

田螺條註。

【用量】普通皆外用。內服甚少。卽用亦宜輕量。

【禁忌】洪邁曰。驚氣入心絡。瘖不能言語者。用密陀僧末一七。茶調服卽愈。蓋驚則氣亂。此能平肝而去怯。故效。惟藥少眞者。且能爛物。不宜輕用。

密蒙花

【產地】產我國四川。花入藥。綱目灌木類。

【性味】味甘。性平微寒。無毒。

【主治】密蒙花爲眼科要藥。主平肝清熱。治清盲赤腫。眵淚。肝氣攻眼。

【開寶】主青盲膚翳赤腫多眵淚。消目中赤脈。小兒麩豆及疳氣攻眼。

【守眞】羞明怕日。

【好古】入肝經氣血分。潤肝燥。

【註】青盲見石決明條註。　麩豆。卽痘瘡。

【用量】普通一二錢。

【禁忌】不詳。

常山

【產地】產我國陝西河南四川等地。江浙亦有之。生於山野陰濕之處。爲落葉之小灌木。根名常山。苗卽蜀漆。綱目毒草類。

【性味】味辛苦。性寒。有毒。

【主治】常山爲驅痰截瘧要藥。主袪老痰積飲。治新久諸瘧。能引痰上行使吐。下行使下。逐水消腫。殺蟲療蠱。

【本經】主傷寒寒熱。發溫瘧鬼毒。胸中痰結吐逆。

【別錄】療鬼蠱往來。水脹。洒洒惡寒。鼠瘻。

【甄權】治諸瘧。吐痰涎。治項下瘤癭。

【註】溫瘧見大戟條註。蠱見八牙條註。洒洒見阿膠條註。鼠瘻見木通條註。瘤見半夏條註。

【用量】普通八分至三錢。

【禁忌】凡眞氣虛者忌用。忌葱菜及菘茗。得甘草吐瘧痰。酒炒用良。

【編者按】常山蜀漆爲治瘧聖藥。而世人往往畏用之。甚可惜也。考瘧多由於痰。故昔有無痰不成瘧一語。且瘧多由瘧細菌潛伏。而常山驅痰殺蟲。兼擅其長。是能治瘧之本也。時珍曰。治瘧在發散表邪及提出陽分之後。用之得宜。神效立見。用失其法。眞氣必傷。審是則瘧之輕者。可先解表而愈。不愈再用常山。瘧之偏於虛者勿使過劑。及參以顧正之劑斯可矣。至於虛弱者灑灑似寒似熱。類乎瘧而實則非瘧。常山乃決不可用也。楊士瀛曰。痰有六。風痰。溼痰。寒痰。熱痰。食痰。氣痰也。飲有五。流於肺爲支飲。肝爲懸飲。心爲伏飲。經絡爲溢飲。腸胃爲痰飲。在上者常山能吐之。在下者常山能破其癖而下之。又治痰法。常山能吐瘧痰。瓜蒂能吐熱痰。烏附尖能吐溼痰。萊菔子能吐氣痰。藜蘆能吐風痰。各從其類而用之。又常山配柴胡梔子黃連檳榔等。治瘧熱盛者。配半夏烏梅雲母龍骨等。治瘧寒甚者。配銀花甘草知母柴胡梔子豆豉等。統治瘧疾。配草果鼈甲大黃等。治鬼瘧瘧母。

【附錄】

【蜀漆】功用同常山。雷斅曰。春夏用蜀漆。秋冬用常山。

敗醬草

【產地】處處有之。生川谷間。綱目隰草類。

【性味】味苦。(或作鹹)性平。(或作寒)無毒。

【主治】敗醬草主治赤眼。障膜。胬肉。聤耳。癰腫結熱。破凝聚血。化膿爲水。

【本經】主暴熱火瘡赤氣。疥瘙疽痔。馬鞍熱氣。

【別錄】除癰腫。浮腫。結熱。風痺不足。產後痛。

【甄權】治毒風瘰痺。破多年凝血。能化膿爲水。產後諸病。止腹痛。餘疹煩渴。

【大明】治血氣心腹痛。破癥結。催生落胞。血運。鼻衄。吐血。赤白帶下。赤眼障膜。胬肉。聤耳。瘡癤。疥癬丹毒。排膿補瘻。

【註】風痺。見丹皮條註。 瘰痺。見天麻條

上海大衆書局印行

註。癥結。見山茱萸條註。血暈。見三七條註。努肉見人乳汁條註。聤耳。見苦丁茶條註。丹毒見地膚子條註。瘻。見山慈姑條註。

【用量】普通一二錢。

【禁忌】忌葱性專下洩無瘀者忌。

【編者按】敗醬草能化毒著名方劑有薏苡附子敗醬散（薏苡仁十分附子二分敗醬五分）治腸癰有效。

旋覆花 又名金沸草

【產地】產原野濕地各處有之園圃亦可栽植亦名金錢花。綱目隰草類。

【性味】味鹹。性溫。無毒。（或作有小毒）

【主治】旋覆花爲下氣祛痰健胃行水要藥主治肺胃氣虛痰水膠結上氣喘急根能續筋斷。

【本經】主結氣脅下滿。驚悸除水去五臟間寒熱補中下氣。

【別錄】消胸上痰結。唾如膠漆。心胸痰水。膀胱留飲風氣溼痺皮間死肉目中眵䁾利大腸通血脈益色澤。

【甄權】主水腫逐大腹開胃止嘔逆不下食。

【宗奭】行痰水去頭目風。

【好古】消堅軟痞治噫氣。

【註】溼痺。見大豆黃卷條註。噫。見木瓜條註。

【用量】普通一錢至二三錢。

【禁忌】病人涉虛者。忌多服。冷利大腸。虛寒人禁用。

【編者按】旋覆花治痰。治痰之因於水者。治痰之因於肺胃氣虛水溼不行者。治痰之因於上氣者。著名方劑有旋覆代赭湯。（旋覆花甘草三錢。人參二錢。半夏五錢。生薑五錢。代赭石二錢。大棗十二枚。）治心下痞鞕。噯氣不除者。范汪旋覆花湯。（附子塊旋覆花細辛前胡甘草茯苓各二兩。半夏一兩。生薑八兩。桂心四兩。）治胸膈痰結。唾如膠。不下食。及旋覆花湯多種。

曼陀羅花

【產地】產我國北地山野。爲一年生草本。園圃亦可種植。花入藥。綱目毒草類。

【性味】味辛。性溫。有毒。

【主治】曼陀羅花爲麻醉要藥。主諸風痛。治喘息欬逆。

【綱目】主諸風及寒溼脚氣。煎湯洗之。又主驚癇及脫肛。幷入麻藥。

【括要】釀酒服。令人笑舞。用花陰乾爲末。酒調服三錢。則昏昏如醉。割瘡不覺痛。天麻二錢半。全蠍炒十枚。天南星。丹砂。乳香各二錢半。加曼陀羅花七朵。共爲末。每服五分。用薄荷湯調下。治小兒慢驚。

【註】脚氣。見大腹皮條註。

【用量】普通用分許。

【禁忌】花葉莖與子皆有毒。其子

尤甚誤食之立卽狂亂不知人事。然爲割症麻藥不可少惟須量病者身體強弱施之。

梔子

【產地】處處有之。我國南方及四川尤多出產。實又名卮子。蓋象卮形也。入藥綱目灌木類。

【性味】味苦。性寒。無毒。

【主治】梔子爲瀉火要藥。主五內邪氣。時熱。心煩懊憹。瀉三焦火。清胃脘血。治五種黃病。通小便。解消渴。

【本經】主五內邪氣。胃中熱氣。面赤。酒皰瘡瘍。

【別錄】療目赤熱痛。胸心大小腸大熱。心中煩悶。

【甄權】去熱毒風。除時疾熱。解五腫黃病。利五淋。通小便。解消渴。明目。主中惡。殺蟨蟲毒。

【元素】治心煩懊憹不得眠。臍下血滯而小便不利。

【丹溪】瀉三焦火。清胃脘血。治熱厥心痛。解熱鬱。行結氣。

【綱目】治吐血。衄血。下痢。下血。血淋。損傷瘀血。及傷寒勞復。熱厥頭痛。疝氣。湯火傷。

【註】瘡瘍見香附條註。五淋見牛膝條註。消渴見人乳汁條註。疝氣見山查條註。

【用量】普通一錢至三錢。

【禁忌】凡脾胃虛弱。血虛發熱。心肺無邪熱。小便閉由膀胱氣虛均忌。

【編者按】梔子多炒用。治血病者宜炒黑。名黑梔子。去心胸中熱用仁。去肌表間熱用皮。瀉火之功甚良。能洩肺火下行利小便以除之。故熱症便赤蒸熱者宜之。河間曰。治實火之血。順氣爲先。氣行則血自歸經。治虛火之血。養正爲先。氣壯則自能攝血。元素曰。輕飄象肺。色赤象火。故能瀉肺中之火。丹溪曰。梔子瀉三焦之火及痞塊中火邪。故亦治血中伏火。發爲外症者。著名方劑有梔子豉湯。(梔子香豉)開暢胸膈。治虛煩懊憹)梔子厚朴湯。(梔子厚朴枳實。治傷寒下後。心煩腹滿。臥起不安。)梔子蘗皮湯(梔子黃蘗治傷寒身熱發黃)梔子散。(梔子入明礬末少許。燒存性研。治下疳瘡。)梔仁解毒湯(梔子黃芩黃連石膏知母牛蒡子連翹升麻柴胡防風赤芍甘草治癍疹實症。)等。

梧桐子

【產地】處處有之。樹幹端直無節。多子皮葉子皆入藥。綱目喬木類。

【性味】味甘性平無毒。

【主治】梧桐主烏髮。治瘡殺蟲。

【綱目】主治小兒口瘡。和鷄子燒存性研摻。搗汁塗拔去白髮。根下必生黑者。梧桐樹皮。味苦性寒無毒。燒研和乳汁塗鬚髮變黃赤。煎湯熏洗治腸痔脫肛。療小兒丹毒惡瘡。殺三蟲。

【肘后】梧桐樹葉主消腫毒。生毛髮。療癰疽發背。醋蒸貼之。

【註】丹毒。見地膚子條註。　惡瘡。見人中黃條註。　三虫。見石長生條註。　癰疽。見山慈姑條註。

【用量】普通二三錢。

【禁忌】性熱助火。欬嗽多痰者勿食。

【附錄】

【海桐皮】味苦辛。性平。無毒。主去風殺蟲。能行經絡直達病所。逐濕用酒浸。主風蹶腰膝痛不可忍。治疳䘌疥癬。牙齒蟲痛。腰脚不遂。血脈頑痹。療赤白痢。水浸洗目除膚赤。腰痛不由風濕者忌之。

淡竹茹

【產地】處處有之。於鮮竹上刮取。先去青皮。用其內層。綱目隰草類。

【性味】味甘。性微寒。無毒。

【主治】淡竹茹爲清肺胃要藥。主開胃之鬱。以治嘔吐。淸肺之燥。以祛痰濁。能涼血除熱。治上焦煩熱。吐血。鼻血。

【別錄】主嘔啘。溫氣寒熱。吐血。崩中。

【甄權】止肺痿吐血。

【孟詵】治噎膈。

【註】啘。見枇杷葉條註。　崩中。見三七條

註。

肺痿。見人參條註。

【用量】普通錢半至三錢。

【禁忌】凡胃寒嘔吐感寒挾食作吐。均忌。又諸竹筍皆尅削損氣。虛人不宜多食。

【編者按】竹茹竹葉竹瀝三者雖同出一物。而用法實各有不同。竹茹清肺胃熱。消痰治嘔。（合陳皮半夏亦治孕婦惡阻嘔吐。）竹葉清心除煩。利水退熱。竹瀝則寒性特甚。專搜燥熱之痰。滑而使之下行。竹茹多薑汁炒用。竹瀝多和薑汁用。蓋行有形之痰。必須仗薑之辛雄之氣味。至於竹葉則專於清熱。無須薑製也。參看竹葉竹瀝條。

【附錄】

【竹筍】味甘。性微寒。無毒。主利膈。下氣。化熱。消痰。爽胃。利水道。治消渴。多食發冷氣。忌同羊肝食。令人目盲。

淡竹葉

【產地】處處有之。卽竹上側生之葉也。綱目隰草類。

【性味】味甘。性寒。無毒。

【主治】淡竹葉爲去煩熱。利小便要藥。主降心火。滌胃熱。其根墮胎催生。

【本經】主胸中痰熱。欬逆上氣。

【綱目】主去煩熱。利小便。清心。

【汪昂】涼心緩脾。消痰解渴。治欬嗽喘促。嘔噦吐血。中風不語。小兒驚癇。專除上焦風邪煩熱。

【用量】普通一錢至三錢。

【禁忌】因受寒而發熱。及痰不由風火燥熱者均忌。

【編者按】竹葉配合之方。著者有竹葉石膏湯。（竹葉石膏半夏人參甘草粳米麥冬）治傷寒胃虛而熱。煩渴作嘔。竹葉玉女煎。（竹葉石膏生地黃麥冬知母牛膝）治婦女溫病。經水適來。脈數耳聾。乾嘔煩渴。甚至熱甚不解。邪陷發痙者。竹葉湯。（竹葉葛根防風桔梗桂枝人參甘草生薑大棗）治產後中風。發熱面赤。氣喘頭痛者。竹葉歸耆湯。（竹葉黃耆白朮人參當歸麥冬甘草）治產後胃虛口渴。惡飲冷食。又竹葉根苗可以搗汁和米作酒麴。甚芳洌也。

淡竹瀝

【產地】處處有之。取鮮竹截成尺許。於中心架火上炙之。兩端截口有液汁滴出者。謂之竹瀝。

【性味】味甘。性寒滑。無毒。

【主治】淡竹瀝爲消風降火。潤燥行痰要藥。主中風口噤。痰迷大熱。風痓癲狂。煩悶消渴。治熱反胃。

【別錄】主暴中風痺。胸中大熱。止煩悶消渴。勞復。

【丹溪】中風失音不語。養血清痰。風痰虛痰在胸膈。使人癲狂。痰在經絡四肢。及皮裏膜外。非此不達不行。

【孟銑】主風痙。療風熱。

【註】風痺。見丹皮條註。　消渴。見人乳汁條註。　風痙。因風作痙也。參看羌活條註。

【用量】普通一二三錢。

【禁忌】凡寒痰濕痰。及飲食生痰忌用。

【編者按】竹類甚多。淡竹肉薄。節間有粉。多汁而甘。最良。簕竹堅而節短。皮白如霜。苦竹粗大。葉長。其筍味苦。此三種竹。皆可取汁。用法。凡竹瀝一盞。宜以薑汁兩匙和入。蓋竹瀝性寒。得薑則濟其寒。而能通行經絡。以達其搜痰之効。汪機謂益陰養血。正以其能消風降火。非眞可作補劑也。丹溪曰。竹瀝味性甘緩。能除陰虛之有大熱者。寒而能補。胎前不損子。產後不碍虛。仲醇曰。凡中風未有不因陰虛火旺。痰熱鬱結而致者。如果外來風邪。安可用此寒滑之竹瀝治之。蓋人陰旣虛。火必旺。煎熬津液。結而爲痰。壅塞氣道。不得升降。熱極生風。以致卒然僵仆。或偏痺不仁。竹瀝能遍走經絡。搜剔一切痰結。且甘寒能益陰除熱。痰與熱祛。則氣道通利。經脈流轉。中風之證自除矣。

淡菜

【產地】產海中。海產皆鹹。此獨味

淡。故名。綱目介類。

【性味】味甘。性溫無毒。

【主治】淡菜爲益陰補血要藥。主精血衰少。吐血久痢。血結疝瘕。腹內冷痛。治產後瘦羸崩中帶下。消癭氣。益陽事。

【藏器】主虛勞傷憊。精血衰少。及吐血久痢。腸鳴腰痛。疝瘕。婦人帶下。產後瘦瘠。

【孟詵】產後血結。腹內冷痛。治癥瘕。潤毛髮。治崩中帶下。燒食一頓令飽。

【日華】煮熟食之。能補五臟。益陽事。理腰脚氣。能消宿食。除腹中冷氣。痃癖。亦可燒汁沸出食之。

【綱目】消癭氣。

【註】疝瘕。見乾漆條註。　癥瘕。見大黃條註。　崩中。見三七條註。　癭。見川芎條註。

【用量】普通爲服食之品。入藥無定量。

【禁忌】此雖形狀不典。而甚益人。然多食久食。能發丹石。並脫人髮。

淡豆豉

【產地】豆豉爲大豆所釀製者。處處有之。綱目穀類。

【性味】味苦。性寒無毒。

【主治】淡豆豉爲解表除煩要藥。主散肺胃之熱。治傷寒煩悶。

【別錄】主傷寒頭痛寒熱。瘴氣惡毒。煩躁滿悶。虛勞喘吸。兩脚疼冷。殺六畜胎子諸毒。

【藥性】治時疾熱病發汗。熬末能止盜汗。除煩。生擣爲丸服。治寒熱風胸中生瘡。煑服治血痢腹痛。研塗陰莖生瘡。

【大明】治瘧疾骨蒸中毒藥蠱氣。犬咬。

【綱目】下氣調中。治傷寒溫毒發斑嘔逆。

【註】瘴氣。見茗條註。　骨蒸。見地骨皮條註。

【用量】普通一錢至三錢。

【禁忌】傷寒傳入陰經。與直中三陰經者。皆不宜用。熱結胸中煩悶不安。此欲成結胸。法當下。不宜再汗。均忌。

【編者按】淡豆豉著名方劑有葱豉湯。(葱白豆豉合用稱葱豉湯。治傷寒初起。服之令汗。不解。加葛根。不汗加麻黃。)治傷寒初起發熱。卒不能辨爲何證者。有梔子豉湯(梔子香豉)治傷寒虛煩不得眠。反覆顛倒。心中懊憹。博物志曰。豉得葱則發汗。得鹽則能吐。得酒則治風。得薤則治痢。得蒜則止血。炒熟則止汗。亦麻黃根節之義也。

淫羊藿

【產地】產西川北部。據云其地有淫羊。一日百遍合。乃食此藿所致。葉爲卵圓形類杏葉。入藥綱目山草類。

【性味】味辛苦。性溫。(或作小寒)無毒。

【主治】淫羊藿爲壯陽益精要藥。

功能治陽痿莖痛。堅筋骨。利小便。

【本經】主陰痿絕傷。莖中痛。利小便。益氣力強志。

【別錄】堅筋骨。消瘰癧赤癰。下部有瘡。洗出蟲。丈夫久服令人無子。

【大明】治丈夫絕陽無子。女人絕陰無子。老人昏耄。中年健忘。一切冷風勞氣。筋骨攣急。四肢不仁。補腰膝。強心力。

【註】瘰癧見山慈姑條註。

【用量】普通錢半至三錢。

【禁忌】凡虛陽易舉。夢遺不止。便赤口乾。強陽不痿。均忌。得酒良。

【編者按】淫羊藿用以治陽衰慾念淡薄而無子者則可。若用以助慾則不可。沈金鰲云。按別錄言久服無子。大明又治絕陰絕陽無子。何二說之相反歟。不知淫羊藿甘溫益陽。能補命門。故能療絕陰絕陽之無子。而使有子。別錄云者。非久服即能變性也。因陽道旺而慾必不節。頻御女而精反耗。故無子也。蓋寡慾多男子。貪淫每無後。而無慾則又不能有子。此慾正天賦人以生生之機。在能寡能節耳。

清風藤

【產地】產浙江天台山中。藤莖入藥。綱目蔓草類。

【性味】味性未詳。

【主治】清風藤主治風濕痹痛。一切風病。

【蘇頌】主風疾。

【綱目】治風瘙流注。歷節。鶴膝。痲痺。瘙痒。損傷。瘡腫。入酒藥中用。

【括要】熬膏酒服一匙。將患者身上擊一掌。卽覺遍身發癢。急以梳搔之。治一切風病。良愈後避風數日。

【註】流注。見金線釣蝦蟆條註。　歷節。見柏子仁條註。　鶴膝。膝部腫大。兩脛細小。狀如鶴膝。名鶴膝風病。

【用量】普通二三錢。

【禁忌】服之作癢。如要癢止。飲冷水一口卽解。

牽牛子

【產地】處處有之。爲一年生草本。花名喇叭花。庭園多栽植之。子有黑白兩種。黑者亦名黑丑。白者亦名白丑。皆入藥。綱目蔓草類

【性味】味苦（或作甘辛）性寒。（或作熱）有毒。

【主治】牽牛子爲瀉濕熱利二便要藥。主水腫喘滿。治下焦鬱熱。通利上下。逐水消痰。殺蟲墮胎。

【別錄】主下氣。療脚滿水腫。除風毒。利小便。

【甄權】治痃癖氣塊。利大小便。除虛腫。落胎。

【大明】取腰痛。下冷膿。瀉蠱毒藥。幷一切氣壅滯。

【孟詵】和山茱萸服。去水病。

【東垣】除氣分溼熱。三焦壅結。

【綱目】逐痰消飲。通大腸氣秘。殺蟲。達命門。

【註】痃癖。見五味子條註。　蠱毒。見人牙

條註。

【用量】普通七分至二錢。

【禁忌】溼熱在血分及脾胃虛弱人禁用。

【編者按】牽牛子有黑白二種。白者入肺。下利之功遲。黑者入腎。下利之功緩。故攻上焦氣分之溼宜白丑。洩下焦鬱遏之溼宜黑丑。行水消腫。大有神效。攻決溼熱。亦治梅毒初起。著名方劑有舟車神佑丸。（黑牽牛大黃甘遂大戟芫花青皮橘紅木香檳榔輕粉）治水腫水脹飲癖。形氣俱實者。爲攻決之猛劑。配大黃瀉肺熱氣喘。亦治相火盛而便祕。及癀毒內發。形氣俱實者。善除蝨。以牽牛子藏衣袖中。蝨盡死。亦治蜂蟻等蟲螫傷。取葉用鹽揉軟塗之。

犀角

【產地】產我國雲南貴州四川等地生長山谷中。角入藥。綱目獸類。

【性味】味苦酸鹹。性寒。無毒。

【主治】犀角爲散邪淸熱涼血解毒要藥。主傷寒時疫。發黃發斑。風毒中惡。狂言妄語。治胃中大熱。痘瘡黑陷。吐血下血。蓄血譫語。能消癰化膿。解毒定驚。

【本經】主百毒鬼疰邪鬼瘴氣。殺鉤吻鴆羽蛇毒。除邪不迷惑魘寐。

【別錄】傷寒溫疫頭痛寒熱諸毒氣。令人駿健。

【藥性】辟中惡毒氣。鎮心神。解大熱。散風毒。治發背癰疽瘡腫。化膿作水。療時疾熱如火。煩毒入心。狂言妄語。

【日華】治心煩。止驚。鎮肝明目。安五臟。補虛勞。退熱消痰。解山瘴溪毒。

【海藥】主風毒攻心。毷氉熱悶。赤痢。小兒麩豆風熱驚癇。

【孟詵】燒灰水服。治卒中惡心痛。飲食中毒。藥毒熱毒。筋骨中風。心風煩悶。中風失音皆瘥。以水磨服。治小兒驚熱。山犀水犀功用相同。

【綱目】磨汁治吐血衄血下血。及傷寒蓄血。發狂譫語。發黃發斑。痘瘡稠密。內熱黑陷。或不結痂。瀉肝涼心。清胃解毒。

【註】鬼疰。見丹砂條註。瘴氣。見茗條註。癰疽。見山慈姑條註。溪毒。見大蒜條註。麩豆。即痘瘡。蓄血。見桃仁條註。

【用量】普通三分至一錢，

【禁忌】惡烏頭。忌鹽。能消胎氣，孕婦忌服。痘瘡氣虛無大熱。傷寒陰證發躁。脈沉細。足冷。渴而飲不多。且復吐出者均忌，

【編者按】犀角羚羊。同爲散邪清熱之品。然犀角涼血解毒。偏重血分。羚羊祛風舒筋。偏重氣分。其犀羚合用者。則以邪熱之症。常須氣血兼顧也。又犀角清熱。多屬實症。羚羊清熱。不專實症。此亦其不同處也。時珍曰。五臟六腑。皆稟氣於胃。風邪熱毒。必先干之。飲食藥物。必先受之。角乃犀之精華所聚。足陽明胃藥也。故能入陽明。解一切毒。療一切血。及驚狂斑痘等證。著名

方劑有犀角地黃湯。(犀角生地丹皮芍藥。治傷寒溫病。熱傷血分。吐血下血蓄血。及喉痧重症。痧透咽爛。火灼液虧者。)犀角大青湯(犀角大青黑參升麻黃連黃芩黃蘗梔子生甘草治斑出火盛。大熱心煩。狂言悶亂。不能發透。)犀角解毒湯。(犀角牛蒡子荊芥防風黃芩甘草。治胃爛。)犀羚二鮮湯(犀角羚羊角鮮沙參鮮生地甘中黃人中白梔子連翹馬勃大貝母金銀花陳金汁玄參石膏黃連。治痧點雖透。而喉爛極盛。脈弦大。口渴神煩。舌絳脣乾。火熾液涸。)等。

甜瓜

【產地】處處有之。田園亦多種植。

莖蔓生。種類頗多。瓜瓤瓜子瓜蒂俱入藥。綱目蓏果類。

【性味】味甘性寒滑有小毒。

【主治】甜瓜主止渴除煩熱。利小便解暑毒。

【嘉祐】主止渴。除煩熱。利小便。通三焦間壅塞氣。治口鼻瘡。

【宗奭】暑月食之。永不中暑。

【用量】普通二三錢。

【禁忌】胃寒者勿食。多食作痢。凡諸瓜入水忌沉。諸李入水忌浮。皆不可食。食瓜過多作脹。飲酒或麝香水少許即解。或曰食鹽花即化。

【附錄】

【甜瓜子仁】味甘。性寒。無毒。主腸癰腹內結聚。破潰成膿。淸肺潤腸。和中止渴。治口臭。密和爲丸。每旦嗽口後含之。

【甜瓜蒂】味苦。性寒。有小毒。主大水身面四肢浮腫。下水殺蟲毒。治欬逆上氣及食諸果病在胸腹中。皆吐下之。吐風痰熱涎。治風眩頭痛癲癇喉痹。頭目有濕氣。療黃疸。得麝香細辛。去鼻中瘜肉。治鼻不聞香臭。

畢澄茄

【產地】產我國南部溫熱之地。莖蔓生。實入藥。與胡椒爲一類二種。綱目味果類。

【性味】味辛。性溫。無毒。

【主治】畢澄茄爲溫中開胃。散寒解結。嘔吐噦逆要藥。主下氣消食心腹氣脹。治冷氣痰澼。久吐不愈

【藏器】主下氣消食。去皮膚風。心腹間氣脹。令人能食。療鬼氣。能染髮及香身。

【大明】治一切冷氣痰癖。幷霍亂吐瀉。肚腹痛。腎氣膀胱冷。

【綱目】暖脾胃。止嘔吐噦逆。

【括要】病有反胃吐食。甚至吐出黑汁。治之不愈者。惟畢澄茄米糊丸。薑湯下三十丸。日一自愈。但愈後。須服平胃散三百帖遂可。

【註】痰癖。見巴豆條註。 霍亂。見大腹皮條註。

【禁忌】參看胡椒條。

【用量】普通七分至二錢。

硇砂 又名磠砂

【產地】產埃及及我國西北。（成分爲綠化錏）綱目鹵石類。

【性味】味鹹苦辛。性溫。有毒。

【主治】硇砂爲消積破血。止痛下氣。去腐生新要藥。主治痰飲食積。婦人血氣疼痛痃癖。外用治惡瘡。贅疣。

【唐本】主積聚。破結血。止痛下氣。療欬嗽。宿冷。去惡肉。生好肌。爛胎。亦入驢馬藥用。

【藏器】主婦人丈夫羸瘦積病。血氣不調。腸鳴。食飲不消。腰脚痛冷。痃癖痰飲。喉中結氣。反胃吐水。

【甄權】除冷病。大益陽事。

【大明】補水臟。煖子宮。消瘀血。宿食不消。食肉胞脹。夜多小便。丈夫腰胯酸重。四肢不任。婦人血氣疼痛。氣塊痃癖。及血崩帶下。惡瘡瘜肉。傅金瘡生肉。

【宗奭】去目翳努肉。

【好古】消肉積

【綱目】治噎膈癥瘕。積痢骨哽。除痣黶疣贅。

【註】痃癖。見五味子條註。 瘜肉。見巴豆條註。 金瘡。見士當歸條註。 癥瘕。見大黃條註。 疣。見半夏條註。

【用量】普通三分至一錢。

【禁忌】爲破積攻積良品。不宜多服。魚骨哽喉。含少許緩嚥。立下。畏牡蠣海螵蛸晚蠶沙蘿蔔卷柏冬瓜羊躑躅商陸蒼耳烏梅忌羊血。

〔編者按〕硇砂著名方劑有硇砂膏硇砂散等。外科用之最多。服硇砂中毒。生綠豆研汁恣飲解之。

紫石英

【產地】產深山中。綱目玉類。

【性味】味甘辛。性溫。無毒。

【主治】紫石英主鎭怯潤枯。養心益肝。治女子風寒在子宮不孕。

【本經】主心腹欬逆邪氣。補不足。女子風寒在子宮。絕孕十年無子。

【別錄】療上氣心腹痛。寒熱邪氣結氣。補心氣不足。定驚悸。安魂魄。塡下焦。止消渴。除胃中久寒。散癰腫。令人悅澤。

【甄權】養肺氣。治驚癇。蝕膿。

【註】消渴見人乳汁條註。

【用量】普通煎用二錢至三錢。慣用者宜少量。

【禁忌】凡絕孕由陰虛火旺。不能攝受精氣者忌用。參看白石英條。

紫河車

【產地】乃婦女產後落下之胞衣也。色紫者入藥。綱目人類。

【性味】味甘鹹。性溫。無毒。

【主治】紫河車主添精助氣。益血扶虛治男女虛勞失志恍惚。

【藏器】主血氣羸瘦。婦人勞損面䵟皮黑。腹內諸病。漸瘦悴者治淨以五味和之。勿令服者知。

【吳球】治男女一切虛損勞極。癲癇。失志恍惚安心養血益氣補精。

【丹溪】河車治虛勞當以骨蒸藥佐之。氣虛加補氣藥。血虛加補血藥。

【註】勞極見水獺肝條註。　骨蒸見地骨皮條註。

【用量】普通修治一具作一料分數次服用。

【禁忌】凡精虛陰涸。水不勝火。發爲咳嗽。吐血骨蒸盜汗等證。此屬陽盛陰虛。法當壯水之主。以鎭陽光。不宜服此。並補之劑。以耗將竭之陰。胃火齒痛亦忌。

紫花地丁

【產地】處處有之。其葉似柳而微細。夏開紫花。生平地及溝壑邊。綱目隰草類。

【性味】味苦辛。性寒。無毒。

【主治】紫花地丁爲除熱解毒要藥。主一切癰疽。無名腫毒。可內服外用。爲外科要劑。亦治黃疸喉痹。

【綱目】主一切癰疽發背。疔腫瘰癧。無名腫毒。惡瘡。

【註】黃疸。見大黃條註。喉痺。見五倍子條註。癰疽瘰癧疔腫。見山慈姑條註。

【用量】普通一錢至三錢。

【禁忌】紫花地丁解毒功勝連翹。無所禁忌。但除外科方劑外。用者殊少。治陰疽。當與補托藥酌用。

【編者按】紫花地丁外科成方甚多。著者有紫花地丁散。（紫花地丁。當歸。大黃。赤芍。金銀花。黃耆各五錢。甘草節二錢。）治諸惡毒瘡腫痛。又疔瘡發背。搗汁內服外敷。均極効。

紫荊皮

【產地】處處有之。庭園亦多栽植。樹皮入藥。綱目灌木類。

【性味】味苦。性平。無毒。

【主治】紫荊皮主破宿血。消腫毒。活血行氣。清熱利尿。治跌撲損傷。

【開寶】主破宿血。下五淋。濃煮汁服。

【大明】通小腸。

【藏器】解諸毒物癰疽喉痺。飛尸蠱毒腫。下瘻蛇虺蟲蠶狂犬毒。並煮汁服。亦以汁洗瘡腫。除血長膚。

【綱目】活血行氣。消腫解毒。治婦人血氣疼痛。經水凝濇。

【註】五淋。見牛膝條註。飛尸蠱毒。見金銀花及人牙條註。

【用量】普通一錢至三錢。

【禁忌】花梗與葉同功。或云忌與

魚類同食。

紫草

【產地】爲山野自生之宿根草。園圃亦可栽種。產於寒地野生之根爲良。綱目山草類。

【性味】味苦。性寒（或作性溫性平）無毒。

【主治】紫草爲痧痘要藥。功能活血涼血。透發解毒。治惡瘡。

【本經】主心腹邪氣。五疳。補中益氣。利九竅。

【別錄】通水道。療腫脹滿痛。以合膏療小兒瘡及面皰。

【甄權】治瘡癬。

【綱目】治斑疹痘毒。活血涼血。利大腸。

【註】五疳。見五靈脂條註。皰。見山茱萸條註。

【用量】普通一錢至三錢。大劑一兩。

【禁忌】痘已出而紅活及白陷。脾氣虛大便利者忌之。

紫參　又名牡蒙

【產地】珍珠菜之地下莖。謂之紫參。多產於深山溪澗之旁。色紫黑。綱目山草類。

【性味】味苦。性寒。無毒。

【主治】紫參爲破血通經要藥。功能治心腹寒熱積聚。產後惡露不行。

【本經】主心腹積聚寒熱邪氣。通九竅。利大小便。

【別錄】療腸胃大熱。唾血衄血。腸中聚血。癰腫諸瘡。止渴益精。

【甄權】治心腹堅脹。散瘀血。治婦人血閉不通。

【好古】主狂瘧溫瘧。鼽血。汗出。治血痢。

【註】溫瘧見大戟條註。

【用量】普通一錢至三錢。

【禁忌】畏辛夷。

紫菀

【產地】爲山野多年生草本。產我國中部。庭園亦可栽植。其花美麗。根狀似細辛。其質柔韌。入藥。綱目隰草類。

【性味】味苦辛。性溫。(或作性平)無毒。

【主治】紫菀爲祛痰止咳要藥。主治咳逆痰涎。吐膿血。益肺氣。

【本經】主欬逆上氣。胸中寒熱結氣。去蠱毒。痿躄。安五臟。

【別錄】療欬唾膿血。止喘悸。五勞體虛。補不足。小兒驚癇。

【甄權】治尸疰。補虛下氣。勞氣虛熱。百邪鬼魅。

【大明】調中消痰。止渴潤肌膚。添骨髓。

【好古】益肺氣。主息賁。

【註】蠱毒見人牙條註。痿躄見天門冬條註。尸疰見丹砂條註。息賁肺氣積於右脅。覆大如杯。喘息上奔也。

【用量】普通七分至錢半。

【禁忌】肺病咳逆喘嗽皆陰虛肺熱也。忌獨用多用。即用亦須與二冬百部桑皮等苦寒藥參用方無害。以其性溫也。

〔編者按〕紫菀入藥。常與款冬花百部同蜜炙用。取其豁痰潤喉入肺殺蟲。（百部祛痰又能殺蟲）故感冒初起咳嗽痰多者罕用之。必咳久而痰涎聚結宜肅清肺部者始任之。肺病常咳者亦任之。至於虛癆咳嗽。又非紫菀所長。即用亦宜以固本之藥爲君方可。

紫菜

【產地】產南海中。附石而生。原爲青色。乾之則紫。綱目水菜類。

【性味】味甘鹹。性寒。無毒。

【主治】紫菜主治癭瘤脚氣。熱氣煩塞咽喉。

【孟詵】主熱氣煩塞咽喉。煮汁飲之。

【綱目】病癭瘤脚氣者。宜食之。

【註】癭瘤見川芎及半夏條註。 脚氣。見大腹皮條註。

【用量】普通二三錢。

〔編者按〕紫菜生海中。其性質大約與昆布海藻相似。丹溪曰。癭結積塊之疾宜常食之。乃鹹能軟堅之義。近人多用作湯餚爲佐膳之品。

紫葳

【產地】產山野。或栽植庭園。亦名凌霄花。綱目蔓草類。

【性味】味酸。性微寒。無毒。（或作有毒。）

【主治】紫葳主行血通經。袪瘀血。治淋瀝。清血中伏火。

【本經】主婦人產乳餘疾。崩中。癥瘕。血閉。寒熱羸瘦。養胎。

【甄權】產後奔血不定。淋瀝。主熱風風癇。大小便不利。腸中結實。

【大明】酒皶熱毒風。刺風。婦人血膈遊風。崩中帶下。

【註】崩中。見三七條註。 癥瘕。見大黃條註。 刺風。腠理不密。易於汗出。風邪侵襲。橫行經絡之間。刺痛無定處者。

【用量】普通一二錢。

【禁忌】花不可近鼻聞。傷腦。花上露入目昏矇。

紫蘇

【產地】處處有之。爲一年生之草本。葉之背面皆紫者佳。有香氣。莖葉與子。皆入藥。綱目芳草類。

【性味】味辛。性溫。無毒。

【主治】紫蘇爲發表散寒。解毒要藥。功能降氣化痰。發汗袪寒。主傷風寒熱。霍亂。肺氣喘急。心腹脹滿。安胎。婦人胎前宜之。

【別錄】主下氣。除寒熱。其子尤良。
【孟銑】除寒熱。治一切冷氣。
【日華】補中益氣。治心腹脹滿。止霍亂轉筋。開胃下食。止脚氣。通大小腸。
【蘇頌】通心經。益脾胃。煮飲尤勝。與橘皮相宜。
【蘇恭】下氣稍緩。虛者宜之。主安胎。
【綱目】解肌發表。散風寒。行氣寬中。消痰利肺。和血溫中。止痛。定喘。安胎。解魚蟹毒。治蛇犬傷。
【註】霍亂轉筋。見大蒜條註。　脚氣。見大腹皮條註。
【用量】葉梗普通八分至二錢。蘇子錢半至三錢。
【禁忌】凡陰虛因發寒熱。或惡寒頭痛者。宜歛宜補。不可用蘇葉。火升作嘔者亦忌。惟可用子。忌鯉魚。同食發惡瘡。
【編者按】紫蘇莖葉與子。功用有同處亦有異處。茲特於附錄中分別之。與他藥配合。據時珍曰。同橘皮砂仁。則行氣安胎。同藿香烏藥。則溫中止痛。同香附麻黃。則發汗解肌。同川芎當歸。則和血散血。同木瓜厚朴。則散溼解暑。治霍亂脚氣。同桔梗枳殼。則利膈寬胸。同杏仁菔子。則消痰定喘。著名方劑有降氣湯紫蘇散紫蘇飲香蘇散等。其葉與蟹同煮。解蟹毒。傷損。搗爛敷之。均甚効。

【附錄】

【蘇子】主上氣欬逆冷氣。及腰脚

中濕氣。風結氣。調中止霍亂。消五膈嘔吐反胃。消痰止嗽。利大小便。治肺氣喘急。

近世多用以降氣化痰。止咳定喘。子內含油。故能潤腸。至表散之力。則較葉少遜。

【蘇葉】主發散。孟詵曰。蘇子與葉同功。發散風氣宜用葉。清利上下宜用子。

近世多用以發散風寒。至化痰之力。則不如子也。

【蘇梗】主順氣表散。汪昂曰。葉發汗散寒。梗順氣安胎。子開鬱降氣。消痰定喘。

近世多用以順氣止嘔。故能安胎。至表散之力。則不如葉。化痰之力。亦不如子也。

細辛

【產地】產我國陝西及關外。今北地多有之。爲多年生草本。葉下開花。狀似杜衡。惟苗葉經冬則凋。根外淡褐而內白色。氣味辛烈。故名。綱目山草類。

【性味】味辛。性溫。無毒。

【主治】細辛爲風痛要藥。功能深入以散風袪寒。主治欬逆上氣。風濕痺痛。頭痛。齒痛。泄熱。破痰。開竅行水。

【本經】主欬逆上氣。頭痛腦動。百節拘攣。風溼痺痛。死肌。

【別錄】溫中下氣。破痰。利水道。開胸中滯積。除喉痺。齆鼻不聞香臭。風癇癲疾。下乳結。汗不出。血不行。安五臟。益肝膽。通精氣。

【甄權】添膽氣。治嗽。去皮風溼癢。風眼淚下。除齒痛。血閉。婦人血瀝腰痛。

【弘景】含之去口臭。

【好古】治督脈爲病。脊強而厥。

【綱目】治口舌生瘡。大便燥結。去目中倒睫。

【註】拘攣。見土茯苓條註。痺。見人參條註。喉痺。見五倍子條註。齆鼻。見玉桂條註。血瀝。見甘草條註。倒睫。眼皮鬆而眼弦緊。致睫毛內向。刺及睛珠。

【用量】普通二分至一錢。

【禁忌】升燥發散性烈。凡內熱及火升炎上。上盛下虛。氣虛有汗。血虛頭痛。陰虛咳嗽。均忌。

【編者按】細辛主治諸痛。能鎮神經。取效甚捷。但用之不可過劑耳。宗奭曰。治頭面風不可缺此。元素曰。以獨活爲使。治少陰頭痛如神。張子和曰。治頭痛。太陽（小腸膀胱經）則羌活。少陰（心腎經）則細辛。陽明（大腸胃經）則白芷。厥陰（心包絡肝經）則川芎吳萸。少陽（三焦膽經）則柴胡。成無已曰。膽氣不足。細辛補之。此其著效之一斑也。著名方劑有傷寒論之麻黃附子細辛湯。治少陰病始得之反發熱。脈沉。能發少陰之汗。亦治欬逆腰背相引痛。腦齒俱痛諸症。小青龍湯有細辛。治咳喘上衝。頭痛發熱。惡風或乾嘔等症。

羚羊角　又名霝羊角

【產地】產我國陝西甘肅四川等地生長山谷中。綱目獸類。

【性味】味鹹(或作苦鹹)性寒。無毒。

【主治】羚羊角爲散邪淸熱要藥。主傷寒時氣寒熱。邪氣驚夢狂越。治筋攣搐搦。溫熱風毒。淸肝火。散肺熱。降邪火。明眼目。

【本經】主明目益氣起去陰惡血注下。辟蠱毒惡鬼不祥。常不魘寐。

【別錄】除邪氣驚夢。狂越僻謬。療傷寒時氣。寒熱熱在肌膚。溼風注毒伏在骨間。及食噎不通。久服強筋骨。

【孟詵】治中風筋攣。附骨疼痛。作末蜜服治卒熱悶。及熱毒痢血。疝氣。摩水塗腫毒。

【藥性】治一切熱毒風攻注。中惡毒風卒死。昏亂不識人。散產後惡血衝心煩悶。燒末酒服之。治小兒驚癇。治山瘴及噎塞。

【藏器】治驚悸煩悶。心胸惡氣。瘰癧惡瘡溪毒。

【綱目】平肝。舒筋。定風。安魂。散血。下氣。辟惡。解毒。治子癇痙疾。

【註】蠱毒。見人牙條註。　魘寐。見安息香條註。　疝氣。見山查條註。　瘰癧。見山慈姑條註。　惡瘡。見人中黃條註。　溪毒。見大蒜條註。　子癇。婦人孕期中。忽然口噤抽掣。昏迷如癇發也。　痙。見羌

活絡註。

【用量】普通三分至一錢。

【禁忌】心肝二經。虛而有熱者宜。若虛而無熱忌用。

【編者按】袪風之藥。多溫而燥。此獨鹹寒。舒筋散熱。瀉肝甯心。此爲上治。且以性靈之物。又能解毒辟邪。世益珍之。非無故也。汪昂曰。目爲肝竅。此能淸肝。故明目去障。肝主風。其合爲筋。此能袪風舒筋。故治驚癇搐搦骨痛筋攣。肝藏魂。心主神明。此能瀉心肝邪熱。故治狂越僻謬夢魘驚駭。肝主血。此能散血。故治瘀滯惡血血痢腫毒。相火寄於肝膽。在志爲怒。此能下氣降火。故治傷寒伏熱。煩懣氣逆。食噎不通。著名方劑有紫雪丹。犀羚二鮮湯等。參看犀角條。

莨菪

【產地】產海濱及深山幽谷中。所在多有之。子入藥。綱目毒草類。

【性味】味苦性寒(或作溫)有毒。

【主治】莨菪爲癲癇發狂要藥。主甯神安志。定痛鎭狂。

【本經】主齒痛出蟲。肉痺拘急。久服使人健行。走及奔馬。強志益力。多食令人狂走。

【別錄】療癲狂風癇。顚倒拘攣。

【藏器】安心定志。聰明耳目。除邪逐風。變白。主痃癖。取子洗晒。隔日空腹水下一指撚。亦可小便浸令汁盡。暴乾如上服。勿令子破。破則令人發狂。

【甄權】炒焦研末。治下部脫肛。止冷痢。主蛀牙痛。咬之蟲出。

【大明】燒熏蟲牙。及洗陰汗。

【註】肉痺。五痺之一。五痺者。筋痺脈痺肌肉痺皮痺骨痺也。參看人參條註。 痃癖。見五味子條註。 陰汗。見沒石子條註。

【用量】普通數厘。

【禁忌】莨菪有毒。食之過量。則見人以爲鬼物。狂亂不知人事。明時曾榜示天下。以爲妖藥。觀此則其藥能過奮其神經可知。凡食莨菪中毒。其徵初如醉酒。咽燥。終而瞳孔散大。不能見物。舌亦蹇澀。不能言語。精神狂亂。疾奔。誤服以甘草汁解之。或綠豆汁甘草升麻犀角並解之。

蚯蚓

【產地】處處有之。多穴居平澤膏壤之地中。白頸者良。綱目蟲類。

【性味】味鹹。性寒。無毒。（或作有毒）

【主治】蚯蚓爲淸熱利水要藥。主傷寒溫病伏熱發狂。大人小兒小便不通。治蛇瘕。殺三蟲。塗丹毒。敷漆瘡。

【本經】主蛇瘕。去三蟲。伏尸鬼疰。蠱毒。長蟲。

【別錄】化爲水。療傷寒伏熱狂謬。大腹黃疸。

【藏器】溫病大熱狂言。飲汁皆瘥。炒作屑去蚘蟲。去泥鹽化爲水。主天行諸熱。小兒熱病。癲癇。塗丹毒。傅漆瘡。

【蘇恭】葱化爲汁。療耳聾。

【日華】治中風癇疾喉痺。

【綱目】主傷寒瘧疾大熱狂煩。及大人小兒小便不通。急慢驚風。歷節風痛、臟風注。頭風齒痛。風熱赤眼。木舌喉痺鼻瘜聤耳禿瘡瘰癧卵腫脫肛。解蜘蛛毒。療蚰蜒入耳。

【括要】治脚風。炒爲末主蛇傷毒。解射罔毒。

【註】蛇瘕。八瘕之一。（青瘕黃瘕燥瘕血瘕脂瘕狐瘕蛇瘕鼈瘕）其形長大。在臍上下。或左右脅。上犯下引。均能作痛。丹毒。見地膚子條註。　歷節。見梔子仁條註。　臟風、夜多盜汗也。　木舌。木舌本木強也。　喉痺、見五倍子條註。　鼻瘜。見巴豆條註。　聤耳。見苦丁茶條註。　瘰癧。見山慈姑條註。

【用量】普通一二錢。

【禁忌】蚯蚓性大寒。能除有餘邪熱。故傷寒非陽明實熱狂躁者忌。溫病無壯熱及脾胃素弱者忌。黃疸緣大勞。腹脹屬脾腎虛。尸疰因陰虛成癆瘵者。均忌。復有小毒。中其毒者。以鹽水解之。小兒伏地爲蚯蚓所呵。則陰腫。以鴨涎沫解之。

【編者按】蚯蚓著名方劑有活絡丹。（川烏頭草烏頭地龍天南星乳香沒藥）治寒溼襲經絡作痛。肢體不能屈伸。及跌打損傷瘀血停滯。取蚯蚓之性善穴竄。能通經絡也。又韭地下大蚯蚓。能壯陽。以韭能固精益陽也。蘇頌曰。腎藏風下注病（腎氣虛弱。風邪乘於膁脛。以致皮膚如癬。搔癢成瘡。膿水淋漓。）不可缺。脚氣藥必須用之爲使。然亦有毒。不可過劑。大抵攻病用毒藥。中病卽止也。蚯蚓泥能治赤白久熱痢。取一升炒烟盡。沃汁半升。濾淨飲之。凡使有炙爲末。有陰乾研末。有化水。有生搗。各隨方法。

蚯蚓泥

【產地】田中或韭田中及地下。處處有之。綱目土類。

【性味】味甘酸。性寒。無毒。

【主治】蚯蚓泥主解毒。傅瘡。小便不通。赤白痢疾。

【藏器】主赤白久熱痢。取一升炒烟盡。沃汁半升濾淨飲之。

【日華】小兒陰囊忽虛熱腫痛。以生甘草汁入輕粉末調塗之。以鹽研傅瘡。去熱毒。及蛇犬傷。

【蘇恭】傅狂犬傷。出犬毛神效。

【用量】普通一錢至三錢。

【禁忌】內服宜煎汁澄淸。不必用滓。

蛇床子

【產地】產於海濱。或下濕地。我國江北及關外皆有之。綱目芳草類。

【性味】味辛苦。性溫。(或作平)無毒。

【主治】蛇床子爲疏風。去濕。强陽

益陰要藥。主治下焦留濕。男子陽痿濕癢。女人陰腫痛癢。惡瘡濕癬。外用煎湯浴良。

【本經】主男子陰痿溼癢。婦人陰中腫痛。除痺氣。利關節。癲癇。惡瘡。

【別錄】溫中下氣。令婦人子臟熱。男子陰強。久服令人有子。

【甄權】治男子女人虛溼痺。毒風㿗痛。去男子腰痛。浴男子陰。去風冷。大益陽事。

【大明】暖丈夫陽氣。女人陰氣。治腰胯酸疼。四肢頑痺。縮小便。去陰汗。溼癬。齒痛。赤白帶下。小兒驚癇。撲損瘀血。煎湯浴大風身癢。

【註】㿗痺。見天麻條註。　陰汗。見沒石子條註。

【用量】普通一錢至三錢。

【禁忌】腎家有火。下部有熱。及陽易舉者。雖有濕。宜酙酌用之。惡丹皮巴豆貝母伏硫黃。

【編者按】蛇床子治男子陽痿。女人陰中冷。皆効。蓋以能去風溼而助陽氣也。是以下部因風溼之爲病而生瘡腫痛癢諸患。亦可治矣。効方有蛇床子散。治下白物陰癢。或有小瘡。用蛇床子一味爲末。以白粉少許和勻。捏如棗大。棉裹納陰戶中良。治陰囊溼癢。蛇床子麻黃根牡蠣乾薑各等分。四味爲末。擦患處効。治陽事不起。蛇床子五味子菟絲子等分爲末。蜜丸服効。別錄言久服令人有子。蓋指其能治痿弱也。若陽強而久服。徒然多慾耗精。何能有子哉。

蛇含草

【產地】產山野之地。處處有之。綱目隰草類。

【性味】味苦。微寒。無毒。

【主治】蛇含草主治癰瘡。蛇咬。淸熱解毒。

【本經】主驚癇寒熱邪氣。除熱。金瘡疽痔鼠瘻瘡頭瘍。

【別錄】療心腹邪氣。腹痛溼痺。養胎。利小兒。

【甄權】治小兒寒熱丹疹。

【蘇頌】紫背龍牙解一切蛇毒。治咽喉中痛。含咽之便效。

【括要】以草納蛇口中。縱傷人亦不能有毒。種之亦令無蛇。

【註】金瘡見土當歸條註。鼠瘻見木通條註。溼痺見大豆黃卷條註。

【用量】普通一二錢。外用無定量。

【禁忌】忌火。

蛇蛻

【產地】處處有之。多蛻於石上及人家牆屋間。白色如銀者入藥。綱目鱗類。

【性味】味鹹甘。性平。無毒。（或作小毒）

【主治】蛇蛻主瘈瘲癲疾。弄舌搖頭。治皮膚疥癬瘡瘍。明目退翳。

【本經】主小兒百二十種驚癇。蛇癇癲疾。瘈瘲弄舌搖頭。寒熱。腸痔。蠱毒。

【別錄】大人五邪言語僻越。止嘔逆。明目。燒之療諸惡瘡。

【甄權】喉痺。百鬼魅。

【日華】炙用辟惡。止小兒驚悸客熱。煎汁傅癧瘍。白癜風。催生。

【孟詵】安胎。

【綱目】止瘧辟惡。去風殺蟲。燒末服治婦人吹奶。大人喉風。退目翳。消木舌。傅小兒重舌重齶。唇緊解顱。面瘡月蝕天泡瘡。大人丁腫漏瘡腫毒。煮湯洗諸惡蟲傷。

【註】瘛瘲。見丹皮條註。　蠱毒。見人牙條註。　惡瘡。見人中黃條註。　喉痺。見五倍子條註。　癧瘍。卽瘰癧。見山慈姑條註。　癜風。見浮萍草條註。　木舌。見蚯蚓條註。　重舌。見五靈脂條註。　解顱。見天南星條註。　月蝕。見田鷄條註。　天泡瘡。燎漿白泡。疼痛蔓延者。

【用量】普通五分至一錢。

【禁忌】性走竄。凡小兒驚癇癲疾。非外邪客忤而由肝心虛者忌用。孕婦忌之。畏磁石及酒。得火熬之良。

貫衆

【產地】處處有之。多自生山中溪畔。或深林陰處。根黑褐色。入藥。綱目山草類。

【性味】味苦。性微寒。有小毒。

【主治】貫衆爲解毒要藥。功能治腹中邪熱之毒。軟堅破積。及婦科諸血症。

【本經】主腹中邪熱氣。諸毒。殺三蟲。

【別錄】去寸白。破癥瘕。除頭風。止金瘡。

【蘇頌】爲末水服一錢。止鼻血有效。

【綱目】治下血崩中。帶下。產後血氣脹痛。斑疹毒。漆毒。骨哽。解豬病。

【註】三虫見石長生條註。 寸白。即寸白蟲。 癥瘕。見大黃條註。 崩中。見七三條註。

【用量】普通一錢至二錢。

【禁忌】無。

【編者按】貫衆菖蒲。江南人多用以置食水中。貫衆置水中。能解諸毒。辟時邪。菖蒲置水中。食之不患痢。用原枝甚良。

通草　又名通脫木

【產地】產於江南。多生山側。莖入藥。綱目蔓草類。

【性味】味甘淡。性平。無毒。

【主治】通草爲利水退熱要藥。主瀉肺熱。利陰竅。舒胃氣。除水腫。治五淋。下乳催生。

【東垣】主利陰竅。治五淋。除水腫癃。瀉肺。

【蘇頌】解諸毒蟲痛。

【汪機】明目退熱。下乳催生。

【註】五淋。見牛膝條註。 癃。見冬葵子條註。

【用量】普通五分至一錢。

【禁忌】虛脫人孕婦均忌。

連錢草　又名積雪草

上海大衆書局印行

【產地】原野多年生草．處處有之．葉圓如錢．牆有微隙．此草卽能穿過．故又名穿牆草．綱目芳草類．

【性味】味苦．（或作辛甘）性寒．（或作平）無毒．

【主治】連錢草主治大熱惡瘡．能滌毒養新．平欬治肺．

【括要】主大熱惡瘡癰疽丹毒。擣汁傅之。治寒熱往來。腹內熱結。久咳痰血。婦人少婦作痛。擣汁飲之。

【註】惡瘡見人中黃條註。 癰疽。見山慈姑條註。 丹毒見地膚子條註。

【用量】普通一二錢．

【禁忌】不詳．

連翹

【產地】產山谷中及澤地．處處有之．四川產者爲勝．綱目隰草類．

【性味】味苦（或作苦辛）性平無毒．

【主治】連翹爲散結淸火要藥．主治瘡瘍．能淸火解毒．消腫排膿．散血結氣聚．去上焦熱．通利小便．

【本經】主寒熱。鼠瘻瘰癧癰腫惡瘡癭瘤結熱蠱毒。

【別錄】去白虫。

【甄權】通利五淋。小便不通。除心家客熱。

【大明】通小腸。排膿治瘡癤。止痛。通月經。

【東垣】散諸經血結氣聚。消腫。

【丹溪】瀉心火。除脾胃溼熱。治中部血證以爲使。

【好古】治耳聾渾渾焞焞。

【註】鼠瘻。見木通條註。瘰癧。見山慈姑條註。惡瘡。見人中黃條註。癭瘤。見川芎及半夏條註。

【用量】普通一錢至三錢。

【禁忌】連翹淸而無補之藥也。癰疽已潰及日久。火熱由於虛。與脾胃薄弱作泄者均忌。忌火。

【編者按】連翹體輕。近世恆用以散上焦之熱。凡感冒及溫熱病中多用之。固不僅爲瘡家聖藥也。陳承曰。瘡家用此。結者散之也。凡腫而痛者爲實邪。腫而不痛爲虛邪。腫而赤者爲結熱。腫而不赤爲留氣停痰。惟陰疽貴乎補托。則禁用連翹。連翹配桔梗甘草射干元參等治項腫咽痛。配黃連黃芩黃柏知母等統治熱症。配皂莢治楊梅瘡毒未發。配當歸銀花赤芍山梔皂角刺等治瘡瘍實症。著名方劑有桑菊飲。銀翹散。其他外科方劑甚多。不勝枚舉。

野菊

【產地】處處有之。多生田野。花小而色黃。綱目隰草類。

【性味】味苦辛。性溫。有小毒。

【主治】野菊主解毒。療目疾。

【藏器】主調中止洩。破血。婦人腹內宿血宜之。

【綱目】治癰腫疔毒。瘰癧眼瘜。

【註】疔毒見山慈姑條註。眼瘡。眼中細小之贅肉也。

【用量】普通多外用。無定量。

【禁忌】丹溪曰。野菊花服之。大傷胃氣。

【編者按】野菊用花去莖葉。用以作枕。能明目目疾。煎湯熏之。癤毒瘰癧。敷之。

【附錄】

【除蟲菊】菊花之能驅蟲類者。可用以磨粉。製造蚊蟲香及臭蟲粉。不可食。近來江浙播種頗多。凡種菊近地。蟲毒絕跡。家園蒔之良。

陳皮

【產地】產我國廣東。即廣橘之皮。亦曰橘皮。以晒乾陳久者良。故曰陳皮。綱目山果類。

【性味】味苦辛。性溫。無毒。

【主治】陳皮為宣通疏利要藥。主行氣。健胃。去濕。化痰。能發散。清熱。消積。行水。

【本經】主胸中瘕熱逆氣。利水穀。

【別錄】下氣止嘔欬。治氣衝胸中吐逆霍亂。療脾不能消穀。止洩。除膀胱留熱停水。起淋。利小便。去寸白蟲。

【甄權】清痰涎。治上氣欬嗽。開胃。主氣痢。破癥瘕痃癖。

【綱目】療嘔噦反胃嘈雜。時吐清水。痰痞痎瘧。大腸閉塞。婦人乳癰。入食料。解魚毒腥。

【註】霍亂。見大腹皮條註。癥瘕。見大黃條註。痃癖。見五味子條註。痎瘧。見人參條註。

【用量】普通一錢至三錢。

【禁忌】凡中氣虛。氣不歸元者。忌與耗氣藥同用。胃虛有火嘔吐。忌與溫熱香燥藥同用。陰虛咳嗽生痰。忌與半夏南星等同用。瘧非寒甚亦忌。

【編者按】陳皮和百藥。故近世用之至繁。時珍曰。同補藥則補。同瀉藥則瀉。同升藥則升。同降藥則降。各因所配而補瀉升降。無已曰。脾爲氣母。肺爲氣籥。凡補藥濇藥。必用陳皮以利氣。又凡用陳皮。取其發散皮膚也。觀此知陳皮之用。在於行氣。氣行則領導百藥。各隨其補瀉升降之力以致其用。有痰者亦因氣行而化。有溼者亦因氣行而消。即其他食積及飲食之毒。亦無不因氣行而解也。氣虛不能歸元。則僅存之氣。不可再行而耗之。故忌。著名方劑有二陳湯。六君子湯。橘皮竹茹湯（橘皮竹茹甘草人參大棗生薑加白朮枳殼尤妙治胃虛嘔逆）陳皮半夏湯（陳皮半夏茯苓黃芩枳殼紫蘇甘草治孕婦惡阻）等。

【附錄】

【橙皮】味酸。性寒。無毒。主消痰化食。利膈降氣。寬中解酒。治惡心。

【橘紅】乃陳皮之去白者。主除寒。發表。消痰。治咳嗽。喉癢。多蜜炙入藥。

【青皮】乃橘之未黃而青色者。另詳本條。

【橘核】味苦。性平。無毒。主腎疰腰痛。小腸疝氣。陰核腫痛。治因酒赤鼻。俱酒煎服之。

【橘絡】主活血。利氣。通經絡。濕滯。化胃中濁膩。驅皮裏膜外積痰。治口渴及吐酒。脤脹。

【橘葉】味苦。性平。無毒。主消腫。散毒。行肝氣。導胸膈逆氣。治傷寒胸膈痞滿。脅痛。肺癰。婦人乳癰。

【青鹽陳皮】主消痰。降氣。生津。開鬱。運脾。調胃。解毒。安神。與陳皮性同而較潤。

【化州橘紅】橘紅之產於廣東舊化州境者。汁滴入痰。痰變爲水者。此爲上品。主消痰。止咳。其功勝於陳皮。寬中。醒酒。去油膩。穀物食積。治氣逆。羊癲瘋病。解蟹毒。

陳芥菜滷汁

【產地】乃陳年醃芥菜之鹽滷汁也。多貯甕中。埋行人處。封存三五年以上者良。拾遺諸蔬部。

【性味】味鹹。性涼。無毒。

【主治】陳芥菜滷汁爲肺癰要藥。主下痰清熱定喘治肺癰喘脹。

【綱目】主肺癰喘脹。用陳久色如泉水者。緩呷之。大能下痰清熱定嗽。

【註】肺癰見白石英條註。

【用量】普通一盞許。

【禁忌】宜於肺家熱嗽。虛寒者酙酌之。

【附錄】

【陳冬菜滷汁】味鹹。性寒。無毒。主清肺火治痰嗽。解咽喉腫毒。(用此滴蜈蚣卽死。以鹽菜炒雞蜈蚣亦不食。)

陳倉米

【產地】又名陳廩米。處處有之。卽粳米久藏色黃者。綱目穀類

【性味】味甘淡(或作鹹酸)性平。(或作溫)無毒。

【主治】陳倉米主養胃。寬中下氣。除熱治翻胃膈噎吐瀉痢疾。

【別錄】主下氣。除煩渴。調胃止洩。

【日華】補五臟。澀腸胃。

【士良】暖脾去憊氣。宜作湯食。

【孟詵】炊飲食止痢。補中益氣。堅筋骨。通血脈。起陽道。以飯和酢搗封毒腫惡瘡立瘥。北人以飯置甕中水浸令酸食之暖五臟六腑之氣。研米服去卒心痛。

【甯原】寬中消食。多食易飢。

【綱目】調腸胃。利小便。止渴除熱。

【用量】普通錢半至三錢。

【禁忌】陳倉米可以煮汁煎藥。惟不可合馬肉食致發痼疾。

雀肉

【產地】處處有之。多栖宿簷瓦之間馴近階除之際。羽毛斑褐。綱目原禽類。

【性味】味甘性溫。無毒。

【主治】雀肉主壯陽益氣。增精血。補五臟。治腎冷偏墜。

【藏器】十冬三月食之。起陽道。令人有子。

【日華】壯陽益氣。暖腰膝。縮小便。治血崩帶下。

【孟詵】益精髓。縮五臟不足氣。宜常食之。不可停輟。

【用量】普通爲服食之品。入藥無定量。

【禁忌】不可合李食。及與諸肝食。妊婦食雀肉飲酒。令子多淫。和豆醬食。令子面䵟。服白朮者忌之。正月以前。十月以後之雀肉最良。

魚

【產地】魚生水中。處處有之。種類極多。茲條舉習用諸種於下。綱目鱗類。

【鯉魚】味甘性平。無毒。主欬逆上氣。止渴。治黃疸水腫脚漏下氣。(別錄)治懷妊身腫。及胎氣不安。(日華)作膾溫補去冷氣。痃瘕氣塊橫關伏梁結在心腹。(藏器)下水氣下乳汁。利小便。(括要)天行病後下痢及宿癥。不可食忌天冬硃砂犬肉葵菜。

【鱮魚】又名鰱魚。味甘性溫無毒。主溫中益氣。多食令人熱中發渴。又發瘡疥。朱丹溪曰。諸魚在水無一息停。皆能動風動火。不獨一種爲然也。

【青魚】味甘。性平。無毒。主腳氣濕痹。治腳弱煩悶。益氣力。青魚膽味苦性寒無毒。主消赤目腫痛翳障。吐喉痹痰涎。及魚骨哽。塗熱瘡。忌胡荽葵菜豆藿麥醬。

【石首魚】味甘。性平。無毒。主開胃益氣。合蓴菜作羹食。乾則爲鯗。又名白鯗。能消瓜成水。治暴下痢及卒腹脹不消。頭中石主下石淋小便不通。研末或燒灰服。痢疾最忌油膩生冷。白鯗可食。

【勒魚】味甘。性平。無毒。主開胃暖中。作鯗尤良。

【鰣魚】味甘。性平。無毒。主補虛勞。蒸下油以瓶盛埋土中。取塗湯火傷甚效。多食發痼疾。

上海大衆書局印行

【嘉魚】味甘.性溫.無毒.（或作小毒）食之主令人肥健悅澤.治腎虛消渴.勞瘦虛損.

【鯧魚】味甘.性平.無毒.主令人肥健.益氣力.腹中子有毒.令人痢下.

【鯽魚】味甘.性溫.無毒.合五味煑食.主虛羸.（藏器）溫中下氣.（大明）止下痢腸痔.夏熱痢有益.冬月不宜.（保昇）主調中.益五臟.合小豆煑汁服.消水腫.生搗塗惡核.不散.炙油塗婦人陰疳.諸瘡.殺蟲.止痛.釀白礬燒研飲服.治腸風血痢.釀硫黃煅研.釀五倍子煅研.酒服.並治下血.釀茗葉煨服.治消渴.釀胡蒜煨研.飲服.治隔氣.釀綠礬煅研.飲服.治反胃.釀鹽花燒研.摻齒疼.釀當歸燒研.揩牙烏髭.止血.釀砒燒研.治急疳瘡.釀白鹽煨研.搽骨疽.釀附子炙焦.同油塗頭瘡白禿.（括要）

【鱸魚】味甘.性平.有小毒.主補五臟.益筋骨.和腸胃.治水氣.益肝腎.安胎元.作鮓（以鹽貯藏）作鱠（鮮取其肉）俱佳.雖有小毒.不甚發病.

【鱖魚】味甘.性平.無毒.（或作

微毒）主去腹內惡血。腹內小蟲。補虛勞。益脾胃。骨最能哽人。惟橄欖核磨水咽之可解。

鹿茸

【產地】鹿產山林中。處處有之。我國西北及東三省爲多。其茸及角入藥。綱目獸類。

【性味】味甘鹹。性溫。無毒。

【主治】鹿茸爲大補眞陽要藥。主養血。益陽。強筋健骨。生精充髓。治男子虛勞。老人精衰。腰膝無力。滑精。眩暈。婦人崩漏帶下。

【本經】主漏下惡血。寒熱驚癇。益氣強志。生齒不老。

【別錄】療虛勞。洒洒如瘧。羸瘦。四支酸疼。腰脊痛。小便數利。洩精溺血。破瘀血在腹。散石淋。癰腫。骨中熱疽。癢。安胎下氣。殺鬼精物。久服耐老。不可近丈夫陰。令痿。

【日華】補男子腰腎虛冷。脚膝無力。夜夢鬼交。精溢自出。女人崩中漏血。赤白帶下。炙末。空心酒服方寸匕。壯筋骨。

【綱目】生精補髓。養血益陽。強筋健骨。治一切虛損。耳聾。目暗。眩暈。虛痢。

【註】洒洒。見阿膠條註。石淋。見苦匏條註。崩中。見三七條註。

【用量】普通七分至錢半。

【禁忌】壯年愼用。陰虛火旺者忌之。麻勃爲使。畏大黃。不可嗅。有蟲恐入鼻顙。藥不能治。男子陰莖近入易於痿弱。

【附錄】

【鹿角】味鹹。性溫。無毒。主益氣補陽。強骨髓。續絕傷。治腰脊痛。心腹痛。少腹血急痛。脫精尿血。夜夢鬼交。療女子胞中餘血不盡欲死。（燒灰服以酒服）惡瘡癰疽。煮成粉名鹿角霜。治脾胃虛寒。嘔逆。食少便溏。

【鹿角膠】又名白膠。味甘。性平。無毒。主補中益氣。長肌。增髓。止痛。安胎。黑鬚髮。強筋骨。壯腰膝。生精血。治傷中。虛損。勞嗽。吐血。尿血。下血。多汗。淋露。腰痛。羸瘦。四肢作痛。崩中。帶下。療瘡瘍腫毒。

〔編者按〕鹿茸爲純陽之物。性溫而燥。專補元陽。凡男子虛怯。老人陽虧。允爲合宜。若吐血便血尿血等症。由於陰虛火旺。下焦有熱者居多。誤用鹿茸。必致反劇。故鹿茸治血症。乃治陽衰氣虛而不攝血者。治癰疽。亦爲陰症而火衰者。此不可不知也。著名方劑有全鹿丸。以全鹿一只合諸補藥製成。治諸虛百損。反弱爲強。有鹿茸大補湯（鹿茸肉蓯蓉杜仲白芍白朮附子肉桂人參五味子金石斛半夏黃耆茯苓當歸熟地甘草加薑棗）治陽虛。有鹿茸四斤丸。（虎骨條下之虎骨四斤丸去附子虎骨加鹿茸二具。菟絲子熟地黃杜仲各八兩）治肝腎俱虛。筋骨痿弱顫掉。凡使生用則散熱行血。消腫辟邪。或用蜜浸酒浸。炙黃熟用。則益腎補虛。強精活血。若煉霜熬膏則專於滋補矣。

鹿銜草　又名薇銜

【產地】產我國陝西河南。葉似茺蔚。綱目隰草類。

【性味】味苦性平。無毒。

【主治】鹿銜草主治風濕痹。逐水。益筋節。療痿躄。嬰兒先天不足。

【本經】主風濕痺歷節痛。驚癇吐舌悸氣。賊風鼠瘻癰腫。

【別錄】暴癥逐水。療痿躄。

【藏器】婦人服之。絕產無子。

【綱目】煎水洗漂疽甲疽惡瘡。

【註】風濕痺。見丹皮及大豆黃卷條註。痿躄見天門冬條註。甲疽。爪甲內傷生瘡流脂作痛也。惡瘡。見人中黃條註。

【用量】普通一二錢。

【禁忌】婦人服之絕產無子。

鹿蹄草

【產地】產我國四川陝西等處。爲多年生常綠草。經冬不凋。綱目隰草類。

【性味】綱目缺。或作性溫。

【主治】鹿蹄草主合瘡痕。

【綱目】主金瘡出血。搗塗即止。又塗一切蛇虫犬咬毒。

【括要】諸蟲螫傷痛甚。貼之卽止痛。

【用量】普通不用以內服。外用無定量。

【禁忌】能制雌黃丹砂。

麥冬

【產地】生山谷肥地。我國陝西及江浙一帶。多有之。葉綠四季不凋。根黃白色。入藥。綱目隰草類。

【性味】味甘性微寒。(或作平)無毒。

【主治】麥冬爲潤肺清火要藥。主治肺中伏火。痰多。心腹結氣。肺弱胃弱。津少口渴。止咳嗽。療肺病吐膿血。

【本經】主心腹結氣。傷中傷飽。胃絡脈絕。羸瘦短氣。

【別錄】療身重目黃。心下支滿。虛勞客熱。口乾燥渴。止嘔吐。愈痿蹷。強陰益精。消穀調中。保神定肺氣。定五臟。令人肥健美顏色有子。

【藏器】去心熱。止煩熱寒熱體勞。下痰飲。和車前地黃丸服去溼痺。

【大明】治五勞七傷。安魂定魄。止嗽定肺痿吐膿。時疾熱狂頭痛。

【甄權】治熱毒大小面目肢節浮腫。下水主泄精。

【元素】治肺中伏火。補心氣不足。主血妄行。及經水枯。乳汁不下。

【註】痿蹷。見天門冬條註。 五勞七傷。見

人參條註。肺痿。見人參條註。

【用量】普通一錢至三錢。

【禁忌】麥冬性寒。雖主脾胃而虛寒洩瀉及痘瘡虛寒作泄。產後虛寒作泄均忌。入補藥酒浸擂之良。

【編者按】麥冬治肺。清潤之功爲多。故虛寒之人非所宜。配人參能養肺陰而補肺氣。雖號生脈散。然不能爲陽氣欲脫者生脈也。故麥冬主治。長於調補。東垣曰。涼而能補。補而不泥。無過於麥冬者。傷寒勞復與夫溫熱病及雜病陰不濟陽而煩熱燥渴者。用以生津液濡枯而退熱。大有奇功。著名方劑有麥門冬湯。（麥冬七升半夏一升人參甘草二兩。粳米三合。大棗十二枚）治火逆上氣。咽喉不利。配地黃紫菀桑皮麻黃等治咳嗽唾血。配五味子治肺氣虛而作咳。均良。

麥芽

【產地】大麥之芽也。處處有之。綱目穀類。

【性味】味甘鹹。性溫。無毒。

【主治】麥芽爲健脾化積要藥。主開胃化積食。消痰除脹。能縮乳汁。

【蘇頌】主化宿食。破冷氣。止心腹脹滿。

【日華】溫中下氣。開胃。止霍亂。除煩消痰。破癥結。

【註】霍亂。見大腹皮條註。　癥結。見山茱萸條註。

上海大衆書局印行

【用量】普通一錢至三錢。

【禁忌】善消導。脾胃無積滯者勿用。虛脹勿用。孕婦勿用。

【編者按】麥芽多炒焦用則化滯之力宏。消米麵諸果積最良。若消肉積。宜用山查。又麥芽最能消乳汁。乳母服之。乳即縮少不能復增。患乳汁過多脹痛者可用之。

麻仁

【產地】大麻處處有之。種者尤多。生圓形堅果中含扁平之仁。即爲麻仁。入藥。綱目穀類。

【性味】味甘。性平。無毒。

【主治】麻仁爲潤腸通便要藥。主疏風潤燥。滋陰生津。通乳催生。治汗多胃熱脾約便難。

【本經】補中益氣。

【別錄】治中風汗出。逐水氣。利小便。破積血。復血脈。乳婦產後餘疾。沐髮長潤。

【開寶】主補虛勞。潤五藏。疏風氣。治大腸風熱結澀。利小便療熱淋。通利大小便。

【孟詵】取汁煮粥去五臟風。潤肺治關節不通髮落。產後餘疾。

【綱目】利女人經脈。調大腸下痢。塗諸瘡癩。殺蟲。取汁煮粥食止嘔逆。

【用量】普通錢半至三錢。

【禁忌】畏牡蠣白薇茯苓。患疔腫人忌見麻。勃見之即死。用胡麻鹹砂燭燼爲末。醋和傅之可解。又平時便溏者忌用麻仁。

〔編者按〕麻仁著名方劑有脾約麻仁丸，（麻仁芍藥枳實大黃厚朴杏仁）治平日大便常祕者。韋宙曰。其根及葉。搗汁服。治撾打瘀血心腹滿氣短及腕折骨痛不可忍者。皆效。無則以麻煑汁代之。帶下崩中不止者。水煑汁服之效。

麻黃

〔產地〕我國西部北部皆有出產。以山西大同爲最良。其他如印度及西伯利亞南非洲亦皆有之。莖根節皆入藥。綱目隰草類。

〔性味〕味苦性溫散。無毒。

〔主治〕麻黃爲發汗解散要藥。功能退熱平喘利水。主傷寒表實無汗。治肺實喘逆。通利水道。

〔本經〕主中風傷寒頭痛溫瘧。發表出汗。去邪熱氣。止欬逆上氣。除寒熱。破癥堅積聚。

〔別錄〕五臟邪氣緩急風脅痛。止好唾。通腠理。解肌。洩邪惡氣。消赤黑斑毒。不可多服。令人虛。

〔甄權〕治身上毒風瘮痺。皮肉不仁。主壯熱溫疫山嵐瘴氣等。

〔大明〕通九竅。調血脈。開毛孔皮膚。

〔元素〕去營中寒邪。洩衛中風熱。

〔綱目〕散赤目腫痛。水腫風腫。產後血滯。

〔註〕溫瘧。見大戟條註。 癥堅積聚之有形可徵。積於腹中。按之不移者。 痺。見人參條註。

【用量】普通三分至一錢。大劑三錢。

【禁忌】平素陽虛。腠理不密之人忌之。諸虛有汗。肺虛痰嗽。氣虛發喘均忌。

【編者按】麻黃爲發汗第一要藥。能退熱平喘利水。皆其解散之功也。凡風寒初襲肌表。不得解散則發爲頭痛項強惡寒諸症狀。發其汗則風寒得以解散。諸症自除。且外感初起之發熱。多由汗不得出。因勢利導。使之汗出則熱自退。此麻黃之所以如本經所言。亦治邪熱氣也。又肺受風寒不解。或痰水入肺不散。則欬逆上氣。用麻黃內利水道。外爲發汗。則痰水因以下行。風寒因以宣洩。病機根本解除。欬逆上氣自愈。別錄大明所言。亦不外申述本經之旨而發揮麻黃發汗解散之功能。推而廣之。則其通九竅調血脈。實意中事。而使積聚行。使癥堅動。要亦其功效所能及。惟積聚原因甚多。有須峻攻。有須推蕩。有須軟潤爲治。有須攻補兼施。凡類是者。不問而知非麻黃所能治。故麻黃治積聚之義。祇其餘力之所及。非其破堅有特長。從可知矣。近今實驗所得。謂麻黃入氣管肺腸管等部時。能使肌肉弛緩。若以點眼。能使瞳孔散大。此又麻黃解散之性之一證。而其破堅之用亦在是矣。故麻黃一味。實症宜之。配以桂枝。能散營分(血)之寒邪。配以膏。能泄衛分（氣）之風熱。皮肉不仁。當自無不闔。著名方劑。古有麻黃湯（麻黃桂枝甘草杏仁）麻杏甘石湯（麻黃杏仁甘草石膏）大小青龍湯等方。皆示麻黃隨症應用之法。醫家所奉爲圭臬者也。又麻黃根能止汗。留節則發汗亦不力。欲其發汗。當去節用。

十二畫

寒水石　又名凝水石。詳見凝水石條。

惡實　又名牛蒡子。亦名鼠粘子。詳見牛蒡子條。

斑蝥

【產地】處處有之。大豆葉上甲蟲也。有黃斑文。入藥。綱目蟲類。

【性味】味辛。性寒。有毒。

【主治】斑蝥主瘰癧。蠱毒。治血積。蝕死肌。破石癃。墮妊娠死胎。敷鼠瘻惡瘡。

【本經】主寒熱。鬼疰。蠱毒。鼠瘻。惡瘡疽。蝕死肌。破石癃。

【別錄】血積。傷人肌。治疥癬。墮胎。

【甄權】治瘰癧。通利水道。

【日華】療淋疾。傅惡瘡瘻爛。

【綱目】解疔毒。猘犬毒。沙蝨毒。蠱毒。輕粉毒。

【註】鬼疰。見丹砂條註。鼠瘻。見木通條註。蠱毒。見人牙條註。石癃。小便中有沙石。癃閉不通也。瘰癧。見山慈姑

條註。惡瘡。見人中黃條註。

【用量】普通二三分。

【禁忌】有毒。用時去翅足。同糯米炒熟。或麩炒過。醋煮用。亦有用米取氣不取質者。生用則吐瀉。馬刀爲使。畏巴豆丹參空青。惡曾青甘草豆花。惟性猛毒。力能爛肉墮胎。體虛者忌之。

【編者按】斑蝥有毒。多外用以治惡瘡。所謂以毒攻毒也。若內服。必須愼之。時珍曰。其性專走下竅。直至精溺之處。爲破結攻毒之品。但毒行。小便必濇痛。當以木通滑石導之。其翅可貼頭風痛。立起泡。挑破出惡汁良。中斑蝥毒。一、用生鷄卵開孔。灌入口中。連灌五六枚。得吐卽活。二、用大小黑豆汁服之。三、用豬膏大豆汁或鹽藍汁服之。四、涼水調六一散七錢。服二三次均可。

景天

【產地】多自生於高山上。庭中盆景俱可栽種。葉入藥。綱目石草類。

【性味】味苦甘。性寒。無毒。(或作小毒)

【主治】景天主治腫瘍蜂螫。能吸膿拔毒。

【本經】主女人漏下赤白。

【括要】治蟲毒蜂螫。傅腫瘍。能吸膿拔毒。

【註】腫瘍見香附條註。

【用量】普通一錢。外用無定量。

【禁忌】外治為多．內服甚少．

【附錄】

【佛甲草】主治湯火灼瘡．腫瘍痔疾．老繭鷄眼．貼鮮葉．或取汁敷之．

梨

【產地】梨樹處處有之．產北方者良．綱目山果類．

【性味】味甘微酸．性寒．無毒．

【主治】梨為消痰降火．清熱解毒要藥．主涼心潤肺．傷寒發熱．風痰熱痰．胸痞熱結．治熱咳．消渴．肺癰吐血．

【蘇恭】主熱嗽。止渴。切片貼湯火傷。止痛不爛。

【開寶】治客熱。中風不語。治傷寒熱。發解丹石熱氣。驚邪。利大小便。

【大明】除賊風。止心煩氣喘熱狂。作漿吐風痰。

【孟詵】暗風不語者。生擣汁頻服。胸中痞塞熱結者。宜多食之。

【綱目】潤肺涼心消痰降火。解瘡毒酒毒。

【註】丹石毒見牛蒡子條註。 賊風見代赭石條註。

【用量】普通五六錢．

【禁忌】梨性甘寒．多食成冷利．桑梨生食冷中不益人．凡肺寒咳嗽．脾家洩瀉．腹痛冷積．寒痰痰飲．產後痘後．胃冷嘔吐．均忌．

【編者按】梨入藥通常用鮮皮。亦有用梨實者。化痰清肺。生津潤腸。常食甚妙。可以生梨蒸取汁食之。熬膏亦良。時珍曰。梨能治風熱。涼心潤肺。降火消痰。皆其功也。今人痰病火病。十居六七。梨之有益。蓋不爲少。但不宜過食耳。北方天寒。冬常薰爐。煤氣中毒。宜梨汁灌之。溫熱狂渴。用以代茶均甚良也。

【附錄】

【海紅】又名海棠梨。綱目山果類。味酸甘。性平。無毒。主治洩痢。

款冬花

【產地】產我國陝西山河西北諸地。爲山野多年生草。庭園亦可栽植。百草中惟此不顧冰雪。至冬卽生芽而花。故名。綱目隰草類。

【性味】味辛甘。性溫。無毒。

【主治】款冬花爲潤肺祛痰止嗽要藥。主治欬逆上氣。肺痿肺癰。寒熱邪氣。

【本經】主欬逆上氣。善喘。喉痺。諸驚癎。寒熱邪氣。

【別錄】消渴。喘息呼吸。

【甄權】療肺氣心促。急熱勞欬。連連不絕。涕唾稠粘。肺痿肺癰。吐膿血。

【大明】潤心肺。益五臟。除煩消痰。洗肝明目。及中風等疾。

【註】消渴見人乳汁條註。肺癰見白石英條註。肺痿見人參條註。

【用量】普通錢半至三錢。

【禁忌】欬逆消渴喘急皆火炎氣逆之病。款冬隆冬獨秀辛散而潤。甘緩而和。故虛實寒熱皆可用。無禁忌。得紫苑良。畏貝母。或云得之反良。

【編者按】款冬花治肺病咳嗽。爲和平無忌之藥。惟多仗配合以奏功。如與百合同用。則潤而帶補。治喘咳痰中帶血。與紫苑百部同用。則肅肺止咳。治小兒痰多上氣發熱。與杏仁麻黃同用。則開肺祛寒。能豁痰治咳。與萊菔子蘇子同用。則降氣滌痰。皆其例也。

無名異

【產地】產我國河南陝西廣東諸省。係附生於石上之光澤黑褐圓球形物。（成分爲含水養化鐵）綱目石類。

【性味】味甘。性平。無毒。

【主治】無名異主傷損出血。能止血定痛。生肌解毒。內服外用皆可。

【開寶】主金瘡折傷內損。止痛。生肌肉。

【蘇頌】消腫毒癰疽。醋磨傅之。

【括要】臨杖預服三錢。則痛差而傷不甚。亦治傷食。收溼氣。

【註】金瘡見上。當歸條註。

【用量】普通水飛用三分至一錢。

【禁忌】宜研細用粗者不良.

無花果

【產地】產我國江蘇雲南及福建廣東一帶無花而結果故名綱目夷果類.

【性味】味甘.性平.無毒.

【主治】無花果主止洩痢.治痔疾.滋養腸胃緩和腫痛.

【汪纂】主開胃止洩痢。

【綱目】治五痔。咽喉痛。

【註】五痔見丁香條註。

【用量】普通一二錢.

【禁忌】不詳.

【附錄】

【無花果葉】味甘辛.性平.有小毒.主治五痔腫痛煎湯洗之.

猴棗

【產地】產南洋新加坡等地.形橢圓似蛋.色青灰.爲屑屑裏疊之石質所成.一說含於猴之口中.爲猴腹精氣所結成.恐不確.拾遺石類.

【性味】味苦.性寒.無毒.

【主治】猴棗爲消痰要藥.主小兒急驚.化熱痰甚捷.治癰疽瘰癧.痰核橫痃.

【括要】主驚癇。治上氣痰鳴。小兒急驚。痰厥。療癰疽。瘰癧痰核。橫痃。

【註】癰疽瘰癧見山慈姑條註。橫痃。生於兩大腿上夾縫中。漫腫堅硬。痛牽睪丸。破則不易收口。名曰魚口。

【用量】普通數厘至二分。

【禁忌】凡脾胃虛寒飲食生痰及虛喘痰鳴均忌。

琥珀

【產地】產我國新疆廣東雲南。及南洋諸島。爲松脂入土年久結成。或云楓脂入地千年變爲琥珀。綱目寓木類。

【性味】味甘。性平。無毒。

【主治】琥珀爲行水散瘀安神要藥。主壯心氣。定魂魄。破結癥。消瘀血。治五淋尿血。產後血痛。明目磨翳。

【別錄】主安五臟。定魂魄。殺精魅邪鬼。消瘀血。通五淋。

【大明】壯心。明目磨翳。止心痛顛邪。療蠱毒。破結瘕。治產後血枕痛。

【藏器】止血生肌。合金瘡。

【元素】清肺。利小腸。

【註】五淋見牛膝條註。磨翳。消磨目中翳膜也。蠱毒見人牙條註。

【用量】普通七分至錢半。

【禁忌】凡陰虛內熱火炎水涸。小便因少而不利者忌服琥珀以強利之利之則愈損其陰。入湯藥。宜冲服。

〔編者按〕琥珀著名方劑有琥珀茯苓丸。（琥珀赤苓滑石知母黃蘗海蛤粉川木通當歸澤瀉人參赤芍梔子仁黃連大黃黃芩白朮瞿麥萹蓄豬苓木香。治膀胱積熱。小便癃閉淋瀝。）琥珀多寐丸。（琥珀黨參茯苓遠志羚羊角甘草。治心血不足。腎氣虧損致怔忡健忘寤寐不安。）琥珀牛黃丸（琥珀西牛黃豬牙皂角木香人中白輕粉雄黃硃砂乳香沒藥白芷當歸槐花丁香。治梅瘡破爛。及一切癰疽久潰膿水不乾者。）等。亦入外科作散劑或熬膏作敷摻之用。

硝石

又名消石。詳見消石條。

硫黃

【產地】產火山地帶。（化學原質之一）綱目鹵石類。

【性味】味酸。性溫。有毒。

【主治】硫黃爲補陽要藥。主治脾胃虛寒。寒痺冷癖。命門火衰。能發汗以祛寒痰。及疎利大腸。通常習便祕。殺蟲。治瘡疥。

【本經】主婦人陰蝕。疽痔惡血。堅筋骨。除頭禿。能化金銀銅鐵奇物。

【別錄】療心腹積聚。邪氣冷痛在脅。欬逆上氣。脚冷疼弱無力。及鼻衄。惡瘡。下部䘌瘡。

止血殺疥虫。
【吳普】治婦人血結。
【甄權】下氣。治腰腎久冷。除冷風頑痺。寒熱。
生用治疥癬。鍊服主虛損泄精。
【大明】壯陽道。補精骨勞損。風勞氣。止嗽。殺臟虫邪魅。
【李珣】長肌膚。益氣力。老人風秘。並宜鍊服。
【綱目】主虛寒久痢滑泄。霍亂。補命門不足。陽氣暴絕。陰毒傷寒。小兒慢驚。
【註】陰蝕見羊蹄菜條註。　䘌見丁香條註。　痹見人參條註。　風秘。大便秘之因於風者。
【用量】普通五分至二錢。
【禁忌】硫黃爲救急妙藥。但中病便當已。不可盡劑。畏細辛朴消。中硫黃毒。黑鉛煎湯解之。

【編者按】硫黃於內外科皆爲要藥。但我國則用於內服者較少。著名方劑有半硫丸。（半夏硫黃等分薑汁煮糊丸）治老人虛秘冷秘及痃癖冷氣。幷貼頑瘡甚效。外治多研末敷白癜風黑癜風。配臍礬和醋塗之。頑癬。用醋溶化塗之。婦人陰部生細瘡。溼則乾敷。乾則溼敷之。

童便

【產地】乃人溺也。以壯健童子所溲者爲佳。綱目人類。
【性味】味鹹。性寒。無毒。
【主治】童便主降火淸肺。治血悶熱狂。撲損瘀血。止吐血衄血。陰虛火旺勞咳。療寒熱頭痛。產後血暈。利大腸。解熱毒。

【別錄】主寒熱頭痛溫氣。童男者尤良。

【蘇恭】主久嗽上氣失聲。及癥積滿腹。

【器藏】明目益聲。潤肌膚。利大腸。推陳致新。去欬嗽肺痿。鬼氣痓病。停久者服之佳。恐冷則和熱湯服。

【大明】止勞渴。潤心肺。療血悶熱狂。撲損瘀血在內運絕。止吐血鼻衄。皮膚皴裂。難產胎衣不下。蛇犬咬。

【丹溪】滋陰降火甚速。

【綱目】殺蟲解毒。療瘧中暍。

【註】中暍中暑熱也。　肺痿見人參條註。

【用量】普通一二盞。

【禁忌】參看人中白條。

【編者按】人溺。穢物也。而古人殊推重之。則以確能救急治病。凡取人溺。宜以童子靜養數時。飲以利水之藥。先洩去其渾濁之便。然後再留其清潔之便。若成人或有隱疾之人。用之不能獲益。恐反貽害也。宗奭曰。人溺爲除勞熱骨蒸欬嗽吐血及婦人產後血暈悶絕之要藥。褚澄曰。人溺降火甚速。降血甚神。飲溲溺百無一死。服寒涼藥百無一生。此蓋極言其功效之佳。不如寒涼藥之伐生生之氣。非獎人以服穢物爲得計也。

絡石

【產地】產川谷陰濕之地。爲自生之常綠草。莖入藥。綱目蔓草類。

【性味】味苦.性微寒.(或作溫)無毒.

【主治】絡石主利筋骨關節.治風熱癰腫.能涼血退熱.舒筋活絡.

【本經】主風熱死肌癰傷口乾舌焦.癰腫不消.喉舌腫閉.水漿不下.

【別錄】大驚入腹.除邪氣.養腎主腰髖痛.堅筋利關節.久服明目潤澤.

【藏器】主一切風.變白宜老.

【蘇恭】蝮蛇瘡毒心悶.服汁幷洗之.刀斧傷瘡.敷之立瘥.

【用量】普通一錢至三錢.

【禁忌】陰臟人畏寒易泄者忌服.惡鐵落.畏貝母菖蒲.

絲瓜

【產地】處處有之.色青而長.老則筋絲羅織.故有絲羅之名.綱目疏菜類.

【性味】味甘.性平.無毒.

【主治】絲瓜爲解毒涼血.去風除熱要藥.主通經絡.行血脈.化痰.稀痘.治瘡毒疝痔.腸風崩漏.

【丹溪】主痘瘡不快.枯者燒存性.入朱砂研末.蜜水調服甚妙.

【綱目】煮食除熱利腸.老者燒存性服.去風化痰.涼血解毒.殺蟲.通經絡.行血脈.下乳汁.治大小便下血.痔漏崩中.黃積.疝痛卵腫.血氣作痛.癰疽瘡腫.齒䘌.痘疹胎毒.

【生生】暖胃補陽固氣和胎。
【註】痔漏見白歛條註。崩中見三七條註。癰疽見山慈姑條註。䘌見丁香條註。

【用量】普通錢半至三錢。

【禁忌】絲瓜性質純良無所禁忌。惟多食則瀉人。

【編者按】絲瓜與西瓜。爲瓜類中之最有益者。絲瓜汁有西來甘露飲（治小兒熱咳飲之。痧毒敷之。）之名。西瓜汁有天生白虎湯之號。可謂無獨有偶者也。長於解毒而性質和平。故小兒預服。可以稀痘。痘出不快。服之可透毒防陷。痧毒未發者可消散。已發者可解毒。不歛者可生新。內服外敷俱良。舉凡陽物生瘡。坐板瘡疥。天泡溼瘡。手足凍瘡。皆宜敷用。痔瘡。便血。血崩（老絲瓜合棕櫚燒灰服）卵腫。皆宜服用也。

【附錄】

【絲瓜葉】癬瘡及熱癤。揉擦敷貼之。療癰疽丁腫卵癩。

【絲瓜藤根】預解痘毒。治腦漏齒䘌。殺蟲解毒。

菊花

【產地】處處有之。種類頗多。黃白二種入藥。味苦及家庭玩賞之菊不入藥。生池澤畔者。亦曰池菊。今杭州出產頗多。號稱杭菊。綱目隱草類。

【性味】味苦甘。性平。無毒。

【主治】菊花爲清風熱。明目解毒要藥。主諸風頭眩腫痛目痛翳膜。利血脈。治疔瘡。

【本經】主諸風頭眩腫痛。目欲脫淚出。皮膚死肌。惡風溼痺。久服利血氣。

【別錄】療腰痛去來陶陶。除胸中煩熱。安腸胃。利五脈。調四肢。

【甄權】治頭目風熱。風旋倒地。腦骨疼痛。身上一切游風令消散。利血脈。並無所忌。

【大明】作枕明目。葉亦明目。生熟並可食。

【元素】養目血。去翳膜。

【好古】主肝氣不足。

【註】溼痺。見大豆黃卷條註。

【用量】普通一錢至三四錢。

【禁忌】味苦辣者。陳久者。不堪用。其甘者亦曰甘菊。可飲可食。亦入藥。

【編者按】菊花近世用爲平肝良藥。蓋頭痛目疼。多因肝經風熱上乘所致。菊花入肝。兼行周身。祛風熄熱而利血脈。則諸症自已。且溼著而爲痺。血脈不利而死肌。得菊花之利血脈。亦莫不皆効。其特長尤在解毒。外科方劑之用以治疔毒發背者。不勝枚舉。沈金鰲曰。菊花幷莖葉打汁飲。可治疔瘡。以滓外敷紅線疔。尤爲要藥。以疔瘡之生。由風火之毒也。桑菊飲（桑葉菊花連翹薄荷甘草杏仁桔梗葦梗）治時邪風熱。爲時醫習用之方。意者邪熱久據。防其醞釀化毒。平淡多奇功。此之謂乎。

【附錄】

【白菊】菊花之白色者。入陽分氣分。范至能曰。治頭風。白菊花爲尤良。

【黃菊】菊花之黃色者。入陰分血分。功與白菊相似。最爲習用。時珍曰。能益肺腎二藏。蓋補水所以制火。益金所以平木。丹溪謂能補陰血。養目光良。

【菊葉】菊葉解毒之功勝於花。以鮮者爲良。搗汁敷一切腫毒。亦可內服。

菖蒲

【產地】產我國四川。今處處有之。多生水濱。可供盆栽。西洋及日本亦俱產之。根入藥。一寸九節者良。綱目水草類。

【性味】味辛。性溫。無毒。

【主治】菖蒲爲宣竅洩熱。健胃行滯要藥。主開心孔。通九竅。明耳目。出聲音。治欬逆上氣。霍亂轉筋。健脾胃。殺諸蟲。療噤口痢。

【本經】主風寒溼痺。欬逆上氣。開心孔。補五臟。通九竅。明耳目。出音聲。主耳聾。癰疽。溫腸胃。止小便利。

【別錄】四肢溼痺。不得屈伸。小兒溫瘧。身積熱不解。可作浴湯。
【甄權】治耳鳴頭風淚下。鬼氣。殺諸虫。惡瘡疥瘙。
【大明】除風下氣。丈夫水臟女人血海冷敗。多忘。除煩悶。止心腹痛。霍亂轉筋及耳痛者。作末炒。乘熱裹罨甚驗。
【好古】心積伏梁。
【時珍】治中惡卒死客忤。癲癇。下血崩中。安胎漏。散癰腫。搗汁服解巴豆大戟毒。
【註】風寒溼痹見丹皮秦椒及大豆黃卷條註。 癰疽見山慈姑條註。 溫瘧見大戟條註。 惡瘡見人中黃條註。 血海。見巴戟天條註。 霍亂轉筋。見大蒜條註。 伏梁見天南星條註。 客忤見天竹黃條註。 崩中。見三七條註。
【用量】普通生用一二三錢。乾用五分至錢半。
【禁忌】忌飴糖。羊肉。鐵器。
【編者按】菖蒲南人常用置食水中。或加礬少許。解一切毒甚良。周顛仙曰。常嚼菖蒲飲水。永無腹痛之疾。沈金鰲曰。治噤口痢。屢用屢効。道藏經曰。能治一切風。手足頑痺。癱瘓不遂。正傳曰。九節菖蒲去毛搗末。入黑豶豬心一個批開煮服。治癲癎風疾。著名方劑有菖蒲丸。（石菖蒲人參丹參天冬麥冬赤石脂）治小兒心氣不足。不能言語。又（菖蒲附子）醋糊丸棉裹置耳中。治耳內卒痛。聾閉不開。有菖蒲益智丸。（菖蒲遠志人參桔梗牛膝附子茯苓桂心）治健忘恍惚。破積聚。止痛。安心定神聰明耳目均効。

菟絲子

【產地】產朝鮮川澤及田野。我國亦有之。夏生苗。初如細絲。得地種植物而纏繞之。自絕其根。卽借他物之養料以生長。子入藥。綱目蔓草類。

【性味】味辛甘。性平。無毒。

【主治】菟絲子爲補腎益精要藥。主絕續傷。補不足。堅筋骨。強陰分。治莖中寒。精自出。溺有餘瀝。腰痛膝冷。

【本經】主續絕傷。補不足。益氣力。肥健人。

【別錄】養肌強陰。堅筋骨。主莖中寒精自出。溺有餘瀝。口苦燥渴。寒血爲積。久服明目。

【甄權】治男女虛冷。添精益髓。去腰疼膝冷。消渴熱中。久服去面䵟。悅顏色。

【大明】補五勞七傷。治鬼交泄精。尿血。潤心肺。

【好古】補肝臟風虛。

【註】消渴見人乳汁條註。　熱中見知母條註。　五勞七傷見人參條註。

【用量】普通一錢至三錢。

【禁忌】腎家多火。陽強不痿。及大便燥急者均忌。得酒良。

【編者按】菟絲子爲補而不膩。溫而不燥之良劑。故腎弱而有虛火。亦可配合用之。治滑精。及小便不禁甚効。東垣曰。溫而能補腎中陽氣。故莖中寒精自出。溺有餘瀝皆主之。至勞傷皆脾腎肝三臟所主。肝脾氣旺。則瘀血自行。著名方劑有五子衍宗丸。(菟絲子枸杞子五味子覆盆子車前子)補腎益精。使人有子。有茯菟丸。(菟絲子茯苓石蓮肉)治思慮太過。心腎虛損。小便白濁。夢遺頻洩。均效。

菴藺

【產地】處處有之。狀似蒿艾。其莖可以蓋覆菴閭。故名。子入藥。綱目隰草類。

【性味】味苦。性微寒。無毒。

【主治】菴藺主五臟瘀血。風寒濕痹。身體諸痛。明目益氣消食。

【本經】主五臟瘀血。腹中水氣。臚脹留熱。風寒溼痺。身體諸痛。

【別錄】療心下堅。隔中寒熱。周痺。婦人月水不通。消食明目。

【甄權】益氣。主男子陰痿不起。治心腹脹滿。

【大明】腰脚重痛。膀胱痛。及骨節煩痛。不下食。

【綱目】擂酒飲。治閃挫腰痛。及婦人產後血氣痛。

【註】風寒溼痺。見丹皮秦椒及大豆黃卷條註。 臚脹。見百合條註。 周痺。見狗脊條註。

【用量】普通一錢至三錢。

【禁忌】用之治撲打損傷効。罕有用於調理者。

萆薢

【產地】產我國四川陝西河南等地。爲黃白色多節之根。綱目蔓草類。

【性味】味苦甘。性平。無毒。

【主治】萆薢爲祛風濕理下焦要藥。主腰脊痛周痹。關節老血。膀胱宿水。治失溺。白濁莖中痛。惡瘡。

【本經】主腰脊痛。強骨節。風寒溼周痺。惡瘡不瘳熱氣。

【別錄】傷中恚怒。陰痿失溺。老人五緩。關節老血。

【甄權】冷風𤸷痺。腰脚癱緩不遂。手足驚掣。男子臂腰痛久冷。腎間有膀胱宿水。

【大明】頭旋癎疾。補水臟。堅筋骨。益精。中風失音。

【好古】補肝虛。

【綱目】治白濁莖中痛。痔瘻壞瘡。

【註】惡瘡。見人中黃條註。　𤸷痺。見天條麻註。　瘻。見山慈姑條註。

【用量】普通一錢至三錢。

【禁忌】下部無濕。腎虛腰痛。及陰虛火熾。均忌。畏大黃柴胡前胡葵根。忌茗醋。

【編者按】萆薢著名方劑有萆薢分清飮。（萆薢菖蒲烏藥益智甘草）治陽虛白濁。小便頻數。或膏淋。萆薢湯（萆薢苦參防風何首烏威靈仙當歸白芷蒼朮胡麻菖蒲黃柏羌活川椒龜板紅花甘草）治結毒筋骨疼痛。頭脹欲裂。及已潰腐爛均効。

萊菔子

【產地】處處有之。根與子俱入藥。綱目葷菜類。

【性味】味辛甘。性平。無毒。

【主治】萊菔子爲消食化痰要藥。主下氣。消穀化積滯去痰澼解酒毒。制麵毒。

【日華】研汁服。吐風痰。同醋研消腫毒。

【丹溪】生能升。熟能降。升則吐風痰。寬胸膈。發瘡疹。熟則定痰喘欬嗽。調下痢後重。幷止內痛。

【綱目】下氣定喘。治痰消食除脹。利大小便。止氣痛下痢後重。發瘡疹。

【註】後重。便欲下而難下或滯重作痛也。

【用量】普通錢半至三錢。

【禁忌】萊菔下氣耗血服首烏地黃者不可食其子。虛弱人大忌。又多食萊菔動氣惟生薑能制之。

【附錄】

【萊菔】味辛甘。性溫平。無毒。主下氣消穀。去痰癖。止消渴。治肺痿吐血。同羊肉銀魚煮食。治勞瘦欬嗽。煎湯洗脚氣。飲汁治下痢及失音。幷烟熏欲死。生搗塗湯火瘡。夏日食萊菔菜。秋不患痢。冬月以其葉攤屋上。任霜雪打。至春收之。煎湯治痢。亦治喉症。

上海大衆書局印行

【地骷髏】萊菔之老於地內者。瘦而無肉老而多筋。如骷髏然。故名。主消痞塊治黃疸變爲臌脹氣喘。翻胃胸膈飽悶中脘疼痛。小兒疳疾結熱噤口痢疾。結胸傷寒傷力黃腫。能大通肺氣。解煤毒熏人。治肺癰有効。

萎蕤　又名玉竹

【產地】生於山麓陰地之多年生草。各地皆有。以產南部地方者爲上。其地下莖粗大有三稜。節作紫黑色。綱目山草類。

【性味】味甘性平無毒。

【主治】萎蕤爲治風熱風濕入肌作痛要藥。功能祛風淸熱除濕止痛。主邪熱頭痛及腰痛身痛補勞傷。

【本經】主中風暴熱。不能動搖。跌筋結肉諸不足。久服去面黑䵟。好顏色。

【別錄】心腹中結氣虛熱。溼毒腫痛。莖中寒。及目痛眥爛淚出。

【甄權】時疾寒熱內補不足。去虛勞客熱。頭痛不安加而用之良。

【蕭炳】補中益氣。

【大明】除煩悶。止消渴。潤心肺。補五勞七傷。虛損腰脚疼痛。天行熱狂。服食無忌。

【弘景】服諸石人不調和者。煮汁飲之。

【綱目】主風溫自汗灼熱。及勞瘧寒熱脾胃虛乏。男子小便頻數失精。一切虛損。

【註】消渴見人乳汁條註。五勞七傷見人參條註。自汗見石斛條註。

【用量】普通二錢至四錢大劑二三兩。

【禁忌】畏鹹鹵。

蛤蚧

【產地】產我國兩廣雲南等地山谷中。雄者爲蛤。雌者爲蚧。混名蛤蚧。交合時甚緊。分擘之雖死不開。綱目鱗類。

【性味】味鹹。（或作甘）性平。（或作溫）有小毒。

【主治】蛤蚧爲補肺納腎要藥。主虛喘。治久咳。益精血。壯陽道。療折傷勞損。肺痿咯血。通月經。下淋瀝。

【開寶】主久咳嗽。肺勞傳尸。殺鬼物邪氣。下淋瀝。通水道。

【日華】下石淋。通月經。治肺氣。療欬血。

【海藥】肺痿咯血。欬嗽上氣。治折傷。

【綱目】補肺氣。益精血。定喘止嗽。療肺癰消渴。助陽道。

【註】傳尸勞見人中白條註。石淋。見苦匏條註。肺痿見人參條註。肺癰。見白石英條註。

【用量】普通成對入藥。

【禁忌】凡使去眼入藥。因其毒在眼也。入丸散中宜去頭足。肉毛洗除不潔之物。酥炙或密炙用。其尾力尤緊尾不全者不效。

【編者按】蛤蚧肺腎並補。有益元氣。若用以壯陽。勁房中術則失之矣。時珍曰。此物補肺氣。定喘止渴。功同人參。益陰血。助精扶羸。功同羊肉。通身白鱗者眞。剖開如鼠皮者僞物也。

訶子

【產地】產我國廣東等地。其實六稜。又名訶黎勒。綱目喬木類。

【性味】味苦酸濇。性溫。無毒。

【主治】訶子爲濇腸治痢。保肺調氣要藥。主胸膈結氣。心腹脹滿。消痰。化食。通津。開胃。治心腹虛痛。腸風下血。崩帶。胎漏。久痢。虛嗽。

【唐本】主冷氣。心腹脹滿。下食。

【甄權】破胸膈結氣。通利津液。止水道。黑髭髮。

【蕭炳】下宿物。止腸澼久泄赤白痢。

【大明】消痰下氣。化食開胃。除煩治水。調中止嘔吐。霍亂心腹虛痛。奔豚腎氣。肺氣喘息。五膈氣。腸風瀉血。崩中帶下。懷孕漏胎。及胎動欲生。脹悶氣喘。幷患痢人肛門急痛。產婦陰痛。和蠟燒烟熏之及煎湯熏洗。

【蘇恭】治痰嗽咽喉不利。含三數枚殊勝。

【丹溪】實大腸。斂肺降火。

【註】霍亂。見大腹皮條註。　奔豚。見丁香條註。腸風。見山茶花條註。　崩中。見三七條註。

【用量】普通一二錢。

【禁忌】氣虛宜緩緩少用。以此雖濇腸而又泄氣也。凡咳嗽痢疾初起者。均忌。

〔編者按〕訶子著名方劑有訶子湯。（訶子四個。桔梗一兩。甘草二寸。加童便）治失音不能言語。有訶子皮散。（訶子皮御米殼陳皮乾薑）治久痢。

象貝母

又名浙貝母。見貝母條附錄。

越瓜

【產地】多產江浙一帶。他處亦多有之。綱目蓏菜類。

【性味】味甘。性寒。無毒。

【主治】越瓜主利腸胃。通小便。治煩熱。止煩渴。

【開寶】主利腸胃。止煩渴。

【藏器】利小便。去煩熱。解酒毒。宣洩熱氣。燒灰傅口吻瘡及陰莖熱瘡。

【心鏡】和飯作鮓。久食益腸胃。

【用量】普通爲服食品。入藥無定量。

【禁忌】生食多冷中動氣。令人心痛。臍下癥結。發諸瘡。又令人虛弱不能行。不益小兒。天行病後不可食。不得與牛乳酪同食。

〔編者按〕越瓜多醬醃佐膳。病中忌口者用之。

酢漿草

【產地】產道旁陰濕處。葉入藥。綱目石草類。

【性味】味酸。性寒。無毒。

【主治】酢漿草主塗瘡解毒。治熱渴淋痛。帶下。

【唐本】主殺諸小蟲。惡瘡。瘑瘻搗傅之。食之解熱渴。

【綱目】主小便諸淋。赤白帶下。同地龍地錢治沙石淋。煎湯洗痔痛脫肛甚效。搗塗湯火蛇蠍傷。

【蘇頌】治婦人血結。用一搦洗。煖酒服之。

【註】惡瘡。見人中黃條註。瘑見水銀條註。石淋見苦匏條註。

【用量】普通一二錢。

【禁忌】制砂汞硇礬砒石。

開金鎖

【產地】產我國江浙等地。葉如萆薢。根如何首烏而無稜。肉白色而無紋。拾遺草類。

【性味】味苦。性平。無毒。

【主治】開金鎖主祛風濕。治筋骨痛。

【括要】主祛風溼。治手足不遂。筋骨疼痛。與蒼朮當歸同用甚效。

【用量】普通二三錢。

【禁忌】不詳。

陽起石

【產地】產深山山谷。或曰惟齊山

有之。（成分爲石灰及鎂並有鐵質）綱目石類。

【性味】味鹹。性微溫。無毒。

【主治】陽起石爲補命門壯陽道。要藥。功能療陰痿男女下部虛冷。補不足。

【本經】主崩中漏下。破子臟中血。癥瘕結氣。寒熱腹痛。無子。陰痿不起。補不足。

【別錄】療男子莖頭寒。陰下溼痒。去汗臭。消水腫。令人有子。

【甄權】補腎氣精乏。腰痛。膝冷溼痺。子宮久冷。冷癥寒瘕。止月水不定。

【大明】治帶下。瘟疫。冷氣。補五勞七傷。

【好古】補命門不足。

【註】崩中。見三七條註。 癥瘕。見大黃條註。 溼痺。見大豆黃卷條註。 五勞七傷。見人參條註。

【用量】普通水飛用。五分至一錢。

【禁忌】凡陰虛火旺。及陽痿屬於失志以致火氣閉密。不得發越而然。與崩漏由於火盛而非虛寒者。均忌。忌羊血。凡使火煆醋淬七次研細水飛用。不入湯藥。又石藥冷熱皆有毒。（患在不易消化）非可久服之物。

雄原蠶蛾

【產地】處處有之。爲育蠶家第二番之蠶蛾也。入藥綱目蟲類。

【性味】味鹹。性溫。有小毒。

【主治】雄原蠶蛾爲助陽要藥。主益精氣。壯陽事。治腎虧遺精陰痿。外用敷諸瘡。

【別錄】主益精氣。強陰道。交接不倦。亦止精。

【綱目】壯陽事。止泄精尿血。暖水臟。治暴風金瘡。凍瘡湯火瘡。滅瘢痕。

【註】金瘡見土當歸條註。

【用量】普通一錢至二錢。

【禁忌】少年陰痿由於失志者。及陰虛有火者均忌。

【附錄】

【蠶蛹】主長肌。退熱。除蚘蟲。治諸風勞瘦。小兒疳瘦。消渴煩亂。瘑瘡。惡瘡。（或云人有爲猘犬嚙者終身忌食此物食則毒發必死）

【晚蠶沙】味甘辛。性溫。無毒。主祛風除濕。治爛弦風眼。（麻油浸研細塗）消渴（焙末冷水下）熱中癥結腸鳴。心痛。（滾水泡濾淨服）腹內宿冷。冷血瘀血。偏風。風痹筋骨癱緩。皮膚頑痹。腰脚冷輭。半身不遂。（並炒熱袋盛熨之）婦人經閉。血崩。轉女胎爲男。（井華水服）療頭風白屑。（燒灰淋汁洗）風瘙癮疹。（水煎去渣浴避風）伏硇砂焰消粉霜入藥宜淘淨晒乾微炒用。

雄黃

【產地】產我國西部。南省亦間有之。綱目石類。

【性味】味辛苦。性溫。有毒。

【主治】雄黃爲蝕瘡殺蟲要藥。主辟邪氣。療諸瘡。解毒爲外科要劑。亦可內服。

【本經】主寒熱鼠瘻。惡瘡疽痔死肌。殺精物惡鬼邪氣。百蟲毒。

【別錄】療疥蟲䘌瘡。鼻中瘜肉。及絕筋破骨。百節中大風。積聚癖氣。中惡腹痛。鬼疰。諸蛇虺毒。解藜蘆毒。

【大明】風邪癲癇嵐瘴。一切蟲獸傷。

【好古】搜肝氣。瀉肝風。消涎積。

【綱目】治瘧疾寒熱。伏暑洩痢。酒飲成癖。頭風眩暈。化腹中瘀血。殺勞蟲疳蟲。

【註】鼠瘻。見木通條註。惡瘡。見人中黃條註。䘌瘡。見丁香條註。瘜肉。見巴豆條註。鬼疰。見丹砂條註。

【用量】普通內服數分。外用無定量。

【禁忌】雄黃性熱有毒。外用易見長。內服難免害。凡服之中病卽止。無過劑也。能柔五金。乾汞。轉硫黃。伏粉霜(以輕粉升成之霜)與雌黃同。或云雄黃變鐵。雌黃變錫。

【編者按】雄黃於瘡瘍蟲蠆外科。最爲急

用。以其性能殺蟲解毒也。吳俗於五月五日飲雄黃酒。並灑之室隅。謂以驅五毒。是民間頗亦習知其性。惟有不可不防者。則雄黃有腐蝕之力。雖能蝕惡肉以殺蟲治瘡。則終不免侵蝕好肉。故不可多服。外科亦以審慎爲是。著名方劑有安蟲丸。（乾漆雄黃巴豆霜）治吐沫水後腹中必蟲痛。雄黃解毒丸。（巴豆雄黃鬱金）治急喉痹咽喉不通。胸膈氣促。金鎖匙（朴硝雄黃大黃）治一切風熱。咽喉閉塞。爲末。吹入喉中。

【附錄】

【雌黃】產地同雄黃。味辛。性平。有毒。主惡瘡。殺蟲虱。身癢。邪氣諸毒。治身面白駁。散皮膚死肌。血氣蟲積心腹痛。爲外科要藥。與雄黃功用相彷彿。

雲母

【產地】產四川及各省山中。種類甚多。有黑雲母及白雲母等。白者良。綱目玉類。

【性味】味甘。性平。無毒。

【主治】雲母主補肺下氣。補中堅肌。除邪氣。安精神。

【本經】主身皮死肌。中風寒熱。如在車舟上。除邪氣。安五藏。益子精。明目。

【別錄】下氣堅肌。續絕補中。療五勞七傷虛損少氣。止痢。久服悅澤不老。耐寒暑。

【甄權】主下痢腸澼。補腎冷。

【括要】生產不下。用雲母細末調酒塗於陰門。

【註】五勞七傷。見人參條註。　腸澼。見大棗條註。

【用量】普通內服數分起。

【禁忌】古稱雲母治百病服食無忌但製煉須愼服時亦不宜過量。

黃土

【產地】處處有之。以色黃質淨者爲佳。掘地三尺取用。綱目土類。

【性味】味甘。性平。無毒。

【主治】黃土爲解毒要藥。主腹內熱毒絞痛中暑。驚風。解中肉毒諸藥毒。菌毒。外用敷湯火灼傷。

【藏器】主洩痢冷熱赤白。腹內熱毒絞結痛。下血。取乾土水煎三五沸。絞去滓暖服一二升。又解諸藥毒。中肉毒。合口椒毒。野菌毒。

【用量】入煎劑數錢至數兩不等。

【禁忌】地面上污土不可用。入水煎澄淸取汁。不用滓。

【附錄】

【東壁土】屋之東壁上土。常先見日取其向陽久乾能燥濕也。味甘性溫無毒。主治下部瘡。脫肛。止洩痢。霍亂煩悶。溫瘧。點目去翳。同蜆殼爲末傅豌豆瘡。療小兒風臍（

臍中濕）摩乾濕二癖極效。

【道中熱土】主夏月暍死。（行烈日中中熱而死）以土積心口少冷卽易。氣通則甦。或用熱土圍臍旁。令人尿臍中。再用熱土大蒜等分搗水中去滓灌之卽活。

【桑根下土】主中惡風惡水而肉腫者。水和傅上灸二三十壯。熱氣透入卽平。

【鞋底下土】主適他方不服水土。刮下和水煎服卽止。

黃芩

【產地】產山谷間。亦爲園圃之多年生草。根深黃色帶褐。綱目山草類。

【性味】味苦。性平。無毒。

【主治】黃芩爲淸熱要藥。功能去心肺大小腸諸經之熱。肝膽之火。主治黃疸腸澼泄利。風熱濕熱。天行熱疾。女科養陰安胎。

【本經】諸熱黃疸。腸澼洩痢。逐水。下血閉。惡瘡疽蝕火瘍。

【別錄】療痰熱。胃中熱。小腹絞痛。消穀。利小腸。女子血閉。淋露下血。小兒腹痛。

【甄權】治熱毒。骨蒸。寒熱往來。腸胃不利。破壅氣。治五淋。令人宣暢。解熱渴。

【醫鑑】主諸失血。解渴安胎。養陰退陽。酒炒則上行瀉肺火。治上焦風熱。溼熱。火欬。喉痺。目赤腫痛。痰熱。胃熱。熱毒。骨蒸。煩悶。天行熱疾。肺中溼熱。瘀血壅盛。上部積血。奔豚。肺痿。

【註】黃疸。見大黃條註。　惡瘡。見入中黃條註。　火瘍。熱毒所生瘡瘍也。　五淋。見牛膝條註。　喉痺。見五倍子條註。骨蒸。見地骨皮條註。　奔豚。見丁香條註。　肺痿。見人參條註。

【用量】普通錢半至二錢。

【禁忌】過服損胃。血虛寒中者忌。

【編者按】丹溪曰。黃芩降痰。因其降火也。若肺虛人多用則傷肺。須先以天冬保定肺氣而後用之。羅天益曰。柴胡退熱。散火之標。黃芩退熱。折火之本。觀此則黃芩之性寒可知。黃芩得柴胡退寒熱。得芍藥治痢。得厚樸黃連止腹痛。均良。

【附錄】

【子芩】黃芩之新根。肉實而黃者。較黃芩涼性較重。合滋陰藥用者宜之。

【片芩】黃芩之舊根中皆朽者。較子芩涼性較輕。而善於治上。合外感劑及清上焦濕熱劑用者宜之。

【枯芩】黃芩之中虛者。功同片芩。能清浮遊之火。亦治腸胃之熱。

黃耆

【產地】我國山西陝西均有出產。山西綿上者佳。莖臥地成蔓狀。葉爲羽狀複葉。根肥大。短而理橫。味苦者不堪入藥。綱目山草類。

【性味】味甘。性微溫。無毒。

【主治】黃耆爲補氣要藥。功能助肺氣。實皮毛。升清氣。瀉火氣。補虛損五癆。痘瘡不起。外症治癰疽。托毒止痛。

【本經】主癰疽久敗瘡。排膿止痛。大風癩疾。五痔鼠瘻。補虛。小兒百病。

【別錄】女人子藏冷。逐五藏間惡血。補丈夫虛損五癆羸瘦。止渴。腹痛。洩痢。益氣。利陰氣。

【甄權】主虛喘。腎衰耳聾。療寒熱。治發背。內補。

【日華】助氣。壯筋骨。長肉。補血。破癥癖瘰癧癭贅。腸風。血崩。帶下。赤白痢。產前後一切病。月候不勻。痰嗽。頭風。熱毒。赤目。

【元素】治虛勞自汗。補肺氣。瀉肺火。心火。實皮毛。益胃氣。去肌熱及諸經之痛。

【好古】太陰瘧疾。陽維爲病苦寒熱。督脈爲病逆氣裏急。

【註】癰疽見山慈姑條註、五痔見丁香條註。鼠瘻見木通條註。五癆見人參條註。癥癖見大黃及五味子條註。瘰癧見山慈姑條註。癭贅見川芎條註。腸風見山茶花條註。

【用量】普通生者錢半至三錢。炙者八分至三錢。大劑一二兩。

【禁忌】黃耆功能實表。有表邪者忌。又能塞補不足。胸膈氣閉悶。腸胃有積滯者忌。又能補陽。陽盛陰虛者忌。與夫上焦熱甚。下焦虛寒。及病人多怒。肝氣不和。並痘瘡血分熱盛者均忌。

【編者按】黃耆長於補氣。故凡由氣虛而致之症。用黃耆治之。收效甚宏。日華所言治月候不勻。要亦由氣虛而致血衰之症方可用之。至於表症火症。若投以黃耆之補。究屬不甚相宜。故治熱毒。亦曰諸字。頗有可議之處。又前人用黃耆以治自汗。有玉屏風散。用黃耆以補中。有補中益氣湯。用黃耆以補血。有當歸補血湯。用黃耆以生津除煩。有黃耆湯。外科及痘科之托裏透膿。均仗黃耆以成功。腎藏虧損溺血。黃耆治之亦神効。八珍湯加玉桂黃耆。合成十全大補湯。黃耆之用。大率類此。

【附錄】

【黃耆皮】性味功用同黃耆。善走表。逐水濕。治虛浮及腳腫。

黃連

【產地】產四川者良。雅州者尤可貴。雲南及他省亦有之。爲山野多年生草。日本產者劣。然多流入我國。根色黃故名。綱目山草類。

【性味】味苦。性寒。無毒。

【主治】黃連爲淸火除濕。健胃要藥。功能治濕滯。解熱毒。益肝膽。厚腸胃。主腸澼下痢。天行熱疾。胎毒疳疾。効益甚多。

【本經】主熱氣目痛。眥傷淚出。腸澼腹痛下痢。女人陰中腫痛。

【別錄】五藏冷熱。久下洩澼膿血。止消渴。大驚。調胃厚腸益膽。療口瘡。

【大明】治五勞七傷。益氣。止心腹痛。驚悸煩躁。潤心肺。長肉止血。天行熱疾。止盜汗。幷瘡疥。猪肚蒸爲丸。治小兒疳氣。安蚘殺蟲。

【藏器】羸瘦氣急。

【元素】治鬱熱在中。煩躁。惡心兀兀欲吐。心下痞滿。

【好古】心病逆而盛。心積伏梁。

【綱目】去心竅惡血。解服藥過劑煩悶。及巴豆輕粉毒。

【註】消渴。見人乳汁條註。　五勞七傷。見人參條註。　盜汗。見五倍子條註。　伏梁。見天南星條註。

【用量】普通三分至一錢。

【禁忌】血少氣虛。致驚悸煩躁。小兒痘瘡陽虛作洩。行漿後泄瀉。老人脾胃虛寒瀉。眞陰不足內熱。均忌。

【編者按】黃連功用甚多。而其性亦良。凡有溼與熱者。用之無不相宜。本經首列治目痛。故凡眼疾率皆用之。殊不知因溼熱鬱蒸者固宜。不因溼熱者則不宜。故本經目痛二字上有熱氣二字也。治痢疾亦然。久痢不因溼熱者。斷不可用也。治瘡瘍亦然。體虛或不因溼熱者。斷不可用也。故黃連治溼。治溼中之有熱者。治胃。治胃中之

上海大衆書局印行

有熱者。厚朴治溼。治溼中之有寒者。治胃。治胃中之有寒者。其分別如此。黃連配方甚多。其著者有五種瀉心湯三黃湯左金丸黃連上清丸黃連湯黃連消毒飲等。配半夏陳皮生姜竹茹等。止嘔有神效。丹溪曰。下痢胃熱噤口者。人參黃連湯時呷。如吐再強飲。但得一呷下咽便好。時珍曰。黃連入心經。爲治火之主藥。治本藏火則生用。治肝膽實火。豬膽汁浸炒。治肝膽虛火。醋浸炒。治上焦火酒炒。治中焦火。薑汁炒。治下焦火。鹽水或朴硝炒。治氣分溼熱火。吳萸湯浸炒。治血分塊中伏火。乾漆水炒。治食積火。黃土炒。諸法不獨爲之引導。蓋辛熱制其苦寒。鹹寒制其燥性。在用者詳酌之。

黃精

【產地】山野自生之多年生草。各處有之種類頗多。略似萎蕤。而其地下莖之節尤爲顯明。綱目山草類。

【性味】味甘。性平。無毒。

【主治】黃精爲滋補要藥。功能治虛損。益精氣。養病後虛弱。

【別錄】主補中益氣。除風溼。安五臟，

【大明】補五勞七傷。助筋骨。耐寒暑。益脾胃。潤心肺。單服九蒸九暴食之。駐顏斷穀。

【時珍】補諸虛。止寒熱。塡精髓。下三尸蟲。

【註】三尸蟲。卽尸疰之蟲。謂癆蟲也。

【用量】普通二錢至三四錢。

【禁忌】陽衰陰盛者忌。

【編者按】黃精近時用者多入補劑。尋常方中少用。以其必須多服久用也。聖惠方。黃精二斤。蔓菁一升。淘同和。九蒸九晒。爲末。每米飲下二錢。日二服。補肝明目益壽。

黃藥子

【產地】處處可以栽植。原產我國兩廣及陝西等地山中。其莖柔而有節。似藤而實則非藤。根入藥。綱目蔓草類。

【性味】味苦。性平。無毒。

【主治】黃藥子主涼血降火。治惡腫瘡癭。消癭解毒。亦治馬心肺熱病。

【開寶】主諸惡腫瘡瘻喉痺。蛇犬咬毒。研水服之。亦含亦塗。

【綱目】涼血降火。消癭解毒。

【註】瘻見山慈姑條註。喉痺見五倍子條註。癭見川芎條註。

【用量】普通一二錢。

【禁忌】多服令人消瘦。

【附錄】

【白藥子】味辛。性溫。無毒。主散火涼血解毒。治馬熱病。

黃蘗

【產地】產我國四川。故亦稱川柏。他處亦多有之。日本輸入者劣。樹皮入藥。綱目喬木類。

【性味】味苦。性寒。無毒。

【主治】黃蘗爲除熱殺蟲。堅腎益陰要藥。主結熱。黃疸。諸痿。癱瘓。治諸瘡痛。洩痢。下血。瀉膀胱相火。療淋濁白帶。腸胃結熱。

【本經】主五臟腸胃中結熱。黃疸。腸痔。止洩痢。女子漏下赤白。陰陽蝕瘡。

【別錄】療驚氣在皮間肌膚赤起。目熱赤痛口瘡。

【藏器】熱瘡皰起。蟲瘡。血痢。止消渴。殺蛀蟲。

【甄權】男子陰痿及傳莖上瘡。治下血如雞鴨肝片。

【大明】安心除勞。治骨蒸。洗肝明目。多淚。口乾。心熱。殺疳蟲。治蚘心痛。鼻衄。腸風下血。後急熱腫痛。

【元素】瀉膀胱相火。補腎水不足。堅腎壯骨髓。療下焦虛。諸痿癱瘓。利下竅。除熱。

【東垣】瀉伏火。救腎水。治衝脈氣逆。不渴而小便不通。諸瘡痛不可忍。

【丹溪】得知母滋陰降火。得蒼朮除溼清熱。爲治痿要藥。得細辛瀉膀胱火。治口舌生瘡。

【綱目】傅小兒頭瘡。

【註】黃疸。見大黃條註。　蝕瘡。見羊蹄菜條註。　腸風。見山茶花條註。　消渴。見人乳汁條註。　癱瘓。見防風條註。　痿。見人參條註。

【用量】普通五分至二錢。

【禁忌】惡乾漆。伏硫黃。陰陽兩虛。脾胃薄弱者均忌。

【編者按】黃蘗一藥。功効雖多。然舉其最大者言之。要不外淸下焦溼熱。滋益腎膀胱。故凡所主治各症。皆由下焦溼熱爲因之爲病也。東垣曰。黃柏蒼朮。乃治痿要藥。則痿之因亦由下焦溼熱也。時珍曰。黃柏能制膀胱命門陰中之火。知母能淸肺金。滋腎水之化源。故潔古東垣丹溪。皆以爲滋陰降火要藥。上古所未言也。然必少壯氣盛。能食爲宜。若中氣虛而邪火熾者。久服則有寒中之變。近時虛損。及縱慾求嗣之人。用補陰藥。往往以此二味爲君。降令太過。脾胃受傷。眞陽暗損。精氣不煖。致生他病。又曰。黃蘗生用則降實火。熟用則不傷胃。酒製則治上。蜜製則治中。鹽製則治下。著名方劑有知柏地黃丸。（熟地山茱萸山藥丹皮茯苓澤瀉知母黃柏）治相火旺盛。咽痛。勞熱骨蒸。虛煩盜汗。骨痿髓枯。尺脈大者。三黃石膏湯（石膏黃芩黃連黃蘗麻黃淡豆豉梔子）治傷寒六脈洪數。面赤鼻乾。舌燥口渴。煩躁不眠。譫語鼻衄。及發黃發疹發斑等證。

黑大豆

【產地】處處有之。可以充食。造醬作豉。綱目穀類。

【性味】味甘。性平。無毒。

【主治】黑大豆爲補腎活血要藥。

主下氣利水。除熱祛風。消腫止痛。鎭心明目。治腎傷腰痛。解血中之毒。敷一切腫毒。

【本經】主生研塗癰腫。煮汁飲。殺鬼毒。止痛。

【別錄】逐水脹。除胃中熱痺。傷中淋露。下瘀血。散五臟結積內寒。殺烏豆毒。炒爲屑。主胃中熱。除痺去腫。止腹脹消穀。

【唐本】煮食治溫毒水腫。

【日華】調中下氣。通關脈。制金石藥毒。牛馬溫毒。

【藏器】炒黑熱投酒中飲之。治風痺癱緩口噤。產後頭風。食罷生吞半兩。去心胸煩熱。熱風恍惚。明目鎭心。溫補。久服好顏色。變白。煮食性寒。下熱氣腫。壓丹石煩熱。消腫。

【孟銑】主中風脚弱。產後諸疾。同甘草煮湯飲。去一切熱毒氣。治風毒脚氣。

【綱目】煮汁。解礬石。砒石。甘遂。天雄。附子。射罔。巴豆。芫青。斑蝥。百藥之毒及蠱毒。入藥治下痢臍痛。衝酒治風痙及陰毒腹痛。牛胆貯之。止消渴。

【註】痺見人參條註。　金石毒見人參條註。　脚氣見大腹皮條註。　蠱毒見人牙條註。　痙見羌活條註。

【用量】普通三錢至五六錢。

【禁忌】惡五參龍膽。服蓖蔴子者。忌炒豆。犯之脹滿致死。服厚朴者亦忌之。小兒以炒豆豬肉同食。必壅氣致死。十歲以上不畏也。

【編者按】大豆有多種。入藥多用黑色者。質雖滋補。然不易消化。故小兒不宜食也。藏器曰。大豆生者性平。炒食極熱。煮食甚寒。作豉極冷。造醬及生黃卷則平。牛食之溫。馬食之冷。一體之中。用之數變。古人以爲驟服身重。一年以後。便覺身輕。凡此並非大豆之變性如是。蓋人畜性寒性熱有別。服者受補與不受補有別。而炒食及生食。變氣與不變氣亦大相徑庭耳。合甘草。解百藥毒甚良。

【附錄】

【黃豆】味甘。性溫。無毒。主寬中下氣。利大腸。消水腫脹毒。研末熟水和。塗痘後癰。俗法試疫氣時痧。中毒疔毒。用生黃豆嚼之。不覺腥反覺甘美者是也。可嚼吞之。

黑丑

又名牽牛子。詳見牽牛子條。

黑參

又名玄參。(元參)詳見玄參條。

十三畫

椶櫚皮

【產地】產我國四川廣東等地。他省亦多有之。樹皮入藥。綱目喬木類。

【性味】味苦澀。性平。無毒。

【主治】椶櫚皮爲止血要藥。主吐血。鼻衄。下血。崩漏。便血。血淋。止一切血。治赤白痢。疾帶下。煅灰用之。

【大明】主止鼻衄吐血。破癥。治腸風赤白痢。崩中帶下。燒存性用。

【李珣】主金瘡疥癬。生肌止血。

【註】癥。見大黃條註。腸風。見山茶花條註。金瘡。見土當歸條註。

【用量】普通一錢至三錢。

【禁忌】失血過多。瘀滯已盡者。用之切當。其效立見。與髮灰同用良。凡血證初起。及瘀血未盡者。均忌。

椿樗白皮

【產地】處處有之。生山野中。有多種。或曰香者名椿。臭者名樗。樹皮及根皮入藥。綱目喬木類。

【性味】味苦。性澀。無毒。

【主治】椿樗白皮主固腸燥濕。殺疳蟲蚘蟲。治赤白痢。赤白濁。赤白帶下。及精滑夢遺。腸風下血。

【開寶】主疳䘌。樗根尤良。

【藏器】殺疳蟲蚘蟲疥䘌。鬼疰傳尸。蠱毒下血。赤白久痢。去口臭。

【大明】止女子血崩。產後血不止。赤帶。腸風瀉血不住。腸滑瀉。縮小便。蜜炙用。

【丹溪】治赤白濁。赤白帶。溼氣下痢。精滑夢遺。燥下溼。去肺胃陳積痰。

【摘要】利溺濇。得地榆。止疳痢。椿皮入血分而性澀。樗皮入氣分而性利。凡血分受病不足者宜椿。氣分受病有鬱者宜樗。

【註】疳䘌。見人中白條註。鬼疰傳尸。見丹砂及人中白條註。蠱毒。見人牙條註。

【用量】普通錢半至三錢。

【禁忌】椿樗凡脾胃虛寒者。崩帶

屬腎家眞陰虛者忌以其徒燥也。滯下積氣未盡者亦忌不入湯煎。椿芽多食動氣熏十二經脈五藏六府令人神昏若和豬肉熟麵頻食則中滿蓄擁經絡也。

楊梅

【產地】產我國南方諸省實紫紅。裸生無皮綱目山果類。

【性味】味酸甘性溫無毒。

【主治】楊梅主止渴消痰滌腸胃。止嘔噦治下痢頭風核仁治脚氣。

【開寶】鹽藏食去痰止嘔噦消食下酒乾作屑臨飲酒時服方寸匕止吐酒。

【孟詵】止渴和五臟能滌腸胃除煩憒惡氣。燒灰服斷下痢甚驗鹽者常含一枚咽汁。利五臟下氣。

【註】脚氣見大腹皮條註。

【用量】普通二三錢。

【禁忌】久食令人發熱損齒及筋。發瘡致痰忌生葱同食。

【附錄】

【櫻桃】實小形圓色紅味甘濇性熱無毒主調中益脾止洩精治水穀痢不宜多食小兒尤忌。

【櫻桃核】主發瘋疹瘄痘滅斑痕凍瘃治眼皮生瘤用核磨水搽之。漸漸自消。

榆白皮

【產地】榆樹處處有之。樹之白皮入藥。綱目喬木類。

【性味】味甘。性平滑利。無毒。

【主治】榆白皮爲泄滯去著。利水消腫要藥。主大小便不通。利五淋。滲濕熱。治腸胃邪熱。水腫。癰腫。外敷療癬濕頭瘡。

【本經】主大小便不通。利水道。除邪氣。久服斷穀不饑。其實尤良。

【別錄】療腸胃邪熱氣。消腫。治小兒頭瘡痂疕。

【大明】通經脈。搗涎傅癬瘡。

【甄權】滑胎。利五淋。治齁喘。療不眠。

【孟詵】生皮搗和三年醋滓封暴患赤腫。女人妬乳腫。日六七易效。

【綱目】利竅滲溼熱。行津液。熱癰腫。

【註】五淋。見牛膝條註。　齁喘。見砒石條註。　妬乳。乳兒婦女乳部腫痛也。

【用量】普通二三錢。

【禁忌】此能利竅滲濕熱。去有形之積。氣盛而壅者宜之。若胃寒而虛者。久服恐洩眞氣。

楮實

【產地】南北各省多有之。其木爲造紙原料。花雌雄異株。實色紅。入藥。綱目灌木類。

【性味】味甘。性寒。無毒。

【主治】楮實主軟堅。消水腫。壯筋骨。治肝明目。

【別錄】主陰痿。水腫。益氣充肌。明目。

【大明】壯筋骨。助陽氣。補虛勞。健腰膝。蓋顏色。

【用量】普通二三錢。

【禁忌】性能軟堅。脾胃虛者忌之。

【附錄】

【楮葉】主祛風。除濕。清熱。利小便。治刺風身癢。四肢風痹。卒風不語。身腫面腫。鼻衄吐血。腹脹白濁疝氣。水痢。療魚骨哽咽。搗汁嚥之。

滁菊

【產地】菊花之產於滁州者。色白。

【性味】味苦甘。性平。無毒。

【主治】滁菊主治同菊花。滋陰養肝。較菊花爲勝。解毒祛風。較菊花爲弱。參看菊花條。

【用量】普通一錢至三錢。

【編者按】黃白二種菊花。多用以治外感風熱之症。而滁菊則多爲養肝調理之用。

滑石

【產地】產我國山東及西南諸省山中。色青白或黃白及銀灰色。綱目石類。

【性味】味甘。性寒。無毒。

【主治】滑石爲祛濕熱利小便要藥。主通六府九竅津液。上開腠理。

下通膀胱。治淋疾。水腫。黃疸。

【本經】身熱洩澼。女子乳難。癃閉。利小便。蕩胃中積聚寒熱。益精氣。

【別錄】通九竅六腑津液。去留結。止渴。令人利中。

【丹溪】燥溼。分水道。實大腸。化食毒。行積滯。逐凝血。解燥渴。補脾胃。降心火。偏主石淋為要藥。

【綱目】療黃疸水腫脚氣。吐血衄血。金瘡血出。諸瘡腫毒。

【註】洩澼。泄痢也。　癃。見冬葵子條註。　石淋。見苦匏條註。　黃疸。見大黃條註。　金瘡。見土當歸條註。　脚氣。見大腹皮條註。

【用量】普通一錢至三四錢。

【禁忌】凡陰精不足。內熱以致小水短少赤澀。或不利。及煩渴身熱。由於陰虛火熾水涸者。均忌。脾胃俱虛者。雖不作洩。亦忌。以其性滑也。

【編者按】滑石為利竅滲溼之品。故亦為暑天要藥。以暑令常挾溼也。著名方劑有六一散（滑石甘草）治傷寒中暑。表裏俱熱。煩躁口渴。小便不利。兼治石淋。用以清暑。可常服。

瑞香

【產地】產南方山中。為常綠小樹。庭園亦有種植。有香氣。綱目芳草類。

【性味】味甘鹹。性平。無毒。

【主治】瑞香主治解毒。

【綱目】主急喉風。用白花者研水灌之。

【括要】治梅毒及梅毒筋骨痛。癩癇。瑞香花稀痘。清頭目。治齒牙作痛。(含之)婦人乳巖初起。

【註】乳巖。乳中生堅塊如巖也。積漸而成。破則難治。

【用量】普通三分至五分。

【禁忌】不詳。

當歸

【產地】我國西部皆有出產。以陝西四川者爲最良。日本近來廣事播種。出產亦多。根入藥。綱目芳草類。

【性味】味甘苦辛。性溫。無毒。

【主治】當歸爲補血清血要藥。主一切血虛血濁。治痿弱痹痛。諸瘡。破惡血。生新血。補女子諸不足。爲調經良劑。

【本經】主欬逆上氣。溫瘧寒熱洗洗在皮膚中。婦人漏下絕子。諸惡瘡瘍金瘡。煮汁飲之。

【別錄】溫中止痛。除客血內塞。中風痙汗不出。溼痺。中惡客氣虛冷。補五臟。生肌肉。

【甄權】止嘔逆虛勞寒熱。下痢腹痛。齒痛。女人瀝血腰痛。崩中。諸補不足。

【大明】治一切風一切氣。補一切勞。破惡血養新血。及癥癖腸胃冷。

【好古】主痿痺嗜臥。足下熱而痛。衝脈爲痛。氣逆裏急。帶脈爲病腹痛腰溶溶如坐水中。

【綱目】治頭痛心腹諸痛。潤腸胃筋骨皮膚。治癰疽排膿止痛。和血補血。

【註】漏下女子月經不調。下漏赤白也。客血謂不循經絡之血。痓見羌活條註。溫瘧。見大戟條註。洗洗。見秦皮條註。瀝血。女子經血淋瀝也。癰疽。見山慈姑條註。瘡瘍。見香附條註。淫痺。見大豆黃卷條註。崩中。見三七條註。癥癖。見大黃及五味子條註。痿痺。見人參條註。

【用量】普通一錢至三五錢。大劑一二兩。

【禁忌】性滑潤。泄瀉者愼用。脾胃薄弱者忌之。即用。宜以他藥爲佐。

【編者按】當歸爲補血淸血要藥。婦科尤重視之。本經謂寒熱洗洗在皮膚中。及婦人漏下無子。皆血分虧耗爲其因。別錄謂客血內塞。淫痺。甄權謂下痢腹痛齒痛。綱目謂癰疽瘡瘍。皆由血分不淸爲其因。故當歸皆能治之。當歸既能補血淸血。則全身皆得其營養之益。故內則五臟以健。外則肌肉以長。一切因血不足而成之虛勞寒熱可愈。一切因血不淸而生之瘍瘡癥瘕可消。一切因血虛氣衰之欬逆上氣。痿痺嗜臥及女人瀝血腰痛崩中皆可蠲矣。女科尤重視者。因其平時可調經養胞。能令有子。胎前可補血生新。能令養胎。產後可去瘀生新能令定痛安神有以姜製者。可兼治痰有以酒浸者取其活血鹽水炒則下行。大抵川產者力剛善行。陝產者力柔善補。用歸身則專主補血用歸尾則專主活血同人參黃耆白朮等。則氣血並補。同香附烏藥木香等。則氣血並行。同牽牛大黃甘遂等。則破氣行水瀉血若通經可佐以丹參䗪蟲。涼血可佐以生地白芍。安神可佐以棗仁伕神皆各有專方。古之四物湯即以當歸爲君芍藥爲臣地黃爲佐。川芎爲使配合而成之要方也。

硼砂　又名蓬砂

【產地】產我國西藏廣東及印度意大利等地。（成分爲硼酸鈉）爲白色之結晶塊片綱目鹵石類。

【性味】味鹹甘（或作苦辛）性涼。（或作煖）無毒。

【主治】硼砂爲喉症及外科要藥。功能消痰洩熱破堅軟積防腐解毒治積塊瘀肉惡瘡口齒眼目諸病（外用）及痰熱喉痹噎膈反胃。（含嚥或內服）

【大明】主消痰止嗽破癥結喉痺。

【綱目】上焦痰熱生津液去口氣消瘴翳除噎膈反胃積塊結瘀肉陰㿉骨哽惡瘡及口齒諸病。

【註】㿉與癩通陰腫曰㿉。　喉痺見五倍子條註。　惡瘡見人中黃條註。

【用量】普通內服三五分至一錢。

外用無定量。

【禁忌】硼砂尅削爲用。消散爲能。宜攻有餘。難施不足。此暫用之藥。非久服之劑。

【編者按】硼砂治喉症口症及小兒雪口牙肉腫脹均効。配合方劑有冰硼散。爲外科要方。眼科藥中亦多用之。

萬年青

【產地】處處有之。庭園亦多栽植。其根與花子均入藥。拾遺草類。

【性味】味甘苦。性寒。無毒。

【主治】萬年青主解毒。驅痰。令人涌吐。治頭風。喉痹。濕熱。黃疸。中滿。蠱脹。外用敷瘡腫痔疾。

【綱目】主咽喉急閉。擣汁入米醋少許灌之。吐痰而愈。頭風。用根削尖蘸硃砂塞鼻孔內。取青水鼻涕下。一週時妙。痔瘡腫痛。薰洗之。蛇毒。湯泡火傷。磨塗。并以渣罨之。哮喘咳嗽。噎膈。心疼。中滿。蠱脹。溼熱。黃疸。白火丹。陰囊腫大。俱爲末或擣汁服。

【註】蠱見人牙條註。黃疸見大黃條註。白火丹遊丹腫毒之色白者。參看地膚子條註。

【用量】普通二三錢。

【禁忌】誤服令人多吐。胃弱者忌之。

【附錄】

【萬年青花】治一切跌打損傷。合

威靈仙陳酒服良。

【萬年青子】主催生。每用一粒乳香湯下。

萱草

【產地】產田野濕地。處處有之。可作蔬菜食以忘憂。故亦名忘憂草。綱目隰草類。

【性味】味甘性涼。無毒。

【主治】萱草主除濕熱。利小便。安五臟。舒心氣。令人歡樂。

【大明】煮食治小便赤澀。身體煩熱。除酒疸。

【蘇頌】作菹利胸膈。安五臟。令人好歡樂無憂。

【綱目】消食。利溼熱。

【註】酒疸。疸之因酒而成者。金匱謂心中懊憹而熱。不能食。時欲吐。名曰酒疸。

【用量】普通一錢至三錢。

【禁忌】多服令人昏然如醉。

萹蓄草

【產地】處處有之。多繁殖路傍。葉細綠。入藥。綱目隰草類。

【性味】味苦性平無毒。

【主治】萹蓄草爲殺蟲。疥。利小便。要藥。治濕瘡。浸淫。熱淋澀痛。熱疾黃疸。

【本經】主浸淫疥瘙疽痔。殺三虫。

【別錄】療女子陰蝕。

【甄權】煮汁飲小兒療蚘虫有驗。

【綱目】治霍亂黃疸。利小便。小兒魃病。

【註】三蟲。見石長生條註。　陰蝕。見羊蹄條註。　霍亂。見大腹皮條註。　黃疸。見大黃條註。　魃病。小兒哺乳未斷。其母有孕兒飲有孕之乳。馴至形瘠腹大者。

【用量】普通一錢至三錢。

【禁忌】無濕熱者勿用。

落花生

【產地】產我國福建及江浙等地。他處亦多有之。又名長生菓。其菓仁可食。拾遺果類。

【性味】味辛甘。性平。無毒。

【主治】落花生主清火降痰。暖胃醒脾。潤肺。滑腸。

【括要】主通肺氣。潤臟腑。治三陰瘧疾。翻胃。能暖胃。醒脾。潤肺。降痰。清火。滋燥。

【用量】普通為服食之品。入藥無定量。

【禁忌】反黃瓜。能殺人。(或云無害)炒者不宜多食。未免動火生痰。

【編者按】落花生多炒食。小兒尤嗜之無厭。往往動火生痰。發熱。齒痛。積食不化。羸瘦腹痛。是滋燥清火健脾降痰之利未得而害已先至。蓋由不明其物性使然也。考落花生中含滋益之品。必須少吃多嚼。則入胃能化而入腸能潤。若以炒食之果。堅結難化之物。日日積於小兒之腸。奈何不蒸而爲痰。痰化而爲火哉。故用落花生以化痰。須生煮汁用。去其渣。用以潤腸。須榨取其油。去其渣。炒食以健脾胃。須磨爲細粉用。乃良。

落得打

【產地】處處有之。根入藥。拾遺草類。

【性味】味甘。性平。無毒。

【主治】落得打主利血。治跌打損傷。

【括要】主跌打損傷。及金瘡出血。幷用根煎。行血。酒炒用。止血。醋炒用。其莖去風調氣活血。性微溫。治跌打損傷亦良。

【註】金瘡見土當歸條註。

【用量】普通二三錢。

【禁忌】胃弱人服之能令人吐。

葛仙米

【產地】產我國四川及南省深山中。生於山陰石上。拾遺諸蔬類。

【性味】味甘。性寒。無毒。

【主治】葛仙米主解熱。利胸膈腸胃。治痰火。

【括要】主解熱。清神。利胸膈腸胃。能治痰火。作蔬茹食相宜。甘鮮滑脆。可清臟腑之熱。

【用量】普通二三錢。

【禁忌】性寒不宜多食。

葛根

【產地】處處有之。江浙尤多。花名葛花子名葛穀根製粉名葛粉搗汁名葛汁均入藥。綱目蔓草類。

【性味】味甘辛。性平。無毒。

【主治】葛根爲發汗解肌。升陽散火要藥。主消渴大熱。傷寒中風。治頭痛泄瀉。開胃氣。解酒毒。

【本經】主消渴。身大熱。嘔吐。諸痺。起陰氣。解諸毒。

【別錄】療傷寒中風頭痛。解肌發表出汗。開腠理。療金瘡。止脅風痛。

【甄權】治天行上氣嘔逆。開胃下食。解酒毒。

【大明】治胸膈煩熱發狂。止血痢。通小便。排膿破血。傅蛇蟲嚙。罯毒箭傷。

【之才】殺野葛巴豆百藥毒。

【藏器】生者墮胎。蒸食消酒毒。可斷穀不飢。作粉尤妙。

【開寶】作粉止渴。利大小便。解酒去煩熱。壓丹石。傅小兒熱瘡。搗汁飲治小兒熱痞。

【蘇恭】猘狗傷搗汁飲。幷末傅之。

【綱目】散鬱火。

【註】消渴見人乳汁條註。痺見人參條註。丹石見牛蒡子條註。

【用量】普通八分至二錢。

【禁忌】多用反傷胃氣。升散太過也。丹溪曰。凡斑痘已見紅密點。不可服葛根升麻。恐表虛反增斑爛。

【編者按】葛根爲解熱之劑。與麻黃桂枝

同爲傷寒要藥。然麻黃發汗解表。乃解皮毛之邪（太陽經）以退熱。桂枝發汗解肌。乃調和營衞解肌腠之邪以退熱。麻黃治表實。（汗不得出）桂枝治表虛。（汗出惡風）而葛根發汗。主治則在病將由太陽而入於陽明。（胃經）或已入陽明氣分。熱甚或嘔或利。必須汗之以解熱。此三藥發汗解熱同而不同之處也。潔古曰。太陽初病頭痛。未入陽明。不可服葛根升麻。東垣曰。葛根鼓舞胃氣（故能發汗散熱）上行。生津液又解肌熱。治脾胃虛弱泄瀉聖藥。於辨葛根之用。至爲明晰。又葛根著名方劑。有葛根湯。（葛根麻黃桂枝芍藥甘草生薑大棗）葛根黃芩黃連湯。葛根加半夏湯（葛根湯加半夏）等。

【附錄】

【葛花】味甘。性平無毒。主消酒毒。治腸風下血。

【葛穀】味甘。性平無毒。主下痢十年已上。

【葛粉】解酒去煩熱。止渴。利大小便。壓丹石毒。敷小兒熱瘡。

【葛汁】性大寒。主解溫病大熱。吐衄諸血。

葡萄

【產地】處處有之。多種植園圃。山林間美法諸國盛產之。最爲有名。

綱目蓏果類．

【性味】味甘濇．性平．無毒．

【主治】葡萄主補身益氣養血．治筋骨濕痹．作酒用良．

【本經】主筋骨溼痹。益氣倍力強志。令人肥健耐饑忍風寒。可作酒。

【別錄】逐水利小便。

【甄權】除腸間水。調中治淋。

【蘇頌】時氣痘瘡不出食之或研酒飲甚效。

【註】溼痺見大豆黃卷條註。

【用量】普通作食品．入藥無定量．

【禁忌】多食令人卒煩悶眼暗．東南人食之多病熱．西北人食之無恙．

葱白

【產地】處處有之．隨地可以播種．入藥去青留白．綱目葷菜類．

【性味】味辛．性平（葉溫）無毒．

【主治】葱白為解表和裏要藥．主傷寒．寒熱．霍亂轉筋．通乳安胎．通陽理血．發汗利水．治陰毒腹痛．解毒殺蟲．

【本經】主作湯治傷寒寒熱中風。面目浮腫。能出汗。

【別錄】傷寒骨肉碎痛。喉痺不通。安胎。歸目益目睛。除肝中邪氣。安中。利五臟。殺百藥毒。根治傷寒頭痛。

【大明】主天行時疾頭痛熱狂。霍亂轉筋及

奔豚氣脚氣。心腹痛目眩。止心迷悶。
【孟銑】通關節止衄血利大小便。
【東垣】治陽明下痢下血。
【甯原】達表和裏止血。
【綱目】除風溼身痛麻痺蟲積心痛止大人陽脫陰毒腹痛小兒盤腸內釣婦人妊娠溺血通乳汁散乳癰利耳鳴塗猘犬傷制蚯蚓毒。
【註】喉痺。見五倍子條註。　霍亂轉筋。見大蒜條註。　奔豚。見丁香條註。　脚氣。見大腹皮條註。　內鈎。腹內抽掣或絞痛。　乳癰。見木鼈子條註。
【用量】普通一二錢至四五錢。
【禁忌】葱主發散。多食令人神昏。葱同蜜食殺人。同棗食同鯉魚食令人病。合犬雉肉食多令人血病。服地黃常山者忌食。入藥。表虛易汗者勿用。病已得汗勿再進。
【編者按】葱白爲民間良藥。治效頗多。一、心腹卒然寒痛。濃煎葱白服之。二、大吐大瀉之後。手足冰冷不知人事。或交合之後。小腹急痛腎囊收縮冷汗自出。危急不勝者。速以葱白炒熱。熨臍上。又以葱白二十莖搗爛。入酒微煮灌服之。三、一切疝氣或年然腹痛。用熨臍上。四、小便不通。用置臍下。屢屢煖之。幷煮服。五、小兒生後不飲乳葱白少許。人乳煎飲之。即肯食乳。小兒生後不下糞。法同上。六、感冒頭痛。煮汁飲之。並用以洗足。著名方劑有白通湯。通脈四逆湯。葛根葱白湯。（川芎葛根芍藥知母葱白生薑）治感冒頭痛。葱白香豉湯等。時珍曰。生用辛散。熟用甘溫。外實中空。肺之藥也。肺病宜食之。肺主氣。外應皮毛。其合陽明。故所治之證。多屬太陰（肺）陽明（胃）皆取其通氣發散之功。通氣故能解毒理諸病。氣者血之帥也。氣通則血治矣。故吐血金瘡等用之。皆有殊効。

葵

又名冬葵子。詳見冬葵子條。

葶藶子

【產地】產我國河南陝西河北一帶有甜苦二種。今俱以甜者入藥。且多以薺子或菥蓂子混充。苦者絕少。綱目隰草類。

【性味】味辛苦。性大寒。無毒。

【主治】葶藶子爲下氣行水要藥。功能降肺氣。逐痰飲。止喘促。下膀胱水。治面目浮腫。

【本經】主癥瘕積聚結氣。飲食寒熱。破堅逐邪。通利水道。

【別錄】下膀胱水。伏留熱氣。皮間邪水上出面目浮腫。身暴中風。熱沸痒。利小便。久服令人虛。

【甄權】療肺壅上氣欬嗽。止喘促。除胸中痰飲。

【綱目】通月經。

【註】癥瘕見大黃條註。 肺壅。肺氣壅塞也。

【用量】普通八分至一三錢。

【禁忌】腫滿由脾虛不能制水。小便不通由膀胱虛無氣以化者均忌。肺氣虛者亦忌。宜大棗爲輔。惡殭蠶。

【編者按】葶藶子泄肺氣壅實甚効。並治水腫。皆取其下氣行水之用也。海藏曰。甜者性緩。雖泄肺而不傷胃。苦者性急。泄肺而易傷胃。故必以大棗輔之。然肺中水氣膹滿迫急者。非此不能除。水去則止。不可過劑。著名方劑有大陷胸丸。（大黃半斤葶藶芒硝杏仁各半升）治結胸短氣煩躁。心中懊憹。心下痞鞕。葶藶大棗瀉肺湯。（葶藶輕者五錢重者一兩大棗十二枚。）治肺癰喘不得臥。胸滿脹。一身面目浮腫。鼻塞清涕出不聞香臭及支飲不得息。

蜀椒

【產地】椒之一種。產四川故名。今各省亦多有種植。綱目味果類。

【性味】味辛性溫有毒。

【主治】蜀椒爲散寒祛濕。補火溫中要藥。主邪氣欬逆。寒熱痹痛。宣肺燥脾。治骨節皮膚死肌。止嘔逆。伏蚘蟲。

【本經】主邪氣欬逆。溫中。逐骨節皮膚死肌。寒熱痺痛。下氣。

【別錄】除六腑寒冷傷寒溫瘧。大風汗不出。心腹留飲宿食腸澼下痢洩精。女子字乳餘疾。散風邪瘕結。水腫黃疸鬼疰蠱毒。殺蟲魚毒。開腠理。通血脈。堅齒髮。明目。調關節。耐寒暑。可作膏藥。

【甄權】治頭風下淚。腰脚不遂。虛損留結。破血下諸石水。治欬嗽。腹內冷痛。除齒痛。

【大明】破癥結。開胸。治天行時氣。產後宿血。壯陽。療陰汗。暖腰膝。縮小便。止嘔逆。

【孟銑】益血。利五臟。下乳汁。滅瘢。生毛髮。

【綱目】散寒除溼。解鬱結。消宿食。通三焦。溫脾胃。補右腎命門。殺蚘蟲。止泄瀉。

【註】痺見人參條註。　癥結見山茱萸條註。　黃疸見大黃條註。　鬼疰見丹砂條註。　蠱毒見人牙條註。　石水。水腫之一種。其症少腹腫。脈自沉。　陰汗見沒石子條註。

【用量】普通五分至錢半。

【禁忌】久食令人失明傷血脈。多忘之氣。杏仁爲使。得鹽味佳。中其毒者。火麻仁漿解之。閉口者有毒勿用。

【編者按】蜀椒去裏面黃殼。取紅用。謂之椒紅。入藥。許叔微曰。凡腎氣上逆。須以川椒引之歸經則安。更弗再逆。戴元禮曰。凡嘔逆服藥不納者。必有蚘在膈間。加川椒十粒。自不吐。蚘見椒則伏也。丹溪曰。椒屬火。有下達之能。久服則火自水中生。故服椒久。必被其毒。時珍曰。此乃手足太陰右腎命門氣分之藥。故能入肺散寒。治咳嗽。入脾除溼。治風寒溼痺水腫瀉利。入命門補火。治陽衰溲數足弱久痢諸症。其殼內之子。光黑如人之瞳。謂之椒目。則性味迥

上海大衆書局印行

別。詳見附錄。

【附　錄】

【椒目】味苦。性寒。無毒。主十二種水氣及腎虛耳卒鳴聾。治腹脹滿膀胱急。利小便。止氣喘。治盜汗。用椒目五分。同豬上脣肉煎湯臨睡服。治耳鳴（腎虛）巴豆菖蒲椒目同研。以松脂黃蠟鎔爲梃。納耳中抽之均効。

蜀黍

【產地】產我國四川。今北地多種之。所結之米入藥。綱目穀部。

【性味】味甘澀。性溫無毒。

【主治】蜀黍主溫中固腸。

【綱目】主溫中。澀腸胃。止霍亂。粘者與黍同功。蜀黍根煮汁服利小便。止喘滿。燒灰服治產難。

【註】霍亂見大腹皮條註。

【用量】普通爲服食之品。入藥無定量。

【禁忌】胃弱者不宜。

【編者按】蜀黍有兩種。黏者可釀酒作餌。不黏者磨粉作糕。以濟凶荒。亦飼六畜。另有玉蜀黍家園多種植之。見附錄。

【附　錄】

【玉蜀黍】味甘。性平。無毒。主調中開胃。根葉治小便淋瀝沙石痛不可忍者煎湯頻飲之。

蜀葵花

【產地】處處有之。庭園多栽蒔以賞其花。花開有紅白及紫黑等色之不同。入藥。綱目隰草類。

【性味】味鹹。性寒。無毒。

【主治】蜀葵主和血潤燥。利大小腸。治赤白帶下。

【別錄】主理心氣不足。

【嘉祐】小兒風疹痎瘧。

【綱目】治帶下。目中溜火。和血潤燥。通竅。利大小腸。

【括要】治橫生倒產。爲末酒服。婦女帶下。赤帶用赤葵。白帶用白葵。陰乾爲末。空服溫酒服。

【註】痎瘧。見人參條註。

【用量】普通二三錢。

【附錄】

【蜀葵子】味甘。性冷。無毒。主破血。通便。催生。墮胎。治水腫。石淋。大小便閉。外用療癰無頭。拔毒。治瘡。

【蜀葵根】主除客熱。利小便。治淋痛。尿血。婦女帶下。下惡物。排膿血。療腸胃生癰。小兒口瘡。取紅色單葉者。陰乾用。

蜂蜜

【產地】產我國南方諸省巖嶺間。

今江浙之間多自養蜂羣出蜜頗佳。國外產者更勝。綱目蟲類。

【性味】味甘。性平。無毒。

【主治】蜂蜜爲潤臟腑要藥。主益氣補中。滋養脾胃。調和營衞。治五臟不足。腸胃燥結。肌肉疼痛。除心煩。療腸澼。作梃入穀道。導便祕。

【本經】主心腹邪氣。諸驚癇痓。安五臟諸不足。益氣補中。止痛解毒。除衆病。和百藥。

【別錄】養脾氣。除心煩。飲食不下。止腸澼。肌中疼痛。口瘡。明耳目。

【藏器】牙齒疳䘌。唇口瘡。目膚赤障。殺蟲。

【甄權】治卒心痛及赤白痢。水作蜜漿。頓服一椀止。或以薑汁同蜜各一合。水和頓服。常服面如紅花。

【孟詵】治心腹血刺痛。及赤白痢。同生地黃汁各一匙服。卽下。

【綱目】同薤白搗。塗湯火傷。卽時痛止。和營衞。潤臟腑。通三焦。調脾胃。

【註】腸澼。見大棗條註。　疳䘌。見人中白條註。

【用量】普通二三錢。

【禁忌】蜜性甘滑。中滿與洩瀉者。均忌。忌與生葱萵苣及鮓同食。

【編者按】蜜爲建中之品。能養脾胃。和百藥。用之無忘。然本體雖無害。而中含少量蟻酸。則有毒。且不易提淨。故久久服之。亦易招損。汪昂曰。蜜生性涼。能清熱。熟性溫。能補中。甘而和。故解毒。柔而滑。故潤燥。甘緩可去急。故主心腹肌肉瘡瘍諸痛。甘緩可和中。故能調榮衞。通三焦。除衆病。和百藥。吳普曰。蜜成於蠟。而萬物之至味。莫甘於蜜。莫淡於蠟。蜜之氣味俱厚。屬乎陰也。故養脾。蠟之氣味甚薄。屬乎陽也。故養胃。厚者味甘而性緩質柔。故潤臟腑。薄者味淡而性濇質堅。故止洩痢。

【附錄】

【蜜蠟】味甘。性微溫。無毒。主下痢膿血。補中益氣。續絕傷。治金瘡。白蠟主療久洩澼後重見白膿。補絕傷。利小兒。

【石蜜】蜂蜜之生於巖石中而色青者。味小酸。主降火。多食令人心煩。冰糖別名石蜜與此異。

蜆肉

【產地】處處有之。黑色。似蚌而小。多生溪湖中。綱目介類。

【性味】味甘。性寒。無毒。

【主治】蜆肉主開胃。下濕。去暴熱。利小便。治濕毒。酒毒。目黃。能明目。

【蘇恭】主治時氣。開胃。壓丹石藥毒。及疔瘡。下溼氣。通乳。糟煮食良。生浸取汁洗疔瘡。

【日華】去暴熱。明目。利小便。下熱氣。脚氣。溼毒。解酒毒目黃。浸汁服治消渴。

【綱目】生蜆浸水洗痘癰無瘢痕。

【註】丹石毒見牛蒡子條註。　脚氣。見大腹皮條註。　消渴見人乳汁條註。

【用量】普通爲服食之品。入藥無

定量。

【禁忌】能動冷氣。發嗽。消腎。不宜多食。

【附錄】

【蜆殼】味鹹。性溫。無毒。主吐食。反胃。止嘔。化痰。治吞酸心痛。均燒灰服。療一切濕瘡。燒灰塗之。

蜈蚣

【產地】處處有之。赤足者良。綱目蟲類。

【性味】味辛。性溫。有毒。

【主治】蜈蚣爲驅風散結要藥。主小兒驚癇。風搐臍風。治寒熱積聚。墮胎。去惡血。制蛇毒。

【本經】主鬼疰蠱毒。噉諸蛇蟲魚毒。殺鬼物老精。溫瘧。去三蟲。

【別錄】療心腹寒熱積聚。墮胎。去惡血。

【日華】治癥癖。

【綱目】小兒驚癇風搐。臍風口噤。丹毒。禿瘡。瘰癧。便毒。痔漏。蛇瘕。蛇瘴。蛇傷。

【註】鬼疰見丹砂條註。溫瘧見大戟條註。癥癖見大黃及五味子條註。丹毒見地膚子條註。瘰癧見山慈姑條註。便毒見猴棗條註。蛇瘕見蚯蚓條註。

【用量】普通一二錢。

【禁忌】蜈蚣有毒。必風氣暴烈。藥病相當。乃可設。或過劑。以蚯蚓桑皮解之。畏蛞蝓。被蜈蚣螫傷。搗蛞搽塗之卽止痛。

補骨脂 又名破故紙

【產地】產我國四川及兩廣。暹羅安南等地俱有之。結細小圓形之實。外皮黑色。中心黑褐。綱目芳草類。

【性味】味辛。(或作苦辛)性溫。(或作大溫)無毒。

【主治】補骨脂爲補腎扶火要藥。功能煖丹田。壯元陽。主治冷瀉。遺精。遺尿。便數。腰膝冷痛。脾腎虛寒。

【開寶】主五勞七傷。風虛冷。骨髓傷敗。腎冷精流。及婦人血氣墮胎。

【甄權】男子腰疼。膝冷囊溼。逐諸冷痺頑。止小便。腹中冷。

【大明】興陽事。明耳目。

【綱目】治腎泄。通命門。煖丹田。斂精神。

【註】五勞七傷見人中白條註。痺見人參條註。

【用量】普通一錢至三錢。

【禁忌】凡病陰虛火動。陽道妄舉。夢遺。尿血。小便短濇。目赤口苦舌乾。大便燥結。內熱作渴。火升易飢。嘈雜。濕熱成痿。以致骨乏無力者。均忌。忌芸薹(卽油菜)及諸血。

【編者按】補骨脂治火衰有効。韓飛霞曰。能使心包之火與命門之火相通。故元陽堅固。骨髓充實也。蓋人之生化之源在於火。火衰斯生化乏。而骨髓以空。精液以脫。泄瀉以起。血脫氣陷諸症叢生矣。補骨脂能根治其源。故諸症自已。其配合之方。著名者有青娥丸。(破故紙杜仲四兩。胡桃八兩。)專滋腎祕精。壯陽益筋。治腰膝痛。有四神丸。(破故紙。五味子。肉荳蔻。吳茱萸)專治五更溏泄及年老脾瀉。皆甚効。

鉛

【產地】產我國四川山中。各國亦多有之。色青。故又名青鉛。綱目金類。

【性味】味甘。性寒。無毒。

【主治】鉛爲鎭心墜痰解毒要藥。主治積聚。噎膈。惡瘡。性重。平肝逆。能墮胎。

【大明】主鎭心安神。治傷寒毒氣。反胃嘔噦。蛇蝎所咬。炙熨之。

【藏器】瘰瘿瘤鬼氣疰忤。錯爲末和青木香傅瘡腫惡毒。

【綱目】消瘰癧癰腫。明目固牙。烏鬚髮。治實女。殺蟲墜痰。治噎膈消渴風癇。解金石藥毒。

【註】瘿瘤。見川芎及半夏條註。　鬼疰。見丹砂條註。　噎隔。見冬蟲夏草條註。　消渴。見人乳汁條註。　金石毒。見人參條註。

【用量】內服用量宜少。外用無定量。

【禁忌】性質重墜。能礙消化。虛者愼用。孕婦忌用。

【編者按】鉛爲金屬之一。性質重墜。不易內服。古人煉丹合藥。多取金石之類。然久服中毒。史載不鮮。近世煉丹之術既廢。故金石之藥。內用者殊少矣。即如鉛及鉛丹密陀僧之類。大多皆爲外科要藥。好古曰。鉛性能入肉。故女子以鉛珠紝耳。即自穿孔。實女無竅者。以鉛作鋌。逐日紝之。久久自開。蓋亦取其性墜。故能入肉與著名方劑有黑錫丹。（鉛。硫黃二兩。沈香附子胡盧巴陽起石破故紙茴香肉荳蔻金鈴子木香各一兩。玉桂五錢。照古法爲丸。）治眞元虧憊。上盛下虛。心火炎甚。腎水枯竭。凡眞陽暴脫。氣喘痰鳴之急證。用以鎮固其陽。則坎離可交於頃刻。

【附錄】

【鉛丹】即黃丹。味辛性微寒。無毒。主吐逆反胃驚癇癲疾。除熱下氣。止小便利。除毒熱臍攣。（小兒臍風）金瘡血溢。驚悸狂走。消渴煎膏用止痛生肌。治瘧及久積。墜痰殺蟲。去怯除忤惡。鎮心安神。伏砒制硫黃。

鈎藤

【產地】處處有之。葉腋生鈎棘。狀似魚釣。入藥。綱目蔓草類。

【性味】味甘性微寒無毒。

【主治】鈎藤爲息風靜火平肝退

熱要藥。主大人頭旋目眩。治小兒寒熱驚癇。

【別錄】主小兒寒熱十二驚癇。

【甄權】小兒驚啼瘈瘲。熱壅。客忤胎風。

【綱目】大人頭旋目眩。平肝風。除心熱。小兒鈎腹痛。發斑疹。

【註】瘈瘲見丹皮條註。 客忤見天竹黃條註。 鈎腹痛卽內鈞見葱白條註。

【用量】普通一錢至三錢。

【禁忌】藤鈎入藥宜後下久煎則無力。

雉

【產地】處處有之。羽毛美麗。又名野雞。綱目原禽類。

【性味】味酸。性微寒。(或作溫)無毒。(或作微毒)

【主治】雉主補中。益氣力。

【別錄】補中。益氣力。止洩痢。除蟻瘻。

【註】蟻瘻見穿山甲條註。

【用量】普通爲服食之品。入藥無定量。

【禁忌】多食能發痔及瘡疥。令人瘦。同蕎麥食則生蟲。同胡桃食則頭眩心痛。

雷丸

【產地】產我國河南陝西湖北等地。生土中。爲竹之餘氣所結。故亦曰竹苓綱目寓木類。
【性味】味苦(或作鹹)性寒有小毒(或作無毒)
【主治】雷丸爲消積殺蟲要藥。主除皮中熱結逐毒氣殺諸蟲作摩膏治小兒百病。
【本經】主殺三虫逐毒氣胃中熱。利丈夫不利女子。
【別錄】作摩膏除小兒百病。逐邪氣惡風汗出除皮中熱結積蟲毒白蟲寸白自出不止久服令人陰痿。
【甄權】逐風主癲狂走。
【註】三蟲見石長生條註。
【用量】普通一二錢。
【禁忌】不利女子多服令人陰痿。

預知子

【產地】產我國四川貴州。子與根俱入藥綱目蔓草類。
【性味】味苦性寒無毒。
【主治】預知子爲解毒療風要藥。主殺蟲療蠱治癧風瘴氣毒。
【開寶】主殺蟲療蠱。治諸毒。去皮研服有效。
【大明】治一切風。補五勞七傷。其功不可備述治痃癖氣塊消宿食止煩悶利小便催生中惡失音髮落天行溫疾。塗一切蛇蟲蠶咬。治一切風。每日吞二七粒。不過三十粒永瘥。
【註】蠱毒見人牙條註。五勞七傷。見人參條註。痃癖。見五味子條註。

【用量】普通一二錢。

【禁忌】此物真者難得。方藥亦罕用。然功用甚良。其根治蠱毒。尤勝於子。

鼠婦

【產地】處處有之。多在下濕處甕器底及土坎中。綱目蟲類。

【性味】味酸。性溫。無毒。

【主治】鼠婦主利水道。去瘀積。治久瘧寒熱。婦人月閉。能墮胎。

【日華】主氣癃不得小便。婦人月閉血瘕。癇痓寒熱。利水道。墮胎。

【綱目】治久瘧。寒熱風蟲牙齒疼痛。小兒撮口驚風。鵝口瘡。痘瘡倒黶。解射工毒。蜘蛛毒。蚰蜒入耳。

【註】血瘕見天名精條註。　撮口。小兒初生。或因胎中受熱。或因洗浴當風。致舌強唇青。啼聲不出。氣息喘急。納乳妨礙者。　鵝口瘡見桑白皮條註。　倒黶。見人牙條註　射工毒見白芥子條註。

【用量】普通錢許。

【禁忌】孕婦忌之。

鼠麴草

【產地】產山野陰地。葉形似鼠耳。又有白毛蒙茸。亦名佛耳。綱目隰草類。

【性味】味甘。性平。無毒。

【主治】鼠麴草主調中益氣。除痰

治寒嗽。

【別錄】鼠耳主痺寒。寒熱。止欬。

【日華】鼠麴調中益氣止洩除痰。壓時氣。去熱嗽。

【東垣】佛耳治寒嗽及痰。除肺中寒。大升肺氣。

【用量】普通一錢至三錢。

【禁忌】款冬花爲使用之良宜少食之過則損目。

【編者按】鼠麴草祛痰甚効有三奇散一方(佛耳草款冬草熟地黃)以藥焙細爲末於爐中燒之以筒吸煙嚥下。有涎吐去。治一切咳嗽。或用如吸旱烟及捲烟法亦可。(治咳嗽藥宜以吸入肺中爲最捷。故凡麻黃紫菀桔梗款冬之屬皆可用此吸法。較之服藥入胃其功効緩急有判然也。)

十四畫

慈石

又名磁石。詳見磁石條。

慈姑

【產地】處處有之。生水田中。根似芋子而小。作黃褐色。綱目水果類

【性味】味苦甘性微寒。無毒。

【主治】慈姑主解毒治產後血悶。難產胞衣不下。

【大明】主百蟲。產後血悶攻心欲死。產難胞衣不出。搗汁服一升。又下石淋。

【註】石淋。見苦匏條註。

【用量】普通作食品入藥無定量。

【禁忌】多食發虛熱腸風痔漏崩中帶下。脚氣癱風損齒失顏色皮肉乾燥。卒食之使人乾嘔。孕婦大忌。

【附錄】

【慈姑花】主明目去濕。治一切疔腫痔漏。

【慈姑葉】主蛇蟲咬傷。治惡瘡腫。小兒遊瘤丹毒。

榧子

【產地】產我國江西河南等地。殼色紫褐。其仁黃色。綱目夷果類。

【性味】味甘濇。性平無毒。

【主治】榧子爲淸腸胃殺蟲積要藥。主五痔殺三蟲。潤肺治嗽。

【別錄】主五痔。去三蟲蠱毒。

【括要】療寸白蟲。治欬嗽白濁。助陽道。小兒有好食茶葉面黃者日食榧子七枚良。多食滑腸。五痔人宜之。

【註】三蟲。見石長生條註。蠱毒。見人牙條註。五痔。見丁香條註。

【用量】普通一二三錢。

【禁忌】榧子反綠豆能殺人。性熱。同鵝肉食生斷節風。

榼藤子

【產地】產廣東。子紫黑色。形榼形。故名。綱目蔓草類。
【性味】味濇甘。性平。無毒。
【主治】榼藤子主痔瘡。腸風。血痢。脫肛。治喉痹腫痛。
【藏器】主五痔。蠱毒。飛尸。喉痹。以仁爲粉。微熬水服一二七。亦和大豆澡面去䵟黯。
【開寶】治小兒脫肛。血痢瀉血。並燒灰服。或以一枚割瓤熬研。空腹熱酒服二錢。
【註】飛尸見金銀花條註。 喉痹見五倍子條註。 䵟黯見山慈姑條註。
【用量】普通一二錢。
【禁忌】痢疾初起不宜濇止。忌用此。

槐花

【產地】槐樹處處有之。其花及實均入藥。綱目喬木類。
【性味】味苦。性平。無毒。
【主治】槐花爲涼血清熱要藥。主五痔。腸風。解毒殺蟲。涼大腸。潤肝燥。治吐衄。崩中。痢疾。漏下。
【大明】主五痔。心痛。眼赤。殺腹臟蟲。及皮膚風熱。腸風瀉血。赤白痢。並炒研服。
【元素】涼大腸。
【綱目】炒香頻嚼。治失音及喉痹。又療吐血衄。崩中漏下。
【註】五痔見丁香條註。 腸風見山茶花條註。 喉痺見五倍子條註。 崩中見三七條註。

【用量】普通一錢至三錢。

【禁忌】病人虛寒作泄及陰虛血熱而非實熱者均忌。

【附錄】

【槐角子】卽槐實。味苦。性寒。無毒。主一切熱。散一切結。清一切火。治五痔瘻瘡。（熬膏丸入穀道日三易）邪熱。婦人乳瘕。子藏急痛。補絕傷。療火瘡。陰瘡濕癢。大熱難產。能明目補腦。除頭腦心胸間熱。風眩欲倒。心頭吐涎如車船上暈者。

漏蘆

【產地】生於向陽之地之草本植物。秋後則草枯而變黑。異乎他草。根苗皆入藥。綱目隰草類。

【性味】味苦鹹。性寒。無毒。

【主治】漏蘆爲洩熱解毒要藥。主治惡瘡。熱毒濕痺。撲損。能排膿止血通經脈。

【本經】主皮膚熱毒。惡瘡疽痔。溼痺。下乳汁。

【別錄】止遺溺。熱氣瘡痒如麻豆。可作浴湯。

【大明】通小腸。泄精尿血。腸風。赤眼。小兒壯熱。扑損續筋骨。乳癰瘰癧金瘡。止血排膿。補血長肉。通經脈。

【括要】下乳汁。消熱毒。排膿止血。生肌殺蟲。能預解時行痘疹毒。取其寒勝熱。又入陽明（大腸胃經）故也。無則以山梔代之。

【註】惡瘡。見人中黃條註。　溼痺。見大豆

黃卷條註　瘰癧見山慈姑條註。金瘡見土當歸條註。

【用量】普通一錢至三錢、

【禁忌】妊娠禁用瘡瘍陰證平塌、不起發者員氣虛也法當內塞漏蘆苦寒非所宜投

熊

【產地】產我國陝西　山西河南等、地生長山谷中綱目獸類、

【性味】味甘性平無毒

【主治】熊肉主風痺治　筋骨不仁、其掌尤良

【思邈】主風痺筋骨不仁。功與脂同。

【括要】補虛羸熊掌食之可禦風寒益氣力。

得酒醋水三件同煮熟卽大如皮球也。

【註】風痹見丹皮條註。

【用量】普通爲服食之品、入藥無定量、

【禁忌】腹中有積聚寒熱者勿食、有痼疾食熊肉、令終身不除煮宜經久否則難化

【附錄】

【熊膽】味苦性寒、無毒、主　時氣熱盛變爲黃疸暑月久痢疳䘌心痛疰忤(蘇恭)治諸疳耳鼻瘡惡瘡惡蟲(日華)小兒驚癇瘈瘲以竹瀝化兩豆許服之去心中涎甚良、(孟詵)大能淸心平肝殺蟲退熱

上海大衆書局印行

明目去翳。(綱目)凡小兒不因疳證而目生障翳。及痘後蒙蔽者均忌。

瑪瑙

又名馬腦。詳見馬腦條。

綠豆

【產地】處處有之。爲細小長圓形綠色之顆粒。綱目穀類。

【性味】味甘。性寒。無毒。

【主治】綠豆爲清熱解毒要藥。主滌胃清心。行血脈。治中毒。厚腸胃。解暑熱。粉可撲痘瘡濕爛。油能消癰腫瘡毒。

【開寶】主食煮消腫下氣壓解熱毒。生研絞汁服治丹毒煩熱風疹。藥石發動熱氣奔豚。

【思邈】治寒熱熱中。止泄痢。卒澼。利小便脹滿。

【日華】厚腸胃。作枕明目。治頭風頭痛。除吐逆。

【孟詵】補益元氣。和調五臟。安精神。行十二經脈。去浮風。潤皮膚。宜常食之。煮汁止消渴。

【甯原】解一切藥草牛馬金石諸毒。

【綱目】治痘毒。利腫脹。研爲粉治痘瘡溼爛不結痂疕者。乾撲之良。新水調服治霍亂轉筋。解諸藥毒。菰菌砒毒死。心頭尚溫者。

【註】丹毒見地膚子條註。　卒澼見赤小豆條註。　奔豚見丁香條註。　熱中見知母條註。　消渴見人乳汁條註。　金石毒見人參條註。　霍亂轉筋見大蒜

條註。

【用量】普通錢半至三四錢。

【禁忌】脾胃虛寒滑泄者忌。

【編者按】綠豆爲解毒要藥。提煉製油。其功尤良。塗惡瘡初起。無不立消。著名方劑有三豆飲（綠豆赤小豆黑大豆甘草節）治天行痘瘡。預服此飲。疎解熱毒。縱出亦少。可與甘草合用。主解百毒。又夏令煮飲。預防熱瘡。霍亂。加百合清肺。加芡實健脾。常服良。

綠礬 又名皂礬

【產地】我國山西陝西等地皆產之爲淡綠色之結晶體。（成分爲硫酸鐵）綱目鹵石類。

【性味】味酸。性涼。無毒。

【主治】綠礬主燥濕化痰。療諸瘡。消積滯。止血。

【蘇恭】主疳及諸瘡。

【大明】喉痺。蟲牙口瘡。惡瘡疥癬。釀鯽魚燒灰服。療腸風瀉血。

【綱目】消積滯。燥脾溼。化痰涎。除脹滿黃腫瘧利。風眼口齒諸病。

【註】喉痺見五倍子條註。惡瘡見人中黃條註。疳疾見百部條註。腸風見山茶花條註。

【用量】普通內服數分外用無定量。

【禁忌】皂礬雖能消肉食堅積。然

能令人作瀉、胃弱人不宜多用、服此者、終身忌食蕎麥、(不知然否)犯之立斃

膃肭臍

【產地】膃肭獸產我國東海渤海、其陰莖及睪丸與臍相連接、斷取而用之、名膃肭臍、亦曰海狗腎、綱目獸類、

【性味】味鹹、性大熱、無毒、

【主治】膃肭臍爲健腎壯陽要藥、主暖腰膝、助陽氣、破癥結冷癖、治精寒痿弱、鬼氣尸疰、男子色傷、

【藏器】主鬼氣尸疰。夢與鬼交。鬼魅狐魅。心腹痛。中惡邪氣。宿血結塊。痃癖羸瘦。

【藥性】治男子宿癥氣塊。積冷勞氣。腎精衰損。多色成勞瘦悴。

【日華】補中益腎氣。暖腰膝。助陽氣。破癥結。療驚狂癇疾。

【海藥】五勞七傷。陰痿少力。腎虛背膊勞悶。面黑精冷最良。

【註】鬼氣尸疰見丹砂條註。痃癖見五味子條註。癥結見山茱萸條註。五勞七傷見人參條註。

【用量】普通用一全具、

【禁忌】性熱助陽、凡陰虛火熾、强陽不倒、或陽事易舉、及骨蒸勞嗽等證、均忌

蒲公英

【產地】處處有之。多生於原野路傍。綱目柔滑菜類。

【性味】味甘性平無毒。

【主治】蒲公英爲解毒散結要藥。主乳癰。腫痛通乳汁五淋化熱毒。解食毒治疔毒。

【蘇恭】主婦人乳癰。水腫。煑汁飲及封之。立消。

【丹溪】解食毒。散滯氣。化熱毒。消惡腫結核丁腫。

【綱目】摻牙。烏鬚髮。壯筋骨。

【註】乳癰。見木鼈子條註。 結核。見天南星條註。

【用量】普通一錢至二三錢。

【禁忌】藥性和平。無甚禁忌。古方云擦牙可以固齒。亦能烏鬚髮。

蒲黃

【產地】香蒲爲生於池沼之宿根草。處處有之。蒲黃乃蒲花之花粉。入藥。綱目水草類。

【性味】味甘辛。性平。無毒。

【主治】蒲黃爲涼血活血散結除熱要藥。生用消瘀通經。療撲打損傷。炒黑用止血止崩止帶止遺。

【本經】主心腹膀胱寒氣。利小便。止血。消瘀血。

【甄權】治痢血。鼻衄。吐血。尿血。瀉血。利水道。通經絡。止女子崩中。

【大明】婦人帶下。月候不勻。血氣心腹痛。好婦下血。墜胎。血運。血癥。兒枕氣痛。顛撲血悶。排膿。瘡癬。遊風腫毒。下乳汁。止洩精。

【時珍】涼血活血。止心腹諸痛。

【註】崩中。見三七條註。　血暈。見三七條註。　血癥。見水蛭條註。

【用量】普通七分至二錢。

【禁忌】一切勞傷發熱。陰虛內熱。無瘀血者忌之。

【編者按】蒲黃配合五靈脂。治產後腹痛。產後血暈。不省人事。亦治婦人經痛。單用炒黑。止一切血均効。

蒺藜

【產地】一年生草本。多生道旁及牆上。處處有之。有刺者名刺蒺藜。無刺色白者名白蒺藜。

【性味】味苦(或作苦辛)性溫。無毒。

【主治】蒺藜爲平肝散風要藥。主破癥結積聚。治身體風癢。明目。破血。療頭痛。瀉肺氣。

【本經】主惡血。破癥結聚。喉痺。乳難。久服長肌肉。明目。

【別錄】身體風癢。頭痛。欬逆傷肺。肺痿。止煩下氣。小兒頭瘡。癰腫。陰㿉。可作摩粉。

【甄權】治諸風癧瘍。療吐膿。去燥熱。

【大明】治奔豚腎氣。肺氣胸膈滿。催生墮胎。益精。療水藏冷。小便多。止遺瀝泄精。溺血腫痛。

【蘇頌】痔漏陰汗。婦人發乳帶下。

【綱目】治風祕。及蚘蟲心腹痛。

【註】喉痺。見五倍子條註。肺痿。見人參條註。陰癩。見木蓮條註。奔豚。見丁香條註。痔漏。見白斂條註。陰汗。見沒石子條註。風祕。見硫黃條註。

【用量】普通錢半至三錢。

【禁忌】血虛氣弱者勿用。

【編者按】蒺藜入方。治風明目最良。（外臺祕要方七月七日收蒺藜子陰乾搗散水服。治三十年失明。）其次則破積聚有功。婦科則用以疏散肝鬱。

【附錄】

【白蒺藜】無刺白蒺藜。功同刺蒺藜。近來方中用以養肝行滯者多任白蒺藜。用以疏散破積者。多任刺蒺藜。

蓖麻子

【產地】蓖麻爲一年生草本。江浙多有栽種。子扁圓。色褐而雜以白較續隨子爲大有光澤。綱目毒草類。

【性味】味甘辛。性平。有小毒。

【主治】蓖麻子爲瀉下要藥。主大便祕結。能開通諸竅經絡。治口眼喎斜。鼻窒耳聾。追膿拔毒。

【唐本】主水癥。以水研二十枚服之吐惡沫。三日瘥則止。又主風虛寒熱身體瘡癢浮腫尸疰惡氣。榨取油塗之。

【大明】研傅瘡瘍疥癩。塗手足心催生。

【綱目】主偏風不遂。口眼喎斜。（搗餅左貼右右貼左）口噤失音。鼻塞耳聾（裹塞耳鼻）喉痺舌脹。（油作指燃煙熏）脚氣毒腫湯火傷。針刺入肉。（搗敷傷處。看刺出卽去藥）女人胎衣不下。（蓖麻二粒巴豆一粒。麝香一分。貼臍中並足心。胎下卽去之。若子腸挺出者。搗膏塗頂心卽收。）能止諸痛。消腫追膿拔毒。

【註】水癥因水積聚成堅也。　脚氣見大腹皮條註。

【用量】普通內服二三分。外用亦照此增減。

【禁忌】有毒。內服不可輕率。或云。食蓖麻者。一生不得食炒豆。犯之則脹死。確否難證。忌鐵。其油伏丹砂粉霜。

【編者按】蓖麻子東西各國多用以製成油。名蓖麻油。用途頗廣。西醫治大便燥結。每習用之。殊不知其味惡劣。頗礙胃致吐也。外科藥中應用亦多。著名方劑有耳聾奇方。（蓖麻子十一粒焙。皂角煨取肉五分。生地龍一條。全蠍兩個焙。煅飛磁石。遠志。乳香各二錢。）以七味爲末。黃蠟溶和爲丸。塞耳中有效。

蒼朮

【產地】產河南江西安徽等處。今各地有之。爲山林原野多年自生之草本。其根較白朮色蒼老而質鬆。綱目山草類。

【性味】味苦性溫。無毒。

【主治】蒼朮爲除濕發汗健胃安脾要藥。功能助消化治水腫開鬱消痰强肌肉治痿弱。

【本經】主風寒溼痺死肌。

【別錄】主頭痛消痰水逐皮間風水結腫。除心下結滿及霍亂吐下不止。煖胃消穀嗜食。

【弘景】除惡氣。弭災沴。

【甄權】主大風𤸷痺。心腹脹痛。水腫脹滿。除寒熱。止嘔逆下洩冷痢。

【大明】治筋骨軟弱。痃癖氣塊。婦人冷氣癥瘕。山嵐瘴氣溫疾。

【東垣】除溼發汗健胃安脾。治痿要藥。

【丹溪】散風益氣。總解諸鬱。

【綱目】治溼痰留飲。或挾瘀血成窠囊。及脾溼下流。濁瀝帶下。滑瀉腸風。

【註】風寒溼痺見丹皮秦椒及大豆黃卷條註。霍亂見大腹皮條註。𤸷痺見天麻條註。痃癖。見五味子條註。痿見人參條註。腸風。見山茶花條註。

【用量】普通五分至一二錢。

【禁忌】凡病屬陰虛血少精不足。內熱骨蒸口乾唇燥欬嗽吐痰吐血鼻血齒血咽塞便祕滯下均忌。忌與蛤雀桃李菘菜青魚同食。

【編者按】蒼朮（配陳皮厚朴甘草名平胃散）爲健胃助消化之劑。治霍亂吐瀉者。因積滯不化則溼濁混淆。蒼朮能運化之故効。治痰水及癥瘕。亦同此理。惟蒼朮性燥病人津液少者忌白朮蒼朮。性雖近似。就中以蒼朮祛溼發汗之功爲勝。而補力則差。白朮較有滋潤。配補劑爲宜也。又溼痺死肌痿弱。皆由飲食之消而不化積漸所致。因飲食雖消而不能化生新養料。則無以滋榮肌肉皮毛。而諸症以成。蒼朮能健胃而促其化生。此根本之治也。

蒼耳子

【產地】生原野間。一年生之草本植物。子如耳璫。亦曰卷耳。綱目隰草類。

【性味】味甘。性溫。無毒。（或作有小毒）

【主治】蒼耳子爲發汗散風勝濕要藥。主治風寒頭痛。四肢拘攣。瘡疥身癢。（作浴湯）明目解毒。

【藏器】主頭風寒痛風溼周痺四肢拘攣痛。惡肉死肌膝痛。

【甄權】治肝熱明目。

【大明】治一切風氣。塡髓暖腰脚。治瘰癧瘡疥及瘙癢。

【綱目】炒香浸酒服。去風補益。

【註】周痺見狗脊條註。瘰癧見山慈姑條註。

【用量】普通五分至錢半。

【禁忌】忌豬肉馬肉米泔害人。

【附錄】

【蒼耳草】即蒼耳之莖葉。味苦辛。性微寒。有小毒。主中風傷寒頭痛。

功同蒼耳子。作浴湯。去皮膚中毒。服之亦効。滴汁入耳內治諸病入耳。搗敷治蜂蠆蟲螫。

〔編者按〕蒼耳子及草。並爲外科要藥。熬膏名萬應膏。治一切癰疽。近人發明。謂治痳瘋有特效。根葉搗汁濃服。治翻花惡瘡。一切疔腫。或云。治久瘧不愈。亦效。

蜘蛛

【產地】處處有之。種類甚多。取大腹深灰色。空中作圓網者入藥。綱目蟲類。

【性味】味缺。性微寒。有小毒。

【主治】蜘蛛主口喎。瘰癧結核。治蜈蚣蜂蠆螫傷。宜外用。內服治乾霍亂嘔吐。脫肛。癀疝。小兒大腹疳。

【別錄】主大人小兒癀。及小兒大腹丁奚。三年不能行者。

【弘景】蜈蚣蜂蠆螫人。取置咬處吸其毒。

【蘇恭】主蛇毒。温瘧。止嘔逆霍亂。

【蘇頌】取汁塗蛇傷。燒啖治小兒腹疳。

【綱目】主口喎。脫肛。瘡腫。胡臭。齒䘌。

【日華】斑者治瘧疾疔腫。

【註】癀與㿗通。見地膚子及茴香條註。丁奚。疳之一種。小兒脾胃受傷。不能運化。大腹腫脹之無青筋者。　温瘧。見大戟條註。　胡臭。見田螺條註。　霍亂見大腹皮條註。

【用量】普通一二錢。

【禁忌】有毒之物。可外用。少內服。

凡使去頭足用。落在飲食中者不可食。畏蔓青雄黃。被蜘蛛咬中毒者(一)用大藍汁一碗入雄黃麝香少許。搽患處。仍服其汁。(二)用艾葉燒烟熏之。(三)羊乳灌之。(四)雄黃末敷之。

【附錄】

【壁鏡】壁錢蟲似蜘蛛。作白幕如錢。貼牆壁間。謂之壁鏡。主小兒嘔逆及產後欬逆。三五日不止。欲死者。取三五個煎汁呷之良。又止金瘡出血不止。瘡口不斂。取鏡貼之。燒存性納口中止蟲牙痛。中壁錢咬毒。以桑柴灰煎取汁。調白礬末敷之妙。

蜻蛉

【產地】處處有之。又名蜻蜓。產河南一種最大。身綠色。翼薄如紗。綱曰蟲類。

【性味】味缺。性微寒。無毒。

【主治】蜻蛉主強陰壯陽。

【別錄】主強陰止精。

【日華】壯陽暖水臟。

【用量】普通一二錢。

【禁忌】不詳。

豨薟

【產地】處處有之。爲一年生草本。

葉入藥。綱目隰草類。
【性味】味苦辛。性寒。無毒。（或作有小毒）
【主治】豨薟爲祛風除濕要藥。主治筋骨間痛。腿膝無力。痳痹。瘡瘍。
【蘇恭】豨薟治熱䘌。煩滿不能食。生搗汁三合服。多則令人吐。又曰豬膏母主金瘡。止痛。斷血。生肉。除諸惡瘡。消浮腫。搗封之。湯漬散傅並良。
【藏器】主久瘧痰癊。搗汁服取吐。搗傅虎傷狗咬。蜘蛛咬。蠶咬。蠼螋溺瘡。
【綱目】治肝腎風氣。四肢痳痺。骨痛膝弱。風溼諸瘡。
【註】䘌見丁香條註。　金瘡。見土當歸條註。

【用量】普通一錢至二錢。
【禁忌】痹痛由脾腎兩虛。陰血不足。不由風濕而得者忌服。以此爲風藥。凡風藥皆能燥血也。凡使去粗皮。酒拌蒸晒九次。或搗汁熬膏。合甘草地黃煉蜜收。酒服良。

輕粉

【產地】日本三重縣製造出產最多。我國亦能自製。大率爲水銀與食鹽及白礬。或日本所產朱色土所造成。綱目石類。
【性味】味辛。性冷。無毒。
【主治】輕粉爲殺蟲通腸要藥。主

治楊梅瘡毒。(較水銀爲良)消痰化積。

【藏器】通大腸。轉小兒疳痺。瘰癧。殺瘡疥癬蟲。及鼻上酒皶。風瘡瘙痒。

【綱目】治痰涎積滯。水腫鼓脹。毒瘡。

【註】瘰癧。見山慈姑條註。　鼓脹。見秋石條註。

【用量】普通多配合丸散方用。內服約數分外用無定量。

【禁忌】輕粉雖不似水銀之有毒。然用之宜少量。中病卽止。

【編者按】輕粉治梅毒。中外皆已視爲要藥。但須視其配合如何。緩加調治爲宜。若求速効而取快一時。則流弊每至無窮。且治療期間。尤須以土茯苓金銀花甘草之類。長服多服久服。以爲澈底澄淸之計。則庶可根本全愈。否則常有竊發之患。又梅毒用六零六九一四等針藥治愈者。亦須內服調理。方無後患。否則數年之後。一旦暴發。往往內損臟腑。外毀形骸。可不戒懼。甚望患者之除毒務盡也。著名方劑有輕粉丸。治黴毒痼疾。經年不愈者。(輕粉竹茹各一錢牽牛子二錢梅肉一個四味爲丸。分三日服)又有配合山梔子巴豆者。亦有配合大黃牽牛槐花等味者。要在隨身體之強弱寒熱而斟酌之。

辣茄

【產地】處處有之。園圃亦多栽種。爲茄之一種而其味甚辣者。茄實初生青綠色。熟則變爲朱紅色。拾遺蔬類。

【性味】味辛苦。性大熱。無毒。

【主治】辣茄主溫中散寒。祛風發汗。開鬱行痰。治冷癖食滯嘔逆噎膈。

【括要】主溫中下氣。散寒。除溼。祛風。發汗。開鬱。行痰。逐水。消食。導滯。行血。解毒。殺蟲。治瘧疾。嘔逆。噎膈。冷癖。大腸寒澼。痢積。水瀉。(爲丸用熱豆腐皮裹吞下)脚氣。冷痧。(作湯浴)凍瘃(作湯洗或取皮貼之)癖疾。

【註】癖。見五味子條註。 寒澼。冷痢也。

【用量】普通一二錢。

【禁忌】多食動風火。發瘡痔。令人目盲齒痛咽腫。凡血虛有火者忌之。

遠志

【產地】產陝西河南。爲山野自生之常綠草。其根入藥。綱目山草類。

【性味】味甘苦。性溫無毒。

【主治】遠志爲强心益智要藥。功能治神虛怔忡。痰涎欬逆。

【本經】主欬逆傷中。補不足。除邪氣。利九竅。益智慧。耳目聰明。不忘。强志倍力。

【別錄】利丈夫。定心氣。止驚悸。益精。去心下膈氣。皮膚中熱。面目黃。

【之才】殺天雄附子烏頭毒。煎汁飲之。

【甄權】治健忘。安魂魄。令人不迷。堅壯陽道。

【日華】長肌肉。助筋骨。婦人血噤失音。小兒客忤。

【好古】腎積奔豚。

【綱目】治一切癰疽。

【註】客忤。見天竹黄條註。奔豚。見丁香條註。癰疽。見山慈姑條註。

【用量】普通八分至二三錢。

【禁忌】凡心經有實火。爲心家實熱。應用黃連生地者。禁與參朮等助陽氣藥同用。畏珍珠藜蘆。得茯苓良。

【編者按】遠志昔時用者多取其強壯心腎之功。而近時用者。多取其祛痰治欬之効。究之遠志非有今昔之異。蓋兼擅其功者也。讀本經主治。卽知。

酸棗仁

【產地】產我國陝西河南等地。多生山野間。或作棘實。乃棘樹之實也。實之大者名酸棗仁。入藥。綱目灌木類。

【性味】味酸。性平。無毒。

【主治】酸棗仁爲甯心斂汗要藥。主心腹寒熱。邪結氣聚。煩心不眠。虛汗煩渴。治四肢酸痛濕痹。益肝養筋。

【本經】主心腹寒熱邪結氣聚。四肢酸痛。溼痺。

【別錄】煩心不得眠。臍上下痛。血轉久洩。虛汗煩渴。補中益肝氣。堅筋骨。助陰氣。

【甄權】筋骨風。炒仁研湯服。
【綱目】棗仁熟用。療膽虛不得眠。煩渴虛汗之證。生用。療膽熱好眠。皆足厥陰少陽藥也。
【註】溼痺。見大豆黃卷條註。
【用量】普通一錢至二三錢。
【禁忌】凡肝胆心脾有實邪熱者。禁用以收歛故也。

酸漿草

【產地】處處有之。川陝爲大。綱目隰草類。
【性味】味苦。性寒。無毒。
【主治】酸漿草主治內熱煩滿。咳嗽多睡。清濕熱。利水道。
【本經】酸漿治熱煩滿。定志益氣。利水道。
【弘景】搗汁服治黃病多效。
【唐本】燈籠草治上氣欬嗽風熱。明目。根莖花實並宜。
【用量】普通一錢至三錢。
【禁忌】性滑利亦治難產故孕婦愼用。

銀

【產地】各國皆有出產。生於礦山中。綱目金類。
【性味】味辛。性寒。無毒。
【主治】白銀爲鎭驚淸熱解毒要藥。功同與黃金相似。
【開寶】主熱狂驚悸。發癎恍惚。夜臥不安譫語邪氣鬼祟。服之明目鎮心。安神定志。

【大明】小兒中惡熱毒煩悶。水磨服之。

【綱目】煮水入葱白粳米作粥食。治胎動不安漏血。

【用量】普通用銀器投入煎劑。以取鎮納之意。雖多無礙。惟打成箔而內服者。宜以數厘爲度。不可多用。

【禁忌】銀性重墜。不宜服用。即以銀箔爲衣之丸。亦宜少服。又銀能試毒。凡諸飲食物內有毒者。用銀針插入。則變黑色。

銅青

【產地】銅青爲銅質上之青綠色者。凡銅壙開出後。久經風雨者多產之。綱目金類。

【性味】味酸。性平。有毒。

【主治】銅青主治瘡疥目疾。能殺微蟲。蝕腐肉。止血。

【藏器】主婦人血氣心痛。合金瘡。止血。明目。去膚赤瘜肉。

【之才】主風爛眼。淚出。

【綱目】治惡瘡疳瘡。吐風痰。殺蟲。

【註】金瘡。見土當歸條註。瘜肉。見野菊條註。惡瘡。見人中黃條註。

【用量】外用無定量。內服宜少用。

【禁忌】銅青有毒。外治爲良藥。內服宜愼。

飴糖

【產地】處處有之。乃以米麥製成者。綱目穀類。

【性味】味甘。性溫。無毒。

【主治】飴糖爲滋潤肺脾。健胃補中要藥。主補虛冷。益氣力。治胃氣枯燥。脾弱不運。

【別錄】主補虛乏。止渴。去血。

【思邈】補虛冷。益氣力。止腸鳴咽痛。治唾血。消痰。潤肺止嗽。

【孟詵】健脾胃補中。治吐血。打損瘀血者。熬焦酒服。能下惡血。又傷寒大毒嗽。於蔓菁薤汁中煑一沸。頓服之良。

【宗奭】脾弱不思食人少用。能和胃氣。亦用和藥。

【綱目】解附子草烏頭毒。

【用量】普通二三錢。

【禁忌】丹溪曰。飴屬土。成於火。大發濕中之熱。多食助脾風。能生胃火。此損齒之因。凡中滿嘔吐。酒病牙疳。腎病及濕熱證。不得輕投。

【編者按】飴糖著名方劑有大建中湯。（蜀椒二合。乾薑四兩。人參二兩。膠飴一升。）治心胸中大寒痛。嘔不能飲食。腹滿上衝。皮起有形。痛不可觸近者。又中烏頭附子毒。食飴解之。魚骨哽喉。用飴吞之。近時用飴多入補劑。然惟胃氣枯燥者宜。若內有溼熱。則禁此也。

鳳仙子

【產地】處處有之。爲栽植園圃之一年生草花有紅白二種。紅者婦人取以染指甲。綱目毒草類。

【性味】味微苦性溫有小毒。

【主治】鳳仙子主解毒軟堅治難產骨哽。

【綱目】主產難。積塊。噎膈。下骨哽。透骨通竅。

【括要】骨哽欲死。卽用子研水以竹筒灌入喉中。其物卽軟。牙齒欲取。點根處卽易落。

【用量】普通一二錢。

【禁忌】鳳仙子一名急性子。透骨軟堅其性甚急。不宜多用能損齒。參看玉簪花條。

【附錄】

【鳳仙花】味甘。性溫。無毒。治腰脅引痛不可忍者。研餅晒乾爲末。空心每服三錢。活血消積。蛇傷擂酒服之卽解。

【鳳仙根葉】味甘苦。有小毒。打傷用葉搗如泥。塗腫破處。乾卽易之。血散卽愈。治雞魚骨哽。誤吞銅鐵。杖扑腫痛。散血通經。軟堅透骨。馬有病。塗眼四角上。卽汗出而愈。

十五畫

劉寄奴

【產地】產我國陝西河南。及江南諸地。相傳寄奴爲宋高祖劉裕小字寄奴。微時獲此草。故名。綱目隰草類。

【性味】味苦。性溫。無毒。

【主治】劉寄奴主金瘡出血。血氣脹滿。行血解毒。治產後餘疾。

【蘇恭】主破血下脹。多服令人下痢。

【別錄】下血止痛。治產後餘疾。止金瘡血極效。

【大明】心腹痛。下氣。水脹血氣。通婦人經脈癥結。止霍亂水瀉。

【綱目】小兒尿血。新者研末服。

【註】金瘡見土當歸條註。癥結見山茱萸條註。霍亂。見大腹皮條註。

【用量】普通一二錢。外用無定量。

【禁忌】為破血止痛仙藥。多服令人下痢。或作吐。氣血虛。脾胃弱。易作泄者勿服。

墨

【產地】處處有之。以眞松烟為佳。綱目土類。

【性味】味辛。性溫。無毒。

【主治】墨為止血要藥。

【開寶】主止血。生肌膚。合金瘡。治產後血暈。崩中。卒下血。醋摩服之。又止血痢。及小兒客忤。搗篩。溫水服之。又眯目。物芒入目。點摩瞳子上。

【綱目】利小便。通月經。治癰腫。

【註】客忤。見天竹黃條註。血暈崩中。見三七條註。

【用量】普通用一寸。

【禁忌】不詳。

樟腦

【產地】產我國福建廣東等地。爲樟樹之脂膠煉成色白氣烈。綱目香木類。

【性味】味辛。性熱。無毒。

【主治】樟腦爲通關竅利滯氣要藥。主中惡邪氣。治寒濕霍亂。心腹諸痛。爲合痧藥水要劑。辟疫提神。

【綱目】主通關竅。利滯氣。治中惡邪氣。霍亂心腹痛。寒溼脚氣。疥癬風瘙。齲齒。殺蟲辟蠹。着鞵中去脚氣。

【註】霍亂見大腹皮條註。脚氣。見大腹皮條註。齲齒。見苦匏條註。

【用量】普通一二分。

【禁忌】辛熱香竄。去濕殺蟲。是其所長。動血傷陰。是其所短。用者愼之。

熟地黃

【產地】地黃根取肥大者。絞汁蒸晒製成。產地詳見鮮地黃條。綱目隰草類。

【性味】味甘微苦。性微溫。無毒。

【主治】熟地黃爲補血要藥。主治肝腎不足。血枯精耗。益五臟。明耳目。

【元素】主補血氣。滋腎水。益眞陰。去臍腹急痛。病後脛股酸痛。

（好古）坐而欲起。目睆睆無所見。

【綱目】塡骨肉髓。長肌。生精血。補五臟內傷不足。通血脈。利耳目。黑鬚髮。男子五勞七傷。女子傷中胞漏。經候不調。胎產百病。

【註】五勞七傷。見人參條註。　胞漏。經帶淋瀝。漏不止也。

【用量】普通一錢至三四錢。大劑二三兩。

【禁忌】性膩礙胃。胃氣薄弱不能周轉者忌之。大忌銅鐵器。參看鮮生地條。

【編者按】地黃用法有洒炒鹽水炒洒蒸炒仁拌炒諸法。拌以炒仁。恐其碍胃也。著名方劑有八味丸。以熟地配附子。治虧弱有陰生陽長之妙。參看鮮生地條。

磁石

【產地】產山中。能吸鐵。（成分爲酸化亞酸化鐵）綱目石類。

【性味】味辛。性寒。無毒。

【主治】磁石爲補腎強陰要藥。取其能引肺氣入腎。使陰陽安宅。鎭驚。明目。通耳。益精。

【本經】主周痺風溼。股節中痛。不可持物。洗洗酸疼。除大熱煩滿。及耳聾。養腎氣。

【別錄】養腎臟。強骨氣。益精除煩。通關節。消癰腫鼠瘻頸核喉痛。小兒驚癇。鍊水飲之。

【甄權】補男子腎虛風虛。身強。腰中不利。加而用之。

【大明】治筋骨羸弱。補五勞七傷。眼昏。除煩燥。小兒誤吞針鐵等。即研細末以筋肉莫令斷與末同吞下之。

【綱目】明目聰耳。止金瘡血。

【註】周痺。見狗脊條註。鼠瘻。見木通條註。五勞七傷。見人參條註。

【用量】入煎劑二錢至四錢。水飛用三分至八分。

【禁忌】凡石藥皆有毒。獨磁石冲和。無悍猛之氣。然體重。難於消化。漬酒。優於丸散。凡使火煅醋淬。研末水飛。或醋煮三日夜。用惡丹皮。殺鐵。消金。

穀芽

【產地】處處有之。稻之初生細芽也。綱目穀類。

【性味】味甘性溫。無毒。

【主治】穀芽爲和中消食要藥。主健脾開胃。下氣除熱。消中有補。生用養胃。炒用化濁。

【括要】主健脾開胃。下氣除熱。和中消食。治寒中。功用與麥芽相似。而補益則過於麥芽。消食則不及麥芽。

【用量】普通一錢至三錢。

【禁忌】穀性冲和。無所禁忌。但胃氣虛極而不勝消導者。亦不必用。

【編者按】稻有多種。以成熟先後言。有早稻。晚稻。其中復分秈稻。粳稻。糯稻。洋秈等類。其爲人生常食之品則一也。惟米之滋養。外皮頗爲豐富。故食礦白之米。恆有缺少滋養反成脚氣之患者。則急宜改食糙米以資救濟。又病期所用。最宜早稻。糯稻性膩。易滯腸胃不可食。此病家所不可不知之常識也。

穀精草

【產地】處處有之。多生於池沼或水田之附近。頗饒風韻。可作盆栽。綱目隰草類。

【性味】味辛甘。性溫。無毒。

【主治】穀精草爲明目除翳要藥。治風熱眼疾頭痛。齒痛。

【開寶】主治喉痺。齒風痛。諸瘡疥。

【綱目】頭風痛。目盲翳膜。痘後生翳。止血。

【註】喉痺見五倍子條註。 翳膜見木賊草條註。

【用量】普通一錢至二三錢。

【禁忌】雖無禁忌。然除眼疾外用者甚少。

【編者按】穀精草合豬肝同煮食。治痘後目翳。合羊肝同煮食。治小兒雀盲。(至晚不見物也)皆爲有效之單方。

箬

【產地】南方平原川澤處處有之。其葉多取以包糉。幷入藥。綱目隰草類。

【性味】味甘。性寒。無毒。

【主治】箬主治男女一切血症。利肺氣。消癰腫。

【綱目】主男女吐血衄血嘔血咯血下血。並燒存性。溫湯服一錢七。又通小便。利肺氣喉痺。消癰疽。

【註】衄血見三七條註。　癰疽。見山慈姑條註。

【用量】普通二三錢。

【禁忌】其汁塗面則發黑損容。

翦草

【產地】生山澤間。狀如茜草。根入藥。綱目蔓草類。

【性味】味苦性涼。無毒。

【主治】翦草為涼血止血要藥。主吐血咳血。一切失血。治風瘡搔癢。

【大明】主諸惡瘡疥癬。風瘙瘻蝕有蟲。浸酒服。

【綱目】主一切失血。

【註】惡瘡。見人中黃條註。　瘻。見山慈姑條註。

【用量】普通一錢至二錢。

【禁忌】翦草大苦大寒。雖治血熱妄行神效。若脾胃俱虛。胃口薄弱見食欲嘔。及泄瀉者。勿遽投之。當先理脾胃。忌鐵。

【編者按】剪草茜草。均為治血藥。但茜草止血。又能行血。故既止吐衄崩尿之血。又消瘀通經。是惟其能行。故能止也。剪草但止血而不行血。故吐咯損衄及妄行者皆治。雖二藥之性皆涼。而用實不同。元素曰。上部血須用剪草丹皮天冬麥冬。

蓬砂

又名硼砂。詳見硼砂條。

蓬莪朮

【產地】產我國南方。根莖似芋。外部黃褐色。內部暗色。中含黃色之粉。綱目芳草類。

【性味】味苦辛。性溫。無毒。

【主治】蓬莪朮爲行氣破血消積要藥。功能破堅行滯。健胃祛痰。通經逐瘀。治五積。療撲損惡血。

【開寶】主心腹痛。中惡疰忤鬼氣。霍亂。冷氣吐酸水。解毒。食飲不消。酒研服之。又療婦人血氣結積。丈夫奔豚。

【甄權】破痃癖冷氣。以酒醋磨服。

【大明】治一切氣。開胃消食。通月經。消瘀血。止撲損痛下血。及內損惡血。

【好古】通肝經聚血。

【註】疰忤見丹砂及天竹黃條註。霍亂見大腹皮條註。 痃癖見五味子條註。

【用量】普通八分至二錢。

【禁忌】凡氣血兩虛脾胃素弱而無積滯者均忌。

【編者按】蓬莪朮荊三稜薑黃。性皆近似。蓋破血行氣。削堅化滯之要藥也。性無大黃巴豆大戟之猛。故常用於消磨積滯。加入扶正藥中。以收緩功。得酒醋良。汪昂曰。

治五積不宜專用下藥。恐傷眞氣。宜於破血行氣藥中加補脾胃藥。氣旺。方能磨積。正旺則邪自消也。故東垣五積方用三稜蓬朮。皆兼人參贊助成功。蘇頌曰。此治積聚諸氣。爲最要之藥。與三稜同用良。婦人方中亦多使。

蓮子

【產地】處處有之。產湖澤陂池。家園亦多種植。花名荷花。亦名蓮花。根莖曰藕。葉梗曰荷葉荷梗。均入藥綱目水果類。

【性味】味甘濇。性平。無毒。

【主治】蓮子爲健脾養胃。淸心固精資益氣血要藥。主補中倍力除煩養神。治白濁夢遺。女子崩帶。療久痢脾虛洩瀉。

【本經】主補中養神。益氣力。除百疾。

【孟銑】主五臟不足。傷中。益十二經脈血氣。

【大明】止渴去熱。安心止痢。治腰痛及泄精。多食令人歡喜。

【綱目】交心腎。厚腸胃。固精氣。強筋骨。補虛損。利耳目。除寒溼。止脾泄久痢。赤白濁。女人帶下崩中諸血病。

【蘇頌】擣碎和米作粥飯食。輕身益氣。令人強健。

【嘉謨】安靖上下君相火邪。

【註】崩中見三七條註。

【用量】普通三四錢。

【禁忌】蓮子甘平無毒。於諸疾並無所忤。第生者食之過多。微動冷氣脹人.熱者食之過多.濇大便.蓮藕忌犯鐵.

【附錄】

【石蓮子】蓮子之經霜堅黑.墮水入泥者.主淸心除煩.專治噤口痢淋濁諸證.

【湖蓮子】性濇.主補脾胃.治泄瀉遺濁.

【蓮藕】味甘.性溫平.無毒.主熱渴.散瘀血.生肌.(別錄)止洩.消食.解酒.及病後乾渴.(藏器)止悶.除煩.開胃.破產後血悶.治霍亂.搗敷金瘡并傷折.(大明)生食治霍亂後虛渴.蒸食補五臟.實下焦.產後忌生冷物.惟藕不同生冷.爲能破血故也.最能解蟹毒.(孟詵)功能去瘀生新.不礙正氣.生用則寒.熟用則溫.(括要)

【藕節】主消瘀血.解熱毒.產後血悶.血氣上沖.口乾腹痛.和地黃汁入酒童便飲.藕梢主解酒食毒.下瘀血.

【蓮鬚】味甘濇.性微溫.無毒.主淸心通腎.固精氣.止吐血.療滑泄.治血崩.溫而不熱.血家濕家上品之藥.忌地黃葱蒜.忌見火

【蓮花】味苦甘.性溫.無毒.主合服食駐顏方用.又可美容色.作粧品.

忌地黃葱蒜。

【蓮房】味苦濇。性溫。無毒。主破血。治血脹。腹痛及產後胎衣不下。酒煑服之。又止血崩下血溺血。

【荷葉】味苦。性平。無毒。主治血脹脹腹痛。產後胎衣不下。酒煑服之。散瘀血。消水腫。治吐血。咯血。衄血下血溺血。血淋崩中。產後惡露。損傷敗血。生發元氣。裨助脾胃。發痘瘡。澀精氣。

【荷梗】主通胃氣。治瀉痢。

蓽撥　又名蓽茇

【產地】產東印度熱帶地方。及我國兩廣。爲無數細實密綴而生。色黑褐。有胡椒之香氣。綱目芳草類。

【性味】味辛。性大溫。無毒。

【主治】蓽撥爲頭痛牙痛鼻淵要藥。功能散頭面之浮熱。去腸胃之虛冷。散風止痛。行氣袪痰。

【藏器】主溫中下氣。補腰脚。殺腥氣。消食除胃冷陰疝。

【大明】霍亂冷氣。心痛血氣。

【李珣】水瀉虛痢。嘔逆。產後洩痢。與阿魏和合良。得訶子人參桂心乾薑。治臟腑虛冷腸鳴神效。

【綱目】治頭痛。鼻淵。牙痛。

【括要】偏頭風痛。以蓽撥爲末。令患者口含溫水。隨左右以左右鼻吸之有効。風蟲牙痛。揩之有効。合當歸川芎細辛白芷藁本露蜂房內服及用口含漱。治牙痛。合乾薑良薑玉桂名天已寒丸。治沈寒痼冷。心腹疞痛。泄瀉。腸鳴。自汗。

【註】陰疝。見地錦條註。　霍亂。見大腹皮條註。　鼻淵見刀豆條註。　自汗。見石斛條註。

【用量】普通五分至錢半。

蔓荊子

【產地】產我國河南陝甘江浙等地。子入藥。綱目灌木類。

【性味】味苦辛。性微寒。無毒。

【主治】蔓荊子爲搜風涼血要藥。主利九竅。散風邪。明目堅齒。治風頭痛腦鳴。溼痹拘攣。

【本經】主筋骨間寒熱。溼痺拘攣。明目堅齒利九竅。去白蟲。

【別錄】風頭痛腦鳴。目淚出。益氣。令人光澤脂緻。

【甄權】治賊風。長髭髮。

【大明】利關節。治癇疾。赤目。

【元素】太陽頭痛頭沉昏悶。除昏悶。散風邪。涼諸經血。止目睛內痛。

【好古】搜肝風。

【註】溼痺。見大豆黃卷條註。　拘攣。見土伏苓條註。　賊風。見代赭石條註。

【用量】普通八分至二錢。

【禁忌】頭目痛不因風邪。而由血虛有火者忌之。胃虛人不可服。恐生痰疾。

【編者按】蔓荊子性升而散。故所主皆頭面風熱之證。徐之才曰。齒雖屬腎爲骨之餘。而上齦屬胃下齦屬大腸。陽明風熱上攻則動搖腫痛。蔓荊子能散陽明風熱。故亦治齒病。

蝦

【產地】處處有之。江湖出者大而白。溪池出者小而靑。又作鰕。綱目鱗類。

【性味】味甘。性溫。有小毒。（或作無毒）

【主治】蝦主補虛壯陽。

【孟銑】主五野雞病。小兒赤白遊腫。搗碎傅之。

【綱目】作羹治鼈瘕。托痘瘡。下乳汁。法制壯陽道。煮汁吐風痰。搗膏傅蟲疽。

【註】鼈瘕見粉錫條註。

【用量】普通爲服食之品。入藥無定量。

【禁忌】動風熱。發瘡疥。小兒及鷄犬食令足軟弱。無鬚色白腹下通黑者。皆有毒。不可食。

蝱蟲

【產地】處處有之。噉牛馬血以爲生。綱目蟲類。

【性味】味苦。性微寒。有毒。

【主治】蝱蟲主逐瘀血。破堅積。通

血脈。利九竅。治女子月水不通。能墮胎。

【本經】主逐瘀血。破血積堅痞。癥瘕寒熱。通利血脈及九竅。

【別錄】女子月水不通。積聚。除賊血在胸腹五臟者。及喉痺結塞。

【日華】破癥結。消積膿。墮胎。

【註】賊血見白芍條註。喉痺。見五倍子條註。癥結見山茱萸條註。

【用量】普通一二錢。

【禁忌】攻血行血。遍行經絡。下胎在頃刻之間。入藥宜去翅足炒用。惡痲黃。

【編者按】蝱蟲水蛭䗪蟲。治効相近。近則以䗪蟲入藥爲多。著名方劑有抵當湯（水蛭蝱蟲大黃桃仁）治傷寒蓄血。發狂善忘。少腹硬滿。小便自利。大便色黑。身體發黃脈沉血結。及婦人經水不利。脈證俱實者。參看水蛭䗪蟲條。

蝸牛

【產地】處處有之。生池澤草樹及人家下濕處。又名負殼蜒蚰。綱目蟲類。

【性味】味鹹。性寒。有小毒。

【主治】蝸牛主利小便。治腫毒。痔脫肛。筋急驚癇。喉痹。制蜈蚣蠍毒。

【別錄】主賊風喎僻。踠跌。大腸脫肛。筋急及驚癇。

【甄權】生研汁飲。止消渴。

【綱目】治小兒臍風撮口。利小便。消喉痺。止鼻衄。通耳聾。治諸腫毒痔漏。制蜈蚣蝎蠆毒。研爛塗之。

【註】賊風。見代赭石條註。　喎。見巴豆條註。　臍風。小兒初生斷臍不慎。爲水氣及風邪所中。以致腹脹臍腫。直啼不乳。狀如驚風者。　撮口見鼠婦條註。　痔漏。見白斂條註。

【用量】普通一二錢。外用無定量。

【禁忌】多外用少內服。以其性寒滑也。

【編者按】蝸牛治小便不通。搗爛加麝香少許貼臍下。摩之卽通。脫肛。燒灰和豬脂敷之。發背初起。取活者二百個。以新汲水封瓶中取涎水。入眞蛤粉調敷。瘰、癧未潰。連殼蝸牛七個丁香七粒。燒研。隔紙貼之。已潰。蝸牛燒研輕粉少許用豬脊髓調敷。喉痹腫塞。蝸牛白梅肉研爛綿裹含嚥汁水。均效。

【附錄】

【蛞蝓】似蝸牛而無殼者。味鹹。性寒。無毒。主腫毒焮熱熱瘡。治賊風喎僻軟筋及脫肛驚癇攣縮。解蜈蚣蠍毒。

醋

【產地】處處有之。亦名苦酒。爲米麥所釀製。陳者入藥。綱目穀類。

【性味】味酸。性溫。無毒。

【主治】醋爲收斂氣血要藥。主胃痛心痛。癥瘕血暈。解毒消食治產後昏迷傷損出血

【別錄】主消癰腫散水氣。消邪毒。

【扁鵲】理諸藥消毒。

【藏器】治產後血運除癥塊堅積。消食殺惡毒破結氣。心中酸水痰飲。

【日華】下氣除煩。治婦人心痛血氣。並產後及傷損金瘡出血昏運。殺一切魚肉菜毒。

【孟詵】醋磨青木香止卒心痛血氣痛。浸黃蘗含之治口瘡。調大黃末塗腫毒。煎生大黃服治痃癖甚良。

【註】血暈見三七條註。癥見大黃條註。金瘡見土當歸條註。痃癖見五味子條註。

【用量】隨時制宜無定量。

【禁忌】傷筋損齒。不宜多食。

【編者按】產婦臨盆後。房中焠醋。使時時聞其氣息。功能清神志免血暈。且子戶亦易於復原。無出血過多及招受風寒之患。良法也。

髮髲

【產地】乃人身頭上之髮也。處處有之。剪鬄下髮。謂之髮髲。梳櫛下髮。謂之亂髮。俱入藥。綱目人類。

【性味】味苦。性溫無毒。

【主治】髮髲主益陰洩熱。治小便不利。五癃關格。小兒驚熱。血悶血暈。去瘀血。止好血。

【本經】主五癃關格不通。小便水道。療小兒驚大人痙。

【別錄】合雞子黃煎之消爲水。療小兒驚熱百病。

【大明】止血悶血運金瘡傷風血痢。入藥燒存性用煎膏長肉消瘀血。

【蘇恭】亂髮燒灰。療轉胞小便不通。赤白痢。癰腫疔腫骨疽。

【丹溪】亂髮消瘀血。止舌血。補陰甚捷。

【註】癃。見冬葵子條註。關格見大蒜條註。骨疽。附骨所生之疽。

【用量】普通三五分。

【禁忌】髮灰氣味不佳。胃弱者勿服。

【編者按】髮髲與亂髮。實爲一物。用時以皂莢水浸洗。去其油垢。近多燒灰入藥。名曰血餘炭。內用止血利水。治淋。外用敷瘡腫。出血。

鬧羊花

又名羊躑躅。詳見羊躑躅條。

鴉膽子

【產地】產我國廣東福建等地。又名苦參子。拾遺草部。

【性味】味苦性平無毒。

【主治】鴉膽子爲治久痢要藥。主治休息冷積諸痢。療痔疾。

【括要】主冷積痢。去殼留肉以龍眼肉裹一二十粒日下一枚。服四十九枚愈。忌油膩葷腥酒麪。佐使隨寒熱而酌用黃連木香亦良。

【綱目】痔疾以子七粒。包圓眼肉吞下。

【用量】普通錢許。

【禁忌】生食能令人吐。忌鴨肉。服此腹中作虛痛者加白芍甘草。

十六畫

凝水石 又名寒水石

【產地】生於鹵地積鹽之下。精液滲入土中。年久至泉。結而成石。清瑩如水晶。亦有帶青黑色者。綱目鹵石類。

【性味】味辛。(或作鹹)性寒。無毒。

【主治】凝水石主明目。固齒。涼血降火。時氣熱盛。腹中積聚。療湯火傷。(燒研敷)

【本經】主身熱腹中積聚邪氣。皮中如火燒煩滿。水飲之。

【別錄】除時氣熱盛。五臟伏熱。胃中熱。止渴。水腫。小腹痹。

【甄權】壓丹石毒風。解傷寒勞復。

【綱目】治小便白。內痹。涼血降火。止牙疼。堅牙明目。

【註】小腹痺。小腹痺痛或不仁也。

【用量】普通煎劑一錢至三錢。

【禁忌】性寒。虛寒之體不宜。入腎走血。除熱之功。與諸鹽同。畏地榆。解丹石巴豆毒。製丹砂。伏玄精石。

【編者按】古方所用寒水石。即凝水石。唐宋諸方所用寒水石。即石膏。故近人有以寒水石作石膏之別名。亦有以寒水石作凝水石之別名者。

橄欖

【產地】產我國福建廣東等地。色青。又名青果。綱目夷果類。

【性味】味酸甘(或作濇)性溫。無毒。

【主治】橄欖為清熱解毒要藥。主利咽喉而止渴。厚腸胃而止瀉。下氣。醒酒。消食除煩。解河豚毒。一切魚鱉毒。治魚骨哽。

【開寶】主生食煮飲。並消酒毒。解鯸鮐魚毒。

【宗奭】嚼汁嚥之。治魚鯁。

【蘇頌】生啖煮汁。能解諸毒。

【大明】開胃下氣止瀉。

【綱目】生津液。止煩渴。治咽喉痛。咀嚼嚥汁。能解一切魚鱉毒。

【註】鯸鮐魚。河豚魚之別名。

【用量】普通三四錢。

【禁忌】丹溪曰。橄欖性熱。能致上壅。不可多食。沈金鰲曰。橄欖之熱。在於兩頭。切去之。但用中段。便不熱。以少鹽醃之。便不上壅。

【編者按】橄欖治中魚毒及魚骨哽喉。甚驗。鹽製者。含治咽痛。

澤漆

【產地】產江湖原澤。處處有之。綠葉綠花。莖有白汁粘人。故曰澤漆。

綱目毒草類。
【性味】味苦性微寒。無毒。（或作小毒）
【主治】澤漆主治水腫脚腫。消痰退熱敷之消疣。
【本經】主皮膚熱。大腹水氣。四肢面目浮腫。丈夫陰氣不足。
【別錄】利大小腸。明目。
【蘇恭】主蠱毒。
【大明】止瘧疾。消痰。退熱。
【註】蠱毒見人牙條註。
【用量】普通五分至錢半。
【禁忌】赤小豆為使惡薯蕷。

澤瀉

【產地】產我國福建陝西河南山東等地。生於水澤池沼。根作圓球形色黃。入藥綱目水草類。
【性味】味甘鹹性寒無毒。
【主治】澤瀉為滲濕利尿要藥。主風寒濕痺。逐膀胱三焦停水通淋瀝。止遺洩。利小便消腫脹。
【本經】主風寒溼痺。乳難。養五臟。益氣力肥健。消水。
【別錄】補虛損。五臟痞滿。起陰氣。止洩精。消渴淋瀝。逐膀胱三焦停水。
【甄權】主腎虛精自出。治五淋。宣通水道。
【大明】主頭旋耳虛鳴。筋骨攣縮。通小腸。止尿血。主難產。補女人血海。令人有子。
【元素】入腎經。去舊水。養新水。利小便。消腫脹。滲泄止渴。

【時珍】滲溼熱行痰飲止嘔吐瀉痢疝痛腳氣。

【東垣】去脬中留垢。心下水痞。

【註】風寒溼痺見丹皮秦椒及大豆黃卷條註。消渴見人乳汁條註。五淋見牛膝條註。疝痛見山查條註。腳氣見大腹皮條註。脬膀胱也。

【用量】普通一錢至三錢。

【禁忌】凡病人無溼無飲而陰虛。及腎氣乏絕。陽衰精自流出。腎氣不固。精滑目痛。虛寒作泄等候。均忌。

【編者按】澤瀉古方常用以配合補劑。蓋欲補必兼瀉邪。邪去則補藥得力。六味地黃丸之用茯苓澤瀉。即其例也。宗奭曰。多服昏人眼。以行去其水也。凡服澤瀉散。未有不尿多者。尿既多。腎氣焉得實。海藏曰。瀉伏水。去留垢。故明目。小便利。腎氣虛。故昏目。是可知澤瀉之能明目。在能滲溼。若已中病而用之過量。則誅伐無過。使腎氣虛而昏目。夫藥本所以治病救偏。則過量之害。百藥皆然。豈獨澤瀉而已哉。著名方劑有疏鑿飲。（澤瀉商陸赤小豆羌活大腹皮椒目木通秦艽茯苓檳榔生薑）治水氣通身浮腫。煩躁喘渴。小便不利。澤瀉湯。（澤瀉五兩白朮二兩）治心下有支飲其人苦冒眩者。五苓散。（茯苓豬苓白朮澤瀉肉桂）治水分有熱。小便不利。煩渴。或水飲內停臍下悸者。

澤蘭

【產地】生於溪澗或濕地。葉類薄荷。根紫黑色。葉與子根（名地筍）皆入藥。綱目芳草類。

【性味】味苦甘。性微溫。無毒。

【主治】澤蘭爲女科要藥。功能行血消水。主養血氣。破宿瘀。消癥瘕癰腫。胎前產後諸病。

【本經】主金瘡。癰腫瘡膿。

【甄權】產後腹痛。頻產血氣衰冷。成勞瘦羸。婦人血瀝腰痛。

【大明】胎前產後百病。通九竅。利關節。養血氣。破宿血。消癥瘕。通小腸。長肌肉。消撲損瘀血。治鼻血吐血。頭風目痛。婦人勞瘦。丈夫面黃。

【註】金瘡。見土當歸條註。血瀝。見甘草條註。癥瘕。見大黃條註。

【用量】普通一錢至三錢。

【禁忌】破血通積。大虛不宜。

【編者按】澤蘭今多用於女科方劑。澤蘭子千金方承澤丸中用之。治婦人諸疾。地筍主利九竅。通血脈。排膿治血。止鼻洪吐血。產後心腹痛。產婦可作蔬菜食。

燈心草

【產地】生長澤地。處處有之。綱目隰草類。

【性味】味甘。性寒。無毒。

【主治】燈心草主治五淋。利小便。清心火。瀉肺火。功用利平。爲清熱行水之品。

【開寶】主五淋。生煮服之。(用量宜多)

【元素】瀉肺。治陰竅澀不利。行水。除水腫癃閉。

【丹溪】治急喉痺。燒灰吹之甚捷。燒灰塗乳上飼小兒止夜啼。

【綱目】降火心。止血。通氣。散腫。止渴。燒灰入輕粉麝香治陰疳。

【註】五淋。見牛膝條註。　癃。見冬葵子條註。　喉痺。見五倍子條註。

【用量】普通三分至一錢。

【禁忌】性專通利。虛脫人不宜用。

燕脂

【產地】處處有之。爲紅花等類取汁製成。可以染色及作粧品。綱目隰草類。

【性味】味甘。性平。無毒。

【主治】燕脂主活血。功似紅花。參看紅花條。

【開寶】主小兒聤耳。浸汁滴。

【綱目】活血解痘毒。

【括要】防痘入目。燕脂嚼汁點之。痘瘡倒陷。乾燕脂三錢。胡桃燒存性一個。研末用胡荽酒煎服。

【註】聤耳見苦丁茶條註。　倒陷。見人中白條註。

【用量】普通五分至錢半。

【禁忌】參看紅花條。

燕窩

【產地】產海濱山岩之洞穴中。爲金絲燕鳥啖魚後。（或云銜石上海粉）吐涎沫而結成者。拾遺禽部。

【性味】味甘淡。性平。無毒。

【主治】燕窩爲益氣潤肺。養陰化痰要藥。主虛勞咳嗽。補肺開胃。治膈痰燥痰。咯血痢血。肺虛痰喘。能添精補髓。

【括要】主益氣和中。潤肺開胃。化痰止嗽。添精補髓。壯陽。治膈痰。痰喘。血痢勞痢噤口痢。小便頻數。小兒痘疹。

【註】噤口痢。見田螺條註。

【用量】普通一錢至三錢。

【禁忌】胃中有痰濕不甚相宜。

【編者按】燕窩市上有官燕毛燕之別。官燕色白淨而價昂。昔作貢呈之品。故名。毛燕微黃而毛。其味帶鹹。價亦較低。論其性質功效。殊無大別。蓋俗眼重看相。遂此分軒輊也。燕窩通常少用入煎藥。惟加冰糖燉烊。空腹服之。以爲調理清補之用。或入梨同煮。化痰養陰。倍著功効。

【附錄】

【石燕】產鍾乳穴中。似蝙蝠而能飛。食石乳之汁爲生。與石燕條異。（石燕條之石燕爲石質而形似燕者。）味甘性暖。無毒。主益氣健

上海大衆書局印行

力。壯陽。增精。補髓。開胃。潤皮膚。暖腰膝。縮小便。禦風寒。辟山嵐瘴疫。治小兒諸癎羸瘦。

獨活

【產地】產我國四川陝西甘肅。或云產西羌者名羌活。或云即係一種。獨活根老而氣細。羌活根嫩而氣雄。綱目山草類。

【性味】味辛苦。性溫。無毒。

【主治】獨活為風痛要藥。主治頭痛身痛脚痛。機關不利。風濕諸痹。

【本經】主風寒所擊。金瘡止痛。奔豚。癇痓。女子疝瘕。

【別錄】療諸賊風。百節痛風。無問久新。

【甄權】治諸中風濕冷。奔喘逆氣。皮膚苦痒。手足攣痛勞損。風毒齒痛。

【大明】羌獨活治一切風幷氣。筋骨攣拳。骨節痠疼。頭旋目赤疼痛。五勞七傷。利五臟及伏梁水氣。

【好古】去腎間風邪。搜肝風。瀉肝氣。治項強腰脊痛。

【註】金瘡。見土當歸條註。　疝瘕。見山茱萸條註。　賊風。見代赭石條註。　奔豚。見丁香條註。　五勞七傷。見人參條註。　伏梁。見天南星條註。

【用量】普通一錢至二錢。

【禁忌】凡血虛發痙。血虛頭痛。及遍身疼痛。骨痛因而帶寒熱者。均屬內症。均忌誤用。反必劇。

【編者按】獨活配桑寄生(眞者)治脚痿

極驗。有獨活寄生湯一方。主治一切風痛痿弱。參看羌活條。

蕓薹

【產地】處處有之。卽今油菜。綱目葷菜類。

【性味】味辛。性溫。無毒。

【主治】蕓薹主散血消腫破瘀。治產後惡露不下。其子治遺精鬼交。與蕓薹功用相似。

【唐本】主風遊丹腫。乳癰。

【開寶】破癥瘕結血。

【日華】治產後血風及瘀血。

【藏器】煮食治腰脚痺。搗葉傅女人吹奶。

【綱目】治瘭疽豌豆瘡。散血消腫。伏蓬砂。

【註】丹腫。見地膚子條註。乳癰。見木鼈子條註。癥瘕。見大黃條註。痺見人參條註。瘭疽。皮肉中忽生點子。或如麻豆。或如桃李。初則劇痛。繼則潰膿不淨。一說卽掌心痛也。豌豆瘡。見升麻條註。

【用量】普通作菜佐膳。入藥無定量。

【禁忌】凡患腰脚病者。不可多食。食之增劇。又損陽氣。發瘡及口齒病。狐臭人不可食。又能生腹中諸蟲。道家以蒜韭等合稱五葷。忌食之。

蕤核

【產地】產我國陝西河南等地。核仁入藥。綱目灌木類。
【性味】味甘。性溫。無毒。
【主治】蕤核主心腹邪熱結氣。治目赤痛傷淚出。翳膜眥爛。生用療多睡。熟用治不眠。
【本經】主心腹邪熱結氣。明目。目赤痛傷淚出。目腫眥爛。
【吳普】強志明耳目。
【別錄】破心下結痰痞氣。齆鼻。
【甄權】治鼻衄。
【藏器】生治足睡。熟治不眠。
【註】鼻齆見肉桂條註。
【用量】普通一錢至三錢。
【禁忌】能補肝虛。今人多用治眼疾。然非風火暴眼所宜用也。

蕪荑

【產地】產我國山西河南等地。樹實入藥。綱目喬木類。
【性味】味辛。性平。無毒。
【主治】蕪荑爲散風除濕。消積殺蟲要藥。主心腹積冷。腹中蟲痛。治疳瀉冷痢。皮膚中如蟲行。
【本經】主五內邪氣。散皮膚骨節中淫淫溫行毒。去三蟲。化食。
【別錄】逐寸白。散腸中嗢嗢喘息。
【蜀本】主積冷氣。心腹癥痛。除肌膚節中風。淫淫如蟲行。
【孟詵】五臟皮膚肢節邪氣。長食治五痔。殺中惡蠱毒。諸病不生。

【大明】治腸風痔瘻。惡瘡疥癬。

【李珣】殺蟲止痛。治婦人子宮風虛。孩子疳瀉冷痢。得訶子豆蔻良。

【張鼎】和豬脂擣塗熱瘡。和蜜治溼癬。和沙牛酪或馬酪治一切瘡。

【註】五痔。見丁香條註。腸風。見山茶花條註。　瘻見山慈姑條註。　惡瘡。見人中黃條註。

【用量】普通一錢至三錢。

【禁忌】入藥用大者小者卽楡莢。不堪入藥。除疳證殺蟲外。他用甚稀。

〔編者按〕蕪荑與榧子鶴蝨使君子等。俱爲殺蟲要藥。體壯可以攻之。然蟲積之成。多因體弱溼生食滯而致。不任攻者蓋居多數。故必須健脾扶胃之藥爲佐使。方爲得宜。士瀛曰。嗜酒人血入於酒爲酒鼈。多氣人血入於氣爲氣鼈。虛勞人敗血雜痰爲血鼈。如蟲之行。上侵人咽。下蝕人肛。或附脅背。或引胸腹。惟用蕪荑炒兼煖胃理氣益裏之藥。乃可殺之。著名方劑有蕪荑散。（蕪荑雷丸乾漆）治蚘蟲咬。心痛。急則治標之劑也。

豬

【產地】處處有之。種類頗多。綱目畜類。

【性味】味苦。（或作酸或作鹹或作甘）性微寒。（或作平）有小毒。

（或作無毒）

【主治】豬肉主潤腸胃．生津液．豐肌體．澤皮膚．治上氣欬嗽．腎氣虛竭．浮腫．痟渴．

【別錄】主療病狂久不愈．

【拾遺】壓丹石解熱毒．宜肥熱人食之．

【千金】補腎氣虛竭．

【日華】療水銀風．幷中土坑惡氣．

【註】丹石毒見牛蒡子條註．

【用量】普通爲服食之品．入藥無定量．

【禁忌】滯氣化濕生痰．能使筋骨軟弱．體肥痰嗽及患病初愈胃力薄者均忌．惟身體枯瘦．津液不充及火嗽燥痰．則有滋潤之益．經醃製者良．反烏梅桔梗黃連胡黃連．令人瀉痢．不可合蒼耳蕎麥葵菜．百合吳茱萸胡荽食．合牛肉食．生蟲．合驢馬肉食．得霍亂．合羊肝食．悶心．合鷄子鯽魚豆黃食．滯氣．合龜鼈肉食．傷人．落水浮者不可食．中豬肉毒．大黃汁解之．或用豬牙燒灰爲末．開水服解之．

【附錄】

【豬膏】乃豬之脂肪．經火力熔煉而出者．味甘．性微寒．無毒．主潤肺利腸．行血脈．散風熱．潤皮膚．塗諸瘡．治傷寒時氣．五疸．水腫．冷結．宿血．能殺蟲．解中諸肝毒．

【豬血】味鹹。性平。無毒。主生血。治中滿腹脹。(不著鹽水者漉乾爲末服)交接陰毒。(乘熱酒服)蜈蚣入腹。中射罔毒。俱灌之。解丹石諸毒。

【豬肺】味甘。性微寒。無毒。主補肺。治肺虛欬嗽。著名方劑有肺露(孩兒參天冬麥冬百合川貝絲瓜絡阿膠珠玉竹茯苓北沙參代蛤散冬瓜子桑白皮知母款冬花丹皮地骨皮葶藶子馬兜鈴。和雄豬肺一具去心血蒸成露。再將枇杷葉蘆根蒸露和入)治吐血衂血。乾欬無痰。久欬成肺痿等證。

【豬肝】味苦。性溫。無毒。主補肝明目。治浮腫脹滿。風毒脚氣。

【豬心】味甘鹹。性平。無毒。主驚邪憂恚。虛悸氣逆。治急心疼痛。其血治痘瘡倒靨。

【豬胃】味甘。性微溫。無毒。主養胃健脾。補中益氣。治勞熱脚氣。溫養胎氣。

【豬腎】味鹹。性冷。無毒。主理腎氣。通膀胱。補水臟。暖腰膝。治耳聾。消渴。產後蓐勞。腎虛有熱者宜之。

【豬腦】味甘。性寒。有毒。主風眩腦鳴。塗治凍瘡。能損男子陽道。臨房不能行事。

【豬膽汁】味苦。性寒。無毒。主清心明目。涼肝膽。治目赤目翳。小兒疳瘦。著名方劑有豬膽汁方。（用豬膽一枚和醋少許。灌入穀道中。少頃大便出宿垢。）治陽明病熱結於下。大便不通者。

豬苓

【產地】產我國四川及他省山中。多生楓根下。結成塊狀。綱目寓木類。

【性味】味甘。性平。無毒。

【主治】豬苓爲行水滲濕要藥。主腫脹腹滿。熱渴懊憹。治淋腫。白濁。子淋尿閉。開腠理。瀉膀胱。

【本經】主痎瘧。解毒蠱疰不祥。利水道。

【甄權】解傷寒溫疫大熱發汗。主腫脹滿腹急痛。

【元素】治渴除溼。去心中懊憹。

【好古】瀉膀胱。

【綱目】開腠理。治淋腫腳氣。白濁帶下。妊娠子淋胎腫。小便不利。

【註】痎瘧見人參條註。　蠱見人牙條註。　疰見丹砂條註。　腳氣見大腹皮條註。　子淋。孕婦小便淋瀝也。　胎腫。孕婦身體浮腫小便不利也。

【用量】普通錢半至三四錢。

【禁忌】豬苓利水之功多。久服必損腎氣。昏人目。元素曰。淡滲大燥。能亡津液。無濕者忌之。

【編者按】豬苓著名方劑有豬苓湯。（豬苓茯苓阿膠滑石澤瀉）治陽明病脈浮發熱。渴欲飲水。少陰病下利六七日。欬而嘔渴。心煩不得眠。豬苓散。（豬苓茯苓白朮）治嘔吐思水。胃苓湯。（蒼朮厚朴陳皮白朮茯苓澤瀉豬苓肉桂）治脾胃受溼。飲食停積。霍亂嘔吐。浮腫泄瀉。四肢酸痛。小便短少。溼瘡水蠱。及妊娠傷風。產後泄瀉等證。考豬苓利水。與茯苓同功。生用更佳。但入補藥則不如茯苓云。

醍醐

【產地】醍醐乃釀製之物。西北之人多造之。其法合牛羊馬類諸乳。煉之爲酪。復由酪取酥。酥中之精爲醍醐。綱目畜類。

【性味】味甘。性冷利。無毒。

【主治】醍醐主添精補髓。明目。清心。益中。治怯。治風邪痹氣。頭痛心熱。外用療蝕瘡。潤瘡痂。

【唐本】主風邪痺氣，通潤骨髓。可爲摩藥。功優於酥。

【思邈】添精補髓。益中填骨。

【日華】主驚悸。心熱頭疼。明目。傅腦頂心。

【宗奭】治月蝕瘡。潤養瘡痂最宜。

【註】痺見人參條註。　月蝕瘡見田雞條註。

【用量】普通二三錢。

【禁忌】其性滑潤。宜於血熱枯燥

之人脾胃虛滑者禁用。

錫

【產地】產我國西南諸省山中。各國亦有出產。綱目金類。

【性味】味甘性寒有小毒。

【主治】錫主治惡毒風瘡。

【綱目】禹貢志云。汝人多病瘻。地饒風沙。沙入井中。飲其水則生瘻。故金房間人家以錫爲井闌。皆夾錫錢塡之。或沉錫井中。乃免此患。

【註】瘻。見川芎條註。

【用量】內服用量宜少。外用無定量。

【禁忌】近來皆以錫製器盛酒。越宿則有毒。凡以新錫器盛酒浸漬日久。飲之或能殺人云。

霍山石斛

【產地】石斛之產於安徽霍山者。其形緊細作捲曲狀。亦號楓斗。最良。參看石斛條。綱目石草類。

【性味】味甘鹹性微寒無毒。

【主治】霍山石斛爲養陰生津要藥。主復熱刼之陰。生巳耗之津。

【括要】主淸胃除虛熱。生津已勞損。定驚療風。能鎭涎痰。(虛熱所生也)用代茶茗。解暑醒脾。止渴利水。益人氣力。治舌焦舌光舌絳。發熱口渴。

【用量】普通五分至錢半。

【禁忌】胃腎有虛熱者宜之。虛而無火者忌用。

〔編者按〕霍山石斛能救眞陰。惟須久煎頻服。乃能得力。

鮑魚

【產地】產於海濱。無鱗有殼。腥臭特甚。綱目鱗類。

【性味】味辛臭。性溫。無毒。

【主治】鮑魚主利腸。消瘀。治婦女血枯。傷肝。崩中。療折傷。

【別錄】墜墮骽蹶踠折。瘀血血痺在四肢不散者。女子崩中血不止。

【綱目】煮汁治女子血枯病傷利。利臟。同麻仁葱豉煮羹通乳汁。

【註】血痺見白芍條註。崩中。見三七條註。

【用量】普通爲服食之品。入藥無定量。

【禁忌】孕婦食之。令子多疾。

鴨

【產地】處處有之。爲家禽之一。綱目水禽類。

【性味】味甘。性冷。（或作平）無毒。（或作微毒）

【主治】鴨肉主補虛。淸熱。和臟腑。利水道。

【鴨肉】主補虛。除客熱。和藏府及水道。療小兒驚癇。（別錄）解

丹毒．止熱痢．(日華)頭生瘡腫和葱豉煑汁飲之．去卒然煩熱．宜用白鴨．(孟詵)

【鴨卵】味甘．性微寒．無毒．治心腹胸膈熱．多食發冷氣．令人氣短背悶．小兒多食脚軟．

【鴨血】味鹹．性冷．無毒．熱飲解野葛毒．已死者入咽卽活．又解生金生銀丹石砒霜諸毒．射工毒．又治中惡及溺水死者．灌之卽活．蚯蚓咬瘡．塗之卽愈．鴨口涎主小兒痙風．頭及四肢皆往後．以鴨涎滴之．又治蚯蚓吹小兒陰腫．取雄鴨涎沫之卽消．鴨膽塗痔核良．

【註】丹毒．見地膚子條註．丹石毒．見牛蒡子條註．射工．見白芥子條註．

【用量】普通爲服食之品．入藥無定量．

【禁忌】黃雌鴨白鴨最良．黑鴨肉有毒．滑中發冷利．又脚氣及腸風下血人不可食鴨．

【附錄】

【野鴨】又名鳧．味甘．性涼．無毒．主補中益氣．平胃消食．治熱毒風．殺腹臟蟲．孟詵曰．雖寒不動氣．大益病．全勝家鴨．

龍骨

【產地】龍骨舊說爲龍自死之枯骨。埋藏山間者。多產於我國山西四川等處山岩中。實則爲山間之一種化石。綱目鱗類。

【性味】味甘。性平。無毒。

【主治】龍骨爲固斂正氣。鎮納浮陽要藥。主安心神。辟驚煩。治洩痢膿血。崩帶遺精。鎮喘逆。斂虛汗。收瘡口。療脫肛。

【本經】主心腹鬼疰。精物老魅。欬逆。洩痢膿血。女子漏下。癥瘕堅結。小兒熱氣驚癇。

【別錄】心腹煩滿。恚怒氣伏在心下。不得喘息。腸癰內疽。陰蝕。四肢痿枯。夜臥自驚。汗出。止汗。縮小便。溺血。養精神。定魂魄。安五臟。白龍骨主多寐洩精。小便洩精。

【甄權】逐邪氣。安心神。止夜夢鬼交。虛而多夢紛紜。止冷痢。下膿血。女子崩中帶下。

【日華】懷孕漏胎。止腸風下血。鼻洪吐血。止瀉痢渴疾。健脾。澀腸胃。

【綱目】益腎鎮驚。止陰瘧。收溼氣。脫肛。生肌斂瘡。

【註】鬼疰。見丹砂條註。　漏下。見當歸條註。　癥瘕。見大黃條註。　腸癰。見大薊條註。　陰蝕。見羊躑躅條註。　腸風。見山茶花條註。

【用量】普通二錢至三四錢。

【禁忌】收攝太過。若非久痢虛脫者。切勿妄投。火盛失精者。誤用多致溺赤澀痛。得人參牛黃良。畏石膏川椒。忌魚及鐵器。

【編者按】龍骨今所用者。皆石質也。昔人誤爲龍之蛻骨者。蓋深山廣野。恆有極大之化石出現。幻爲龍骨獸骨人骨之形。而實則非龍非獸非人也。驟視之似乎逼眞。細究之實不相侔。況龍骨本無定形可擬。故驟見龐然而巨之化石。卽以爲龍骨。理或如是。又石之化者。質細而性純。禹餘糧其一也。試觀餘糧龍骨。主治相去不遠。卽此又得證龍骨之確爲石質無疑。入藥以研之能細膩者爲良。亦屬外用之要藥。著名方劑有桂枝甘草龍骨牡蠣湯。救逆湯。（桂枝甘草大棗生薑蜀漆牡蠣龍骨。治傷寒脈浮。被火迫刼。亡陽驚狂。起臥不安及火邪。）龍骨散（龍骨。砒霜。蟾酥。粉霜。粉錫。龍腦。治疳瘡。走馬疳。）等。與牡蠣常合用。參看牡蠣條。

龍眼

【產地】產我國福建廣東四川等處。實形圓。故名。綱目夷果類。

【性味】味甘。性平。無毒。

【主治】龍眼爲滋養要藥。主益脾長肌。養心安神。治血虛怔忡勞神健忘。

【別錄】主五臟邪氣。安志厭食。除蠱毒。去三蟲。

【括要】主補血氣。養肌肉。益虛氣。除健忘。治怔忡。開胃益脾。補虛長智。

【註】蠱毒。見人牙條註。三蟲。見石長生條註。怔忡。心胸間築築振動也。

【用量】普通二三錢。

【禁忌】甘能作脹。凡中滿氣膈之證均忌。

【編者按】龍眼滋養之妙品。服食宜久蒸飲其濃汁。婦人產後用之尤佳。吳球曰。食品以荔枝為貴。而資益則龍眼為良。蓋荔枝性熱。而龍眼性平也。著名方劑有歸脾湯。（當歸身人參茯神黃耆白朮龍眼肉酸棗仁木香甘草遠志）治思慮勞傷心脾。及腸風下血。其核炒煆為末。用以敷創傷出血及瘡疥甚良。

龍腦香　又名冰片

【產地】產我國廣東海南及印度安南等熱地。為高大逾恆之樹木。其幹中之膠。可以製之為香。晶瑩潔白。即龍腦香。綱目香木類。

【性味】味辛苦。性微寒。無毒。

【主治】龍腦香為散鬱火通諸竅要藥。主驚癇痰迷。目赤目翳。鼻瘜喉痹。治中暑中穢。昏不知人。風涎閉塞。外用治口齒喉病。

【別錄】主婦人難產。研末少許。新汲水服立下。

【唐本】心腹邪氣。風溼積聚。耳聾明目。去目赤膚翳。

【李珣】內外障眼。鎮心祕精。治三蟲五痔。入骨治骨痛。

【好古】散心盛有熱。
【元素】治大腸脫。
【綱目】療喉痺腦痛鼻瘜齒痛。傷寒舌出。小兒痘陷。通諸竅。散鬱火。
【註】內外障眼。見石決明條註。五痔。見丁香條註。喉痺。見五倍子條註。鼻瘜。見巴豆條註。
【用量】普通數厘至一二分。
【禁忌】凡中風非由外來風邪。而由氣血虛。小兒吐瀉後成慢脾驚。亦屬虛寒。非若急驚實熱。均忌。目昏暗由肝腎虛。不宜入點藥。誤服冰片多兒口渴心煩之證。飲以地漿水可解。
「編者按」龍腦香氣味芳烈。爲諸香之冠。嘗之辛涼亦異常藥。故其散熱之功。首屈一指。汪昂曰。龍腦體熱而用涼。蓋味辛者多熱。然風熱必辛以散之。風熱散則涼矣。又眼症喉症以風熱爲多。故外治多任龍腦。著名方劑有冰硼散（冰片五分硃砂六分硼砂元明粉各六錢）治咽喉口齒腫毒碎爛。及痰火久嗽。音啞咽痛等證。冰白散。（冰片元明粉五分人中白兒茶雞內金五錢甘草一錢）治疫喉腐爛太甚者。錫類散。（象牙屑珍珠青黛冰片壁錢黃人指甲）治疫喉乳蛾牙疳口舌腐爛等證。龍腦安神丸（龍腦麝香牛黃犀角茯神麥冬人參硃砂馬牙硝甘草地骨皮桑白皮金箔）治五積癲癇。虛勞語澀。凡龍腦之結晶多成梅花形。大小不等。故又名梅片。大者良。

龍蝨

【產地】產我國廣東廣西等地。爲有甲之蟲。居水中。亦能飛。拾遺蟲類。

【性味】味性俱缺。

【主治】龍蝨主活血。

【括要】活血治面上黝黚赤氣。能令人美顏色。廣東人以爲饌。熏乾油潤食之。

【註】黝黚面上暗晦色之油光也。

【用量】普通爲服食之品。入藥無定量。

【禁忌】其性當爲溫而有小毒者。不宜多食。

【附錄】

【叩頭蟲】翻置桌上。能自跳起數寸。跳力愈大者藥力亦更大。能壯陽治腰脚無力。一說能絕瘧。用以安置眉心上。蟲頭向上。膏藥蓋住。過時自愈。

【洋蟲】性溫無毒。主去濕搜風。行血分煖脾胃和五臟。健筋骨。壯陽道。除怯弱。治百病。各用引藥良。

龍齒

【產地】產山岩中。爲化石之有齒狀者。綱目鱗部。參看龍骨條。

【性味】味濇。性涼。無毒。

【主治】龍齒爲鎭心安魂。除煩淸熱要藥。主驚狂諸痙狂熱鬼魅。治煩悶殺蠱毒。

【本經】主殺精物。大人驚癇諸痙。癲疾狂走。心下結氣。不能喘息。小兒五驚十二癇。

【別錄】小兒身熱不可近。大人骨間寒熱。殺蠱毒。

【甄權】鎭心安魂魄。

【日華】治煩悶熱狂鬼魅。

【註】蠱毒見人牙條註。

【用量】普通二錢至三四錢。

【禁忌】參看龍骨條。

【編者按】龍齒性重而質較粗。不如龍骨之純。主治與龍骨相近而無止瀉濇精之用。惟取其定驚狂安魂魄而已。

龍膽草

【產地】山野自生之宿根草。其葉經霜雪不凋。根莖暗褐色。入藥綱目山草類。

【性味】味苦濇。性大寒。無毒。

【主治】龍膽草爲滌邪火除濕熱要藥。功能健胃淸熱治痢殺蟲。主治肝火膽火胃火。下焦濕熱。

【本經】主骨間寒熱。驚癇邪氣。續絕傷。定五臟。殺蠱毒。

【別錄】除胃中伏熱。時氣溫熱。熱泄下痢。去腸中小蟲。益肝膽氣。止驚惕。

【甄權】治小兒壯熱骨蒸。驚癇入心。時疾熱黃。癰腫口乾。

【大明】客忤疳氣。熱狂。明目。止煩。治瘡疥。

【元素】去目中黃及睛赤腫脹。瘀肉高起。痛不可忍。

【東垣】退肝經邪熱。除下焦溼熱之腫。瀉膀胱火。

【綱目】療咽喉痛。風熱。盜汗。

【註】骨蒸見地骨皮條註。客忤見天竹黃條註。瘀肉卽努肉見人乳汁條註。盜汗見五倍子條註。

【用量】普通五分至錢半。

【禁忌】胃虛血少。脾胃兩虛作瀉。病虛有熱均忌。

【編者按】龍膽草大苦大寒。故所主治多溫熱之病。下列兩家。說明頗精。潔古曰。下行之功。與防已同。酒浸則能上行外行。柴胡爲主。龍胆爲使。治目疾必用之藥。時珍曰。相火寄在肝膽。有瀉無補。故龍膽之益肝膽氣。正以其能瀉肝膽熱邪也。但大苦大寒。過服恐傷胃中生發之氣。亦猶黃連之不宜久服也。

龍鬚草　又名石龍芻

【產地】生長澤地。產山西河南一帶。莖以九節多珠者良。綱目隰草類。

【性味】味苦。性微寒。無毒。

【主治】龍鬚草爲瀉心經之熱。通利小腸膀胱要藥。主治小便不通。小便帶血。莖中熱痛及淋閉。

【本經】主心腹邪氣。小便不利淋閉。風溼鬼疰惡毒。

【別錄】補內虛不足痞滿。身無潤澤。出汗。除蒸中熱痛瘰蚘蟲腫不消食。

【註】鬼疰。見丹砂條註。

【用量】普通一錢至三錢。

【禁忌】小便不通不因於熱者勿用。

龜板

【產地】處處有之。生池澤及海水中。其甲（即龜板）及肉均入藥。綱目介類。

【性味】味甘鹹。性平。無毒。（或作有毒）

【主治】龜板爲益陰滋血要藥。主補心腎。益大腸。去瘀血。續筋骨。治久瘧勞復。血痹濕痹。癥瘕。產難。久痢久洩。

【本經】主漏下赤白。破癥瘕。痎瘧五痔陰蝕溼痺四肢重弱。小兒顖不合。

【別錄】驚恚氣。心腹痛不可久立。骨中寒熱。傷寒勞復。或肌體寒熱欲死。以作湯良。久服益氣資智。燒灰治小兒頭瘡難燥。女子陰瘡。

【弘景】殼主久嗽。斷瘧。

【蕭炳】殼炙末酒服主風脚弱。

【日華】治血麻痺。

【甄權】燒灰治脫肛。

【丹溪】下甲補陰。主陰血不足。去瘀血。止血痢。續筋骨。治勞倦四肢無力。

【綱目】治腰脚酸痛。補心腎。益大腸。止久痢久洩。主難產。消癰腫燒灰傅。

【註】漏下見當歸條註。　癥瘕見大黃條註。　痎瘧見人參條註。　五痔見丁香條註。　陰蝕見羊蹄菜條註。　溼痺見大豆黃卷條註。　陰瘡見沒石子條註。

【用量】普通二錢至四錢。

【禁忌】妊娠及病人虛而無熱者。均忌。凡使須研極細。否則留滯腸胃。能變癥瘕。鼈甲亦然。合豬肉菰米瓜莧食損人。

【編者按】龜板著名方劑有大補陰丸（五二二）（黃蘗知母大熟地敗龜板）治陰虧火旺。肺痿欬血呃逆煩熱易飢骨蒸盜汗足膝疼熱虛勞等證。能降陰火益腎水。龜鹿二仙膏（敗龜板五斤。鹿角十斤。枸杞子一斤十四兩。人參十五兩）主大補精髓。益氣養神。治視物不清。加味芎歸湯（當歸川芎龜板血餘炭）治橫生倒產。交骨不開。用以催生良。

【附錄】

【龜肉】味甘酸。性溫。無毒。主筋骨疼痛。年久寒嗽。瀉血血痢。釀酒治大風緩急。四肢拘攣。癱緩不收。煑食治溼痺身腫踒折。

十七畫

檀香

【產地】產暹羅及我國西藏雲南

廣東等地。樹高大。有紫白二種。入藥多用白者。綱目香木類。

【性味】味辛。性溫。無毒。

【主治】檀香主理氣。調脾肺。散冷氣。進飲食。升胃氣。治心腹諸痛。霍亂噎膈。利胸膈。去邪惡。療急淋及疝痛。

【弘景】主消風熱腫毒。

【藏器】治中惡鬼氣。殺蟲。

【大明】煎服止心腹痛。霍亂。腎氣痛。水磨塗外腎幷腰腎痛處。

【元素】散冷氣。引胃氣上升。進飲食。

【綱目】噎膈吐食。又面生黑子。每夜以漿水洗拭令赤。磨汁塗之甚良。

【註】霍亂。見大腹皮條註。

【用量】普通五分至錢半。

【禁忌】諸香皆助淫火。惟檀香不然。故釋氏焚之。然性究溫燥。陰虧血虛者宜愼用之。

【編者按】檀香有紫白二種。紫入血分。而白入氣分。東垣曰。白檀調氣。引芳香之物。上至極高之分。最宜橙橘之屬。佐以薑棗。輔以葛根砂仁益智豆蔻。通行陽明之經。在胸膈之上。處咽嗌之間。故爲理氣必用之劑。著名方劑有聚香飲子。（檀香木香乳香丁香藿香延胡索薑黃川烏桔梗桂心甘草）用薑棗水煎。治七情所傷。遂成七疝。心腹脹滿。引痛腰脅連背。不可俯仰者。紫檀治產後惡露未盡。少腹腫硬。凝結成病者有效。

營實

【產地】處處有之。亦名薔薇。莖多刺。花紅色。亦有白色黃色者。子即營實。入藥。綱目蔓草類。

【性味】味酸。性溫。無毒。

【主治】營實主癰疽。下停水。

【本經】主癰疽惡瘡。結肉跌筋。敗瘡熱氣。陰蝕不瘳。利關節。

【綱目】治上焦有熱。好瞑。

【括要】口舌糜爛。薔薇根煮汁溫含。口瘡日久。延及胸前生瘡。三年以上不瘥者。用此效。楊梅瘡筋骨毒痛。取根皮煮汁多飲効。下疳用黃花薔薇葉焙研。洗之敷之良。

【註】癰疽。見山慈姑條註。惡瘡。見人中黃條註。下疳。因梅毒而龜頭腐爛也。

【用量】普通一二錢。

【禁忌】用以配大黃。行水之効甚著。普通方藥罕用之。

【附錄】

【月季花】與薔薇同類。而月月開紅花者。又名月月紅。味甘。性溫。無毒。主活血消腫。敷毒。婦人方中亦用以治月經不調。

【玫瑰花】味甘微苦。性溫。無毒。主舒肝悅脾。理氣破積。和血行血。治吐血。胸鬱。肝胃氣痛。新久風痹。噤口痢疾。療跌打腫毒。消乳癰。入茶茗甚清香。蒸露服亦良。

縮砂仁

【產地】產我國嶺南及暹羅非洲熱帶地方。其實外黑。內有子似白豆蔻形而暗褐。包含甚多。堅硬而多角。香氣甚烈。綱目芳草類。

【性味】味辛性溫無毒。

【主治】縮砂仁爲行氣調中要藥。功能理元氣。通滯氣。主治氣不行。食不消。腹痛痞脹。痢疾霍亂。脾胃之氣結滯不散。安胎化骨哽。

【開寶】主虛勞冷瀉。宿食不消。赤白洩痢。腹中虛痛下氣。

【甄權】主冷氣痛。止休息氣痢。勞損。消化水穀。溫暖肝腎。

【大明】一切氣。霍亂轉筋。能起酒香味。

【士瀛】和中行氣。止痛安胎。

【元素】治脾胃氣結滯不散。

【綱目】補肺醒脾。養胃益腎。理元氣。通滯氣。散寒飲脹痞。噎膈嘔吐。止女子崩中。除咽喉口齒浮熱。化銅鐵骨哽。

【註】霍亂轉筋。見大蒜條註。　崩中。見三七條註。

【用量】普通三分至錢半。

【禁忌】本非肺經藥。亦有欬逆用之者。通指寒邪鬱肺致欬之病。若肺熱欬逆。及一切病由於火炎暑熱。氣虛濕熱。均忌。

【編者按】縮砂仁氣味芳香而性走竄。能和合五臟沖和之氣。故功用甚廣。大致如上。至於治胎動不安。熱者用黃芩。寒者用白朮。惟胃冷而氣滯者。縮砂仁炒爲末。每服二錢。溫酒下。須臾腹中胎大動自覺熱。胎兒遂安。魚骨入腹。縮砂仁沙糖煎湯服。哽喉。縮砂仁甘草爲末含。均佳。韓飛霞曰。腎惡燥。惟砂仁之辛可以潤之。仲醇曰。芳香入脾。辛能燥腎。故爲開脾胃之要藥。和中氣之正品。若兼腎虛氣不歸元。非此爲向導不濟。殊勝肉桂附子熱毒之害多矣。

（其殼亦入藥。名縮砂殼。功効較薄。）

膽礬　又名石膽

【產地】產山中。（成分爲硫酸銅）爲藍色之結晶體。綱目石類。

【性味】味酸辛。性寒有小毒。

【主治】膽礬爲腐蝕催吐要藥。功能蝕惡瘡。散癥積。涌吐風痰。治咽喉口鼻瘡毒及目患。

【本經】主明目目痛。金瘡諸癎痙。女子陰蝕痛。石淋。寒熱。崩中下血。諸邪毒氣。

【別錄】散癥積欬逆上氣及鼠瘻惡瘡。

【大明】治蟲牙鼻內瘜肉。

【蘇恭】帶下赤白面黃女子臟急。

【蘇頌】入吐風痰藥最快。

【註】金瘡。見土當歸條註。　痙。見羌活條註。　陰蝕。見羊蹄菜條註。　鼠瘻。見木通條註。　惡瘡。見人中黃條註。　瘜肉。見巴豆條註。

【用量】入煎劑一錢至二錢。研末服一分許。

上海大衆書局印行

【禁忌】胃弱人不宜多用。

〔編者按〕膽礬有腐蝕性及收斂性。故能治惡瘡。吐頑痰。喉痺欲死。研末醋調灌之。大吐膠痰而愈。治狐臭。（即腋下臭氣）膽礬枯礬各一錢。輕粉百藥煎各五分。爲細末敷之效。著名方劑有鐵桶膏。（銅綠明礬膽礬五倍子白芷輕粉鬱金麝香）治發背將潰時。根脚走散不收束者。用以塗瘡四周根上效。

蕺菜

【產地】產山野陰濕之地。葉入藥。綱目柔滑菜類。

【性味】味辛。性微溫。有小毒。

【主治】蕺菜主傅疔瘡痔瘡。治驚風瘀毒。男婦癖塊。

【別錄】主蝛螋尿瘡。

【大明】淡竹筒內煨熟。傅惡瘡白禿。

【綱目】散熱毒癰腫瘡痔脫肛。斷痁疾。解硇毒。

【用量】普通一錢至三錢。

【禁忌】食蕺不利人脚。小兒食之。便覺脚痛。有脚氣人不宜食。多食發虛弱損陽氣。消精髓。令人氣喘。

〔編者按〕蕺菜常爲外用之藥。內服者不多見。配合蕺菜之方劑有急構飲。（積雪草蕺菜絞取汁各半合拌入青黛五分服之。）療驚風瘀毒。衝胸上竄。搐搦不已。有淸中飮（戢菜草三稜等分。煎。頻服。）治男婦癖塊。時時妨逼心下。鬱胃心悶。爲狂態者。

薄荷

【產地】爲山野自生之宿根草。可以栽種。處處有之。今江蘇太倉出產頗多有辛涼之香氣莖與葉入藥。綱目芳草類。

【性味】味辛苦。性溫。無毒。

【主治】薄荷爲解散風熱要藥。功能發汗退熱。主驚狂壯熱。心腹脹滿開膈消食治瘡。

【唐本】主賊風傷寒發汗。惡氣心腹脹滿。霍亂宿食不消。下氣。煑汁服之發汗。大解勞乏。

【思邈】作菜久食却腎氣。辟邪毒。除勞氣。令人口氣香潔。煎湯洗漆瘡。

【甄權】通利關節。發毒汗。去憤氣。破血止痢。

【士良】療陰陽毒。傷寒頭痛。四季宜食。

【日華】治中風失音吐痰。

【蘇頌】主傷風頭腦風。通關格。及小兒風涎爲要藥。

【孟詵】杵汁服去心臟風熱。

【東垣】淸頭目除風熱。

【原禮】汁塗貓咬有効。

【綱目】利耳目咽喉口齒諸病。治瘰癧瘡疥風瘙癮疹。搗汁含漱去舌苔語塞。採葉塞鼻止衄血。塗蜂螫蛇傷。

【註】賊風。見代赭石條註。霍亂。見大腹皮條註。關格見大蒜條註。瘰癧。見山慈姑條註。

上海大衆書局印行

【用量】普通八分至二錢。

【禁忌】凡虛人不宜多服。令人汗出不止。

【編者按】薄荷體溫而用涼。故風熱上壅。斯爲要藥。其能治諸瘡瘰癧。亦以有解散之功。使毒不致留聚也。薄荷用於外治者。如蜂蠆螫傷。揉薄荷葉貼之。水入耳中。注薄荷汁一滴於耳中。被貓咬。取汁塗傷處皆效。又合人中白孩兒茶硼砂冰片等爲散。治咽喉口舌糜爛耳症。吹塗皆可。用途殊廣。又善消乳汁。故乳房凝汁結腫。外敷內服。即可消散。然乳汁亦因之消失矣。可製成油煉成霜。見附錄。

【附錄】

【薄荷油】用薄荷製成薄荷油煉成薄荷霜。最盛行於日本。現在我國亦能製出。藥用能解穢惡。散頭痛。止昏眩。治瘡癬能殺蟲。用塗湯火傷亦效。其他則用以作化粧香料及飲料。置少許於糖果點食中。能增其清涼芳香之味。故用途甚廣。薄荷霜壓成錠。名薄荷錠。薄荷油之純者名薄荷精。稀者名薄荷水。功效相同云。

薏苡仁

【產地】產我國直隸（今河北）陝西及安南等地。他處亦多有種植。

仁白嚙之覺粘者良。綱目穀類。

【性味】味甘淡。性微寒。無毒。

【主治】薏苡仁爲除濕行水。健胃補肺要藥。主除筋骨邪氣。拘攣不仁。利腸胃。消水腫。袪風濕。治脚氣。

【本經】主筋急拘攣。不可屈伸。久風溼痺。下氣。久服益氣。

【別錄】除筋骨中邪氣不仁。利腸胃。消水腫。令人能食。

【藏器】炊飯作麵食。主不飢。溫氣。煑飲止消渴。殺蚘虫。

【甄權】治肺痿。肺氣積膿血。欬嗽涕唾上氣。煎服破毒腫。

【孟詵】去乾溼脚氣大驗。

【綱目】健脾益胃。補肺清熱。去風勝溼。炊飯食治冷氣。煎飲利小便熱淋。

【註】風溼痺。見丹皮及大豆黃卷條註。消渴。見人乳汁條註。肺痿見人參條註。脚氣見大腹皮條註。

【用量】普通三錢至六錢。

【禁忌】大便燥結。因寒轉筋。及孕婦均忌。

【編者按】薏苡仁爲清補之品。日人載其極富滋養。勝於他穀。採入強壯補劑中。謂於治肺癆。則未見有何特效。然苡仁既補而不膩。強壯病體。其有益於肺。固不待言也。訒菴曰。瀉水所以益土。故健脾益土。所以生金。故補肺清熱。扶土所以抑木。故治風熱拘攣。宗奭曰。本經言苡仁主筋急拘攣。但拘攣有兩等。素問註中。大筋受熱。則縮而短。故攣不伸。此是因熱而拘攣也。故可用苡仁。若素問言因寒則筋急者。此蓋受寒使人筋急。不可用苡仁。寒熱使人筋攣。若但受熱不曾受寒。亦使人筋緩。受溼則又引長無力。此藥力極和緩。凡用須加倍。卽見效。又經疏謂孕婦忌服。不識何故。或未必然也。又日醫藉載其能治疣。頗著功効。

【附錄】

【苡仁根】主下三蟲。能墮胎。治黃疸。卒心腹煩滿。胸脅痛。

薑黃

【產地】產我國四川廣東。及安南印度等地。根莖黃褐色。入藥。綱目芳草類。

【性味】味辛苦。性熱。（或作大寒。當誤）無毒。

【主治】薑黃爲破血行氣要藥。功能通經逐瘀。治撲損。消癰腫。

【唐本】主心腹結積。疰忤。下氣破血。除風熱。消癰腫。功力烈於鬱金。

【大明】治癥瘕血塊。通月經。治撲損瘀血。止暴風痛冷氣。下食。

【蘇頌】袪邪辟惡。治氣脹。產後敗血攻心。

【綱目】治風痺臂痛甚效。

【註】癥瘕。見大黃條註。　風痺。見丹皮條註。

【用量】普通八分至二錢。

【禁忌】凡血虛臂痛。血虛腹痛。而非瘀血凝滯。氣逆上壅。作脹者。均忌。若誤用則愈傷血分。令病轉劇。忌火焙。

薤白

【產地】處處有之。葉似韭而闊。多白而無實。入藥去青留白。綱目葷菜類。

【性味】味辛。苦。性溫。無毒。

【主治】薤白爲滑利散結要藥。主胸痺刺痛。洩痢後重。溫中助陽。下氣散血。除寒熱。治帶下。

【本經】主金瘡。瘡敗。

【別錄】歸骨。除寒熱。去水氣。溫中散結氣。作羹食利病人。諸瘡中風寒水氣腫痛。搗塗之。

【日華】煮食耐寒。調中補不足。止久痢冷瀉。肥健人。

【東垣】治洩痢下重。能泄下焦陽明氣滯。

【思邈】心病宜食之。利產婦。

【孟詵】治女人帶下赤白。作羹食之。骨哽在咽不去者。食之即下。

【蘇恭】白者補益。赤者療金瘡及風。生肌肉。

【宗奭】與蜜同搗。塗湯火傷甚速。

【綱目】溫補助陽道。治少陰病厥逆洩痢。及胸痺刺痛。下氣散血安胎。

【註】金瘡見土當歸條註。胸痺。見沙參條註。

【用量】普通一錢至三錢。

【禁忌】發熱病不宜多食。不可與牛肉同食。令人作癥瘕。

【編者按】薤葉光滑。露亦難貯。古方用治肺氣喘急。亦取滑泄之義。王禎曰。薤生則氣辛。熟則甘美。薤散結。蒜消癥。著名方劑有薤白湯。（薤白半夏甘草人參括樓根麥冬）治胸中煩熱逆氣。薤白粥。（薤白二莖雞子白三枚）煮粥食之。治嘔逆。

螻蛄

【產地】處處有之。穴地糞壤中而生。夜則外出求食。有短翅。能低飛。綱目蟲類。

【性味】味鹹。性寒。無毒。（或作有毒）

【主治】螻蛄主行水解毒。下哽噎。利二便。治大腹水腫。通石淋。療難產。外塗出肉刺。治癰腫。

【本經】主產難。出肉中刺。潰癰腫。下哽噎。解毒。除惡瘡。

【日華】治水腫。頭面腫。

【綱目】利大小便。通石淋。治瘰癧。骨哽。

【丹溪】治口瘡甚效。

【註】惡瘡見人中黃條註。石淋。見苦匏條註。瘰癧見山慈姑條註。

【用量】普通一二三錢。

【禁忌】欲利大小便。用自腰以後半截。但其性急。虛者忌之。入藥取雄者。（善鳴而飛。腹較小）去翅足炒用。

䗪蟲

【產地】處處有之。多生牆壁下土中濕處。形扁小六足。似鼈而無甲。綱目蟲類。

【性味】味鹹。性寒。有毒。

【主治】䗪蟲爲破癥瘕下血積要藥。主心腹寒熱。留血積聚。治乳脈不通。婦人經閉。產後血積。折傷瘀血。

【本經】主心腹寒熱洗洗。血積癥瘕。破堅下血閉。生子大良。

【藥性】月水不通。破留血積聚。

【宗奭】通乳脈。用一枚擂水半合濾服。勿令知之。

【綱目】行產後血積。折傷瘀血。治重舌。木舌。口瘡。小兒腹痛夜啼。

【註】洗洗。見秦皮條註。 癥瘕。見大黃條註。 重舌。見五靈脂條註。 木舌。見蚯蚓條註。

【用量】普通一錢至三錢。

【禁忌】用皂莢菖蒲無瘀血停留者忌。孕婦愼用。

【編者按】䗪蟲著名方劑有大黃䗪蟲丸。（大黃䗪蟲黃芩甘草桃仁杏仁白芍乾漆蝱蟲水蛭蠐螬乾地黃）治五勞虛極羸瘦。腹滿不能飮食。食傷。憂傷。飮傷。房室傷。飢傷。勞傷。經絡營衛氣傷。內有乾血。肌膚甲錯。兩目黯黑者。能與補血大劑合服。

尤妙。

鮮生地

【產地】產陝西河南者良。生川澤黃土之地。庭園亦可栽植。根入藥。根鬚之鮮者卽鮮生地。綱目隰草類。

【性味】味甘。性大寒。無毒。

【主治】鮮生地爲清火涼血要藥。治吐血。衄血鼻血折損瘀血。婦女血崩。能解諸熱。利水道。

【別錄】主婦人崩中血不止。及產後血上薄心悶絕。傷身。胎動下血。胎不落。墮墜踠折瘀血。鼻血吐血。皆搗飲之。

【甄權】解諸熱。通月水。利水道。搗貼心腹。能消瘀血。

【註】崩中。見三七條註。

【用量】普通二錢至三錢。大劑二三兩。

【禁忌】凡病人脾胃弱。大便洩。產後不食。或瀉及胸膈多痰。氣道不利者。均忌。忌銅鐵及茶。得清酒麥冬良。

【編者按】鮮生地乾地黃熟地黃三種。並爲近世要藥。雖一物而其用各別。鮮生地多用於肺胃實熱口燥煩渴舌苔光絳之症。乾地黃多用於滋養陰血。血虛內熱之症。熟地黃則用於補陰生精。扶養虧弱之需。故犀角地黃湯(犀角生地丹皮芍藥)

生地麥冬飲。（生地麥冬）地黃淸肺飲。皆用鮮生地以淸實熱。天王補心丹。（人參生地元參丹參茯苓桔梗遠志酸棗仁柏子仁天麥冬當歸五味子）地黃丸。瓊玉膏。（地黃茯苓人參白蜜）皆用乾地黃以滋陰分。三才封髓丹。（熟地天冬人參黃柏砂仁甘草）六味地黃丸。（熟地山藥山茱萸丹皮茯苓澤瀉）八味氣。（六味丸加附子玉桂）皆用熟地以治虛弱也。元素曰。生地涼血。血熱者須用。熟則微溫。血衰者須用。王碩曰。男子多陰虛。宜熟地。女子多血熱。宜生地。故四物湯一方。生地熟地可以換用。隨人而制宜也。

鴿

【產地】處處有之。家園有畜之成羣者。品色甚多。白者入藥。綱目原禽類。

【性味】味鹹。性平。無毒。

【主治】鴿肉主調精益氣。治消渴。療疥癬。白癜風。風瘡。能解毒。

【嘉祐】主解諸藥毒。及人馬久患疥。食之立愈。

【孟詵】調精益氣。治惡瘡。疥癬。風瘙。白癜癧瘍風。炒熟酒服。雖益人。食多恐減藥力。

【註】惡瘡見人中黃條註。　白癜風見浮萍草條註。

【用量】普通爲服食之品。入藥無定量。

【禁忌】多食消滅藥力。不宜勞怯

人。

【附錄】

【鴿卵】鴿卵白和辰砂綠豆。使小兒時服之。可預解瘡毒痘毒。

【左盤龍】即鴿屎。味辛。性溫。微毒。主消瘰癧。諸瘡。療破傷風。及陰毒垂死者。消腫及腹中痞塊。能殺蟲。人馬疥瘡。炒研傅之。

麋茸

【產地】產山谷中。處處有之。江蘇北部及山東頗多。似鹿而稍大。綱目獸類。

【性味】味甘。性溫。無毒。

【主治】麋茸爲滋陰益腎要藥。主血虛勞損。筋骨痠痛。補督脈。益陽道。

【綱目】主陰虛勞損。治一切血病筋骨腰膝酸痛。滋陰益腎。

【別錄】麋角主風痺。止血。益氣力。

【日華】酒服補虛勞。添精益髓。益血脈。暖腰膝。壯陽悅色。療風氣。偏治丈夫。

【註】風痺見丹皮條註。

【用量】普通七分至錢半。

【禁忌】陽氣衰少。虛羸多寒者忌之。

【編者按】麋鹿爲同屬之獸。其茸性自相近。說者謂鹿屬陽獸。麋屬陰獸。遂以陽衰者忌麋茸。恐未必然。蓋麋茸亦補陽。惟幷滋陰養血以使陰生陽長耳。徐之才曰。麋茸角屬陰。故治眞陰不足。虛損勞乏。筋骨腰膝不仁一切血液衰少之病。時珍曰。右腎精氣不足者宜鹿茸。左腎血液不足者宜麋茸。麋茸鹿茸合用亦佳。參看鹿茸條。

十八畫

檳榔

【產地】產我國南方溫熱之地。及暹羅安南等處。子入藥。綱目夷果類。

【性味】味辛濇。性溫。(或作寒)無毒。

【主治】檳榔爲消積通滯。利水殺蟲要藥。主墜腸胃有形之積。瀉胸中至高之氣。攻堅去脹。使之下行。治心痛積聚。痢疾後重。腳氣。疝氣。痰澼水腫。

【別錄】主消穀逐水。除痰澼。殺三蟲。伏尸。寸白。

【蘇恭】治腹脹。生擣末服。利水穀道。傅瘡生肌肉止痛。燒灰傅口吻白瘡。

【甄權】宣利五臟六腑壅滯。破胸中氣。下水腫。治心痛積聚。

【大明】除一切風。下一切氣。通關節。利九竅。補五勞七傷。健脾調中。除煩。破癥結。

【李珣】主賁豚膀胱諸氣。五膈氣。風冷氣。腳氣。宿食不消。

【好古】治衝脈爲病。氣逆裏急。

【綱目】治瀉痢後重。心腹諸痛。大小便氣祕。

痰氣喘急。療諸瘧。禦瘴癘。
【註】痰癖見巴豆條註。三蟲見石長生條註。伏尸勞蟲之一種。五勞七傷見人參條註。癥結見山茱萸條註。奔豚見丁香條註。脚氣見大腹皮條註。後重見萊菔子條註。
【用量】普通一錢至二三錢。
【禁忌】凡氣虛脾胃虛陰陽兩虛。中氣不足者均忌。
【編者按】檳榔之用甚廣。然多治實症。虛中有實必須用者酌用。或另加他藥爲佐。元素曰。檳榔能墜諸氣。至於下極。故治後重如神。脚氣衝心悶亂。檳榔子十二枚研末。熱童便分兩次調下。疝氣。酒溫服。烟草中毒。白湯服。著名方劑有化蟲丸。(鶴蝨茱甘草白礬鶴蝨檳榔蜀椒牡蠣)治大人小兒諸蟲痛。檳榔散。(一、檳榔人參茯苓橘皮蓽撥治每食後輒吐酸水。)(二、杏仁旋覆花半夏檳榔甘草桔梗白朮乾薑橘皮人參治胸膈停滯痰飲腹中腸鳴。食不消化。)及木香檳榔丸等。

瞿麥

【產地】爲山野河磧自生之宿根草。子黑色扁平。入藥。綱目隰草類。
【性味】味苦。性寒。無毒。
【主治】瞿麥爲利水破血要藥。主五淋。治小便癃閉。月經不通。降心火。利小腸。
【本經】主關格諸癃。小便不通。出刺。決癰腫。

明目去翳。破胎墮子。下閉血。

【別錄】養腎氣。逐膀胱邪逆。止霍亂。長毛髮。

【大明】主五淋。月經不通。破血塊排膿。

【註】關格。見大蒜條註。癰。見冬葵子條註。霍亂。見大腹皮條註。五淋。見牛膝條註。

【用量】普通一錢至二三錢。

【禁忌】瞿麥性猛利。善下逐。凡腎氣虛。小腸無大熱。胎前產後。一切虛人患小水不利。及水腫蠱脹。脾虛者均忌。能墮胎。孕婦忌用。惡螵蛸。伏丹砂。

【編者按】王執中曰。五淋大抵皆屬溼熱。熱淋。用八正散（瞿麥萹蓄車前滑石甘草山梔仁木通大黃）加山梔滑石之類。血淋。宜小薊牛膝膏。腎虛淋。宜補腎。不可獨瀉。老人氣虛者。宜參朮加木通山梔。亦有痰滯中焦作淋。宜行痰兼通利藥。最忌發汗。汗之必便血。

薯蕷　又名山藥

【產地】產河南及江浙等地。他處亦多有之。爲山野自生之宿根蔓草。根入藥。綱目柔滑菜類。

【性味】味甘。性溫平。無毒。

【主治】薯蕷爲補虛扶弱要藥。主益肺脾。清虛熱。治虛羸。長肌肉。補心益腎。療健忘遺精。生搗敷癰瘡。消腫硬。

【本經】主傷中。補虛羸。除寒熱邪氣。補中益氣力長肌肉。強陰。久服耳目聰明。

【別錄】主頭面遊風。頭風眼眩。下氣。止腰痛。治虛勞羸瘦。充五臟。除煩熱。

【甄權】補五勞七傷。去冷風。鎮心神。安魂魄。補心氣不足。開達心孔。多記事。

【大明】強筋骨。主洩精。健忘。

【丹溪】生擣貼腫硬毒。能消散。

【綱目】益腎氣。健脾胃。止洩痢。化痰涎。潤皮毛。

【註】五勞七傷。見人參條註。

【用量】普通錢半至三錢。

【禁忌】惡甘遂。不宜與麵同食。

【編者按】薯蕷補益虛損甚良。凡瘦損無力。心腹虛脹。小便頻數。脾胃虛弱。俱可用之。單方。患痢噤口不食。山藥半生半炒爲末。每服二錢。米湯下。盜汗。山藥末與生鷄子調和。一日兩三服。山藥本名薯蕷。因初避唐代宗諱（預）。改名薯藥。後又避宋英宗諱（署）。改爲山藥。著名方劑有大補元煎。（人參山藥熟地甘草杜仲當歸山茱萸枸杞）治男女氣血大壞。精神失守。前方去人參當歸杜仲加茯苓。名左歸飲。治命門陰衰陽勝。前方去人參當歸加肉桂附子。名右歸飲。治命門陽衰陰勝。有白雪糕。（大米糯米山藥蓮肉芡實白糖）調補虛弱。能扶元氣。健脾胃。生精血。補虛羸。可作點食飯食。及妙香散（治夢遺失精）六味地黃丸（治陰虛火旺）等。

薺苨　又名空沙參

【產地】我國山野間。爲多年生草。葉與根皆與沙參相似。綱目山草類。

【性味】味甘淡。性微寒。無毒。

【主治】薺苨爲解毒淸肺要藥。解毒功同甘草。淸肺効似沙參。

【別錄】主解百藥毒。

【大明】殺蠱毒。治蛇蟲咬。熱狂。溫疾。署毒箭。

【咎殷】利肺氣。和中。明目。止痛。蒸切作羹粥食或作齏菹食。

【孟詵】食之壓丹石發動。

【時珍】主欬嗽。消渴。強中。瘡毒。丁腫。辟沙蝨。短狐毒。

【註】蠱毒見人牙條註。　丹石毒見牛蒡子條註。　消渴見人乳汁條註。　強中。莖長興盛。不交精出也。

【用量】普通錢半至三錢。

【禁忌】反藜蘆。

【編者按】薺苨解毒之功。方書所載至多。疔瘡腫毒。生薺苨根搗汁服一合。滓傅患處。不過兩三次愈。解一切藥毒。蠱毒。薺苨黑豆甘草各等分。水二盞。煎至八分。溫服。奇効。今人多以薺苨根蒸過壓扁亂人參。但味淡耳。

藁本

【產地】爲深山自生之草本。根簇生。處處疣起。內呈黃白色。入藥。綱目芳草類。

【性味】味辛苦。性溫。無毒。

【主治】藁本爲頭痛及女人陰中痛要藥。功能除風定痛。主治大寒犯腦。婦人疝瘕陰寒腫痛腹中急痛。

【本經】主婦人疝瘕。陰中寒腫痛。腹中急。除風頭痛。

【別錄】辟霧露潤澤。療風邪。可作沐藥面脂。

【甄權】治一百六十種惡風。鬼疰流入腰脊痛冷。能化小便。通血。去頭風。䵟皰。

【大明】治皮膚疵䵟。酒齇粉刺。癇疾。

【元素】治太陽頭痛。巔頂痛。大寒犯腦。痛連齒頰。

【東垣】頭面身體皮膚風溼。

【好古】督脈病。脊強而厥。

【綱目】治癰疽。排膿內塞。

【註】疝瘕。見山茱萸條註。鬼疰。見丹砂條註。　䵟。見大豆黃卷條註。　酒齇。見山茱萸條註。　癰疽見山慈姑條註。

【用量】普通五分至錢半。

【禁忌】溫病頭痛。發熱口渴。或骨疼及春夏傷寒陽症頭痛。產後血虛火炎頭痛。均忌惡䕡茹。畏青葙子。

【編者按】藁本辛溫雄壯。爲太陽經風藥。寒鬱本經。頭痛連腦者必用之。治頭痛可與細辛防風川芎羌活白芷等條參看。保幼方。小兒疥癬。藁本煎湯浴之。幷以洗衣良。

蟬蛻

【產地】蚱蟬於夏季處處有之。鳴於樹林之上。又名蜩。其蛻入藥。綱目蟲類。

【性味】味鹹甘。性寒。無毒。

【主治】蟬蛻爲驅風散熱要藥。主小兒驚癇。大人失音。治頭風眩暈。皮膚風熱。透瘖疹。除目翳。

【別錄】主小兒驚癇。婦人生子不下。燒灰水服治久痢。

【藥性】小兒壯熱。驚癇。止渴。

【藏器】研末一錢。井華水服。治啞病。

【宗奭】除目昏障翳。以水煎汁服。治小兒瘡疹出不快。甚良。

【綱目】治頭風眩運。皮膚風熱。痘疹作癢。破傷風。及丁腫毒瘡。大人失音。小兒噤風天弔。驚哭。夜啼。陰腫。

【用量】普通五分至二錢。

【禁忌】性平無所忌。失音由於肺虛虧損而致者。法宜補肺。非蟬蛻所能治。

覆盆子

【產地】處處有之。多生於山野向陽之林木中。子入藥。綱目蔓草類。

【性味】味甘酸。性微溫。無毒。

【主治】覆盆子爲補濇要藥。主益腎臟。縮小便。起陽事。固精液。治遺尿遺精。

【甄權】主男子腎精虛竭。陰痿。能令堅長。女子食之有子。
【藏器】食之令人好顏色。榨汁塗髮不白。
【宗奭】益腎臟。縮小便。取汁同少蜜煎爲稀膏。點服。治肺氣虛寒。
【括要】補虛續絕。強陰健陽。悅澤肌膚。安和五臟。溫中益力。療勞損風。
【用量】普通一錢至二三錢。
【禁忌】小便短澀者不宜。
【編者按】覆盆子據士材謂強腎無燥熱之偏。固精無凝滯之害。金玉之品也。然宗奭謂此能收縮小便。服之當覆其溺器。（言不需溺器矣）故名覆盆子。是其縮小便之功。治小兒遺尿固極效。於腎火旺而便澀者不宜明矣。配桑螵蛸菟絲子補骨脂治小兒小便不禁。配五味子附子酸棗仁白朮熟地黃治背膊疼痛。筋脈不利。兩脅脹滿。面色青黃。瘦乏無力之症均甚効。
參看菟絲子五味子條。

醬

【產地】處處有之。爲麥類豆類所釀製。種類頗多。綱目穀類。
【性味】味鹹。性冷。無毒。
【主治】醬主調和五味。解飲食毒。除熱止煩。開胃進食。
【別錄】主除熱止煩滿。殺百藥及熱湯火毒。
【日華】殺一切魚肉菜蔬蕈毒。並治蛇蟲蜂蠆等毒。
【綱目】醬汁灌入下部。治大便不通。灌耳中治飛蛾蟲蟻入耳。塗猘犬咬及湯火傷灼。

未成瘖者有效。又中砒毒。調水服卽解。

【用量】普通用以作膳.入藥者少.故無定量.

【禁忌】多食發小兒無辜疳.生痰動氣.妊婦合雀肉食之令兒面黑.

鎖陽

【產地】生北地山野間.我國甘肅酒泉縣產者良.綱目山草類.

【性味】味甘.性溫.無毒.

【主治】鎖陽爲强筋壯陽要藥.功能治精血不足.滑腸潤筋.

【丹溪】主大補陰氣。益精血。利大便。虛人大便燥結者可代蓯蓉。煑粥。不燥結者勿用。

【用量】普通二錢至三四錢.

【禁忌】凡泄瀉.腎中有熱.强陽易興而精不固者均忌.忌犯鐵氣.

【編者按】鎖陽性質與肉蓯蓉相似。大約多用爲久服之補品。

雞肉

【產地】處處有之.爲家禽之一種.類甚多.綱目原禽類.

【性味】味甘.性微溫.無毒.

【主治】雞肉主補虛溫中.治勞劣.益精血.

【丹雄雞】味甘。性微溫。無毒。主補虛。補肺。溫中。止血。能愈久傷乏瘡不瘥。治女人崩中漏下赤白沃。

【白雄鷄】味酸甘。性微溫。無毒。主調中除邪。下氣療狂安五臟。利小便。

【烏雄鷄】味甘。性微溫。無毒。主補中止痛。除心腹惡氣。治風溼痲痺。諸虛羸。安胎。療折傷。

【黑雌鷄】味甘酸。性溫平。無毒。主風寒溼痺。五緩六急。破惡血。補新血。安胎。治產後虛羸。除邪辟惡。癰疽排膿。酒浸飲。令人肥白。

【黃雌鷄】味甘酸鹹。性平。無毒。主傷中消渴。小便數而不禁。腸澼洩痢。補益五臟絕傷。添髓生精。助陽氣。療五勞。益氣力。去冷氣。消水癖。治產後虛羸。煮汁煎藥服佳。

【烏骨鷄】味甘。性平。無毒。主補虛勞羸弱。治消渴。益產婦。治女人崩帶。一切虛損諸病。大人小兒噤口痢。並煮食飲汁。驗鷄舌黑者良。著名方劑有烏雞丸。（白毛烏骨雄雞一隻。先以粳米喂養七日。如法治淨。用生地熟地天冬麥冬各二兩。放雞肚內。甜美醇酒十碗。入砂罐煮爛。去藥。焙乾爲末。再加杜仲川芎白朮丹參歸身茯苓各二兩。人參甘草肉蓯蓉破故紙小茴香砂仁各一兩。香附四兩。共爲末。酒調麵糊爲丸）調經種子。治婦人脾胃虛弱。衝任損傷。血氣不足。市上多有製成出售者。

【註】崩中。見三七條註。　漏下。見當歸條註。　痺。見人參條註。　溼痺。見大豆黃卷條註。　癰疽。見山慈姑條註。　消渴。見人乳汁條註。　腸澼。見大棗條註。　噤口痢。見田螺條註。

【用量】普通爲服食之品。入藥無定量。

【禁忌】雞肉不可合葫蒜葱芥子食。不可合犬肉食。不可合獺肉兔肉魚汁食。多食動風發疾。小兒五歲以下不宜食。忌與糯米同食。

【附錄】

【雞肫皮】又名雞內金。味甘。性平。無毒。主化積。治反胃。療洩痢。尿血下血。崩中帶下。小兒食瘧疳積。大人淋瀝。消導酒積。外敷治一切口瘡。牙疳。腿瘡。穀道生瘡。

【雞屎白】味苦。性微寒。無毒。主行水。消積。治鼓脹。療轉筋入腹。破石淋。利二便。下氣破血。治傷寒寒熱。中風。賊風。風痺。白虎風。貼風痛。頭痛。止遺溺。滅瘢痕。小兒客忤。驚啼。解金銀毒。酒服療乳。妬乳。癰乳頭破裂。外敷禿瘡。耳瘡。瘰癧。

雞血藤膠

【產地】產我國雲南。爲雞血藤藤脂所熬成之膠也。拾遺藤類。

【性味】味性缺。

【主治】雞血藤膠爲行血通絡要藥。主活血生血。宣經絡。通七竅。和氣血。止諸痛。治風寒濕痺。筋骨酸痛。轉筋。胃寒。虛損。癱瘓。療手足麻木。婦女乾血。

【括要】主生血和血破血。壯筋骨。暖腰膝。通七竅。走五臟。宣經絡。與陽道。治風瘓。溼痺。轉筋。虛損。遺精。白濁。胃寒。大腸下血。老人氣血虛弱。婦女乾血勞傷。子宮虛冷。經水不調。赤白帶下。大補氣血。能使孕子。
【註】風痪。風症癱瘓也。見防風條註。溼痺。見大豆黃卷條註。乾血癆。女子血枯凝聚。月經閉止不行也。

【用量】普通一錢至二三錢。

【禁忌】血少燥熱者不宜服。時忌食酸冷之物。

【編者按】雞血藤膠似爲味辛性溫無毒之藥。各家至今未詳其氣味。以致遍查諸書。氣味皆缺。誠憾事也。特就愚見補之。此藥功用。似兼有當歸延胡索威靈仙香附諸藥之長。故爲婦科之要劑。治筋絡扭損強直作痛者。因其能活血行氣之故。故亦如響斯應。

雞卵

【產地】雞生之卵。處處有之。參看雞條。綱目原禽類。

【性味】味甘性平無毒。

【主治】雞卵爲培補要藥。主益氣補血。安臟。鎭心。清咽開音。除熱安胎。治傷寒發狂。咳嗽失聲。赤白久痢。賊風麻痹。去勞劣。解諸毒。

【別錄】主除熱。火灼爛瘡。癎痓。雞卵白主目熱赤痛。除心下伏熱。止煩滿欬逆。小兒下泄。婦人產難。胞衣不下。並生呑之。醋浸一宿。療黃疸。破大煩熱。

【日華】雞卵鎭心。安五臟。止驚。安胎。治妊娠天行熱疾狂走。男子陰囊溼痒。及開喉聲失音。醋煮食之。治赤白久痢。及產後虛痢。光粉同炒乾。止疳痢。及婦人陰瘡。和豆淋酒服。治賊風麻痺。醋浸令壞。傅疵䵟。作酒止產後血運。暖水臟。縮小便。止耳鳴。和蠟炒。治耳鳴聾及疳痢。雞卵黃炒取油。和粉傅頭瘡。

【藏器】益氣。以濁水煮一枚。連水服之。主產後痢。和蠟煎。止小兒痢。

【孟詵】小兒發熱。以白蜜一合和三顆攪服。立瘥。

【綱目】雞卵白和赤小豆末塗一切熱毒丹腫頭痛神效。冬月以新生者酒漬之。蜜封七日取出。每夜塗面。去䵟黯皯皰。令人悅色。雞卵黃主卒乾嘔者。生吞數枚良。小便不通者。亦生吞之。數次效。補陰血。解熱毒。治下利甚驗。

【註】黃疸。見大黃條註。　疳痢。見粉錫條註。　陰瘡。見沒石子條註。　賊血。見代赭石條註。　䵟黯皯皰。見山慈姑及山茱萸條註。

【用量】普通爲服食之品。入藥無定量。

【禁忌】忌多食。能令腹中有聲。動風氣。和葱蒜食。則氣短。同韭子食則成風痛。共鱉肉食。損人。共獺肉食成遁尸。同兔肉食成洩痢。孕婦同鯉魚食。令兒生瘡。同糯米食。令兒生蟲。若小兒患痘疹。不獨忌食。如聞煎食之氣。卽令目中生翳。畏醇醋。生食良。

【編者按】雞卵補力甚充。卵白能資生長

之源。亦清氣除熱而解毒。卵黃能補血以充形。亦止嘔止痢而解熱病後調理此爲最宜。黃雌雞產者最佳。冬月生及頭生者。食之尤能益人。（卵白又名雞子清生吞補肺氣。出聲音。除心下伏熱。止煩滿欬逆。急救吞雅片火柴。婦人難產。胞衣不下。卵黃又名雞子黃生吞清虛熱養胃陰。治嘔逆下利。通小便。）著名方劑有黃連阿膠湯。（黃連黃芩芍藥阿膠加生雞子黃冲。）治少陰病心煩不得臥。及溫病眞陰欲竭。壯火復熾者。

【附錄】

【鳳凰衣】即雞卵殼中白皮也。主久欬氣結。得麻黃紫菀服立効。外用護創傷。套之敷藥。其內甚良。

雞冠花

【產地】處處有之。花有紅白二種。綱目隰草類。

【性味】味甘性涼。無毒。

【主治】雞冠花主治赤白痢疾。赤白帶下。及崩中下血。

【綱目】主痔漏下血。赤白下痢。崩中赤白帶下。分赤白用。

【註】痔漏。見白斂條註。　崩中。見三七條註。

【用量】普通一錢至三錢。

【禁忌】痢疾滯下劇痛者。緩用。

【編者按】鷄冠花及苗子。三者功効相似。

而藥用大率以花爲多。苗主痔瘡血病。子、止瀉血赤白痢赤白帶炒用良。花、白者治白帶及白痢。赤者治赤帶及赤痢。赤白花並用亦可。吐血不止。白鷄冠花醋浸煮服之。

雞蘇

又名水蘇。詳見水蘇條。

鵝

【產地】處處有之。爲家禽之一。綱目水禽類。

【性味】味甘。性平。無毒。

【主治】鵝肉主利五臟。解熱。止消渴。

【鵝肉】主利五臟。(別錄)解五臟熱。服丹石人宜之。(孟詵)煮汁止消渴。(藏器)

【鵝卵】味甘。性溫。無毒。主補益氣。多食發痼疾。

【鵝血】味鹹。性平。無毒。解藥毒。中射工毒者飲之。幷塗其身。鵝口涎性滑。能消稻芒哽咽喉。鵝膽塗痔瘡初起。

【鵝掌黃皮】燒灰。搽脚趾縫溼爛。焙研油調塗凍瘡良。

【註】消渴。見人乳汁條註。　射工毒。見白芥子條註。

【用量】普通爲服食之品。入藥無定量。

【禁忌】多食令人動風發瘡。

十九畫

礜石

上海大衆書局印行

【產地】產山中岩石間。（成分爲砒硫化鐵）綱目石類。

【性味】味辛。性大熱。有大毒。

【主治】礜石爲腐蝕要藥。能治久積痼冷甚效。外用蝕瘡。去鼻中瘜肉。鼠服之卽斃。用以殺鼠。

【本經】主寒熱鼠瘻蝕死肌。風痺。腹中堅癖邪氣。

【別錄】除熱明目下氣。除膈中熱。止消渴。益肝氣。破積聚痼冷腹痛。去鼻中瘜肉。

【甄權】除胸膈間積氣。去冷溼風痺。瘙痒積年者。

【註】鼠瘻。見木通條註。　風痺。見丹皮條註。　消渴。見人乳汁條註。　瘜肉。見巴豆條註。

【用量】以少用愼用爲宜。

【禁忌】仲景曰生用破人心肝。既能殺鼠。卽能殺人可知也。凡使火煉百日服治堅癖痼冷甚效。

礞石

【產地】江南諸山多產之。有青白二種。以青色而內有白星點者爲佳。故又號青礞石。綱目石類。

【性味】味甘鹹。性平。無毒。

【主治】礞石爲消痰積食滯要藥。主治宿食癥塊積痰驚癇咳嗽喘急實症。

【嘉祐】主食積不消。留滯臟腑。宿食癥塊久不瘥。小兒食積羸瘦。婦人積年食癥。攻刺心腹。得巴豆硇砂大黃荆三稜作丸服良。

【綱目】治積痰驚癇。咳嗽喘急。

【註】癥見大黃條註。

【用量】入煎劑錢半至三錢。火煅水飛者五分至一錢。

【禁忌】凡積滯癥結脾胃壯實者可用。虛弱者忌。小兒驚痰食積實熱。初發者可用。虛寒久病者忌。如王隱君所製滾痰丸。謂百病皆生於痰。不論虛實寒熱概用之。殊爲未妥。不知痰有二因。因於脾胃不能運化。積滯生痰。或多食酒麵濕熱之物。以致膠固稠黏。咯吐難出者。用之豁痰利竅。除熱泄結。應如桴鼓。因於陰虛火炎。煎熬津液凝結爲痰。或發熱聲啞。痰血雜出者。如誤投之。則陰氣愈虛。陽火反熾。痰熱未退。而脾胃先爲之敗矣。可見前人立方。不能無弊。是在後人善用耳。

䕡茹

【產地】產我國北地。根皮黃赤。肉白。破之有黃漿汁。綱目毒草類。

【性味】味辛。性寒。有小毒。

【主治】䕡茹主破癥瘕惡血。傳瘡。蝕惡肉。

【本經】主蝕惡肉敗瘡死肌。殺疥蟲。排膿惡血。除大風熱氣。善忘不寐。

【別錄】去熱痺。破癥瘕。除瘜肉。

【註】大風。見大風子條註。瘜肉。見巴豆條註。

【用量】普通一二錢。外用無定量。

【禁忌】近世少用。性能破血愼之為宜。

〔編者按〕藺茹或云即䕡茹。素問有四烏鰂一䕡茹丸。治婦人血枯。

藜蘆

【產地】產我國陝西一帶。各省亦多有之。生山谷中。根似葱有鬚而多毛。入藥。綱目毒草類。

【性味】味辛苦。性寒。有毒。

【主治】藜蘆為催吐要藥。主風痰上塞鬱悶氣塞。用吐一切惡物。通項發噎（嗅之）治風癇。外用治瘡疥殺蟲。

【本經】主蠱毒。欬逆。洩痢腸澼。頭瘍疥瘙惡瘡。殺諸蟲毒。去死肌。

【別錄】療噦逆喉痺不通。鼻中息肉。馬刀爛瘡。不入湯用。

【甄權】主上氣。去積年膿血泄利。

【蘇頌】吐上膈風涎。暗風癇病。小兒𩣡齁痰疾。

【宗奭】末治馬疥癬。

【註】蠱毒。見人牙條註。腸澼。見大棗條註。惡瘡。見人中黃條註。喉痺。見五倍子條註。齁。見砒石條註。馬疥。見

柳條註。

【用量】普通一二分。

【禁忌】多服引吐損人元氣。畏葱白服之吐卽止。有辛烈氣味。入鼻發嚏不止。飲冷水卽止。能殺蠅。亦稱蠅毒。黃連爲使。反細辛芍藥。人參沙參參丹參苦參。惡大黃。

【編者按】藜蘆雖反人參細辛等。然有可以同用者。正以相反而相使也。此物催吐甚捷。病之在上者宜吐。汗吐下三大法中之取効最速者也。又治痰法。常山能吐瘧痰。瓜蒂能吐熱痰。烏附尖能吐溼痰。萊菔子能吐氣痰。藜蘆能吐風痰。各從其類而用之。著名方劑有通頂散。（石膏二錢藜蘆川芎細辛人參甘草各四分）共爲末。治中風不知人事。口噤不開。用一字吹入鼻中。卽提起頂中髮。有嚏者。肺氣未絕可醫。

蟶肉

【產地】生海泥中。乃海中蚌屬也。綱目介部。

【性味】味甘。（或作鹹）性溫。（或作寒）無毒。

【主治】蟶肉主補虛滋陰。治痢疾。婦人產後虛熱。

【嘉祐】補虛。主冷痢。煮食之去胸中邪熱煩悶。飯後食之。與服丹石人相宜。治婦人產後虛損。

【用量】普通爲服食之品。入藥無定量。

【禁忌】時行病後。忌食之。

【編者按】鱧肉食之。易於致瀉。似以性寒爲近。

蟹

【產地】處處有之。產陂澤中。八足兩螯有甲殼。綱目介類。

【性味】味鹹性寒。有小毒。

【主治】蟹主散血。解結。疏肝氣。理經脈。利肢節。續筋骨。治熱結痛。胸中邪氣。喎僻。面腫。婦女經血不通。

【本經】主胸中邪氣熱結痛。喎僻面腫。能敗漆。燒之致鼠。

【別錄】解結散血。愈漆瘡。養筋益氣。

【孟詵】散諸熱。治胃氣。理經脈。消食。以醋食之。利肢節。去五臟中煩悶氣。益人。

【日華】產後肚痛血不下者。以酒食之。筋骨折傷者。生搗炒署之。

【藏器】能續斷絕筋骨。去殼同黃搗爛。微炒納入瘡中。筋即連也。

【宗奭】小兒解顱不合。以螯同白芨末搗塗。以合爲度。

【綱目】殺莨菪毒。解鱓魚毒。漆毒。治瘧疾黃疸。搗膏塗疥瘡癬瘡。搗汁滴耳聾。

【註】喎。見石灰條註。解顱。見天南星條註。鱓魚。即鱔魚。黃疸。見大黃條註。

【用量】普通爲服食之品。入藥無定量。

【禁忌】能動風。有風疾人不可食。不可合柿及荆芥食。發霍亂動風。孕婦忌之。中蟹毒。紫蘇煎濃汁。冷服二三碗解之。

【附錄】

【石蟹】搗敷久疽瘡。療漆瘡。能化漆爲水。

【蟛蜞】取膏塗濕癬疽瘡。

蟾蜍

【產地】處處有之。生江湖池澤間。皮多痱瘰。綱目蟲類。

【性味】味辛。性寒。有微毒。

【主治】蟾蜍爲拔毒殺蟲要藥。主殺疳蟲。治蝕瘡癰疽。除濕發汗。利水。消腫。療蝦蟆瘟病。

【別錄】主陰蝕疽癘惡瘡。猘犬傷。能合玉石。

【弘景】燒灰傅瘡立驗。又治溫病發斑困篤者。去腸生搗食一二枚。無不瘥者。

【藥性】殺疳蟲。治鼠漏惡瘡。燒灰傅一切有蟲惡瘡。滋胤瘡。

【日華】治疳氣。小兒面黃癖氣。破癥結。燒灰油調傅惡瘡。

【蘇頌】主小兒勞瘦疳疾。最良。

【綱目】治一切五疳八痢。腫毒。破傷風病。脫肛。

【註】陰蝕。見羊躑躅條註。癘。見大風子條註。惡瘡。見人中黃條註。鼠瘺。頸項間瘺瘡之一種。疳疾。見百部條註。癥結。見山茱萸條註。五疳。見五靈

脂條註。

【用量】普通燒存性用一二錢。

【禁忌】蟾蜍蟾酥。不可同辛辣煎炒食。尤忌入目。誤入赤腫欲盲者。急以紫草汁洗點卽消。

【編者按】蟾蜍能治鐵針入腹。誤呑者。可挖取活蟾蜍眼珠一對。帶血用冷水囫圇呑下。其針能兩端穿珠。立刻軟化吐出或便出。有奇效。但以後永戒食此物。又周身癩風瘙癢。用大蟾蜍燉酒服之。卽悅皮而愈。亦奇効。仲醇曰。蟾蜍善能發散一切風火抑鬱大熱癰腫之候。爲拔疔散毒之神藥。第性有毒。不宜多用。入發汗散毒藥中服者。尤不可多。

【附錄】

【蟾酥】蟾蜍皮膚疣內取出之白液也。味甘辛。性溫。有毒。主散毒消腫。治癰疽發背惡腫疔瘡走黃。（和麵爲丸。如梧桐子大。每用一丸。安舌上卽出）蟲牙疼痛（點之）齒縫出血。腰腎冷。（同牛酥或吳茱萸苗汁調摩腰眼陰囊。幷助陽氣）治小兒疳瘦。（和硃砂麝香爲丸如麻子。空腹服一丸）腦疳。（乳汁調滴鼻中）外科中用之最爲要藥。

【蝦蟆】身小有黑點。能鳴能跳者。與蟾蜍有別。味辛性寒。有毒。主破

癥堅。血癰。腫陰瘡。治百邪。鬼魅。熱
狂。貼惡瘡。療犬咬蛇螫。

蠍

【產地】產我國河南陝西河北一帶。南省罕有之。其尾螫人作劇痛。綱目蟲類。

【性味】味甘辛。性平。有毒。

【主治】蠍爲驅風逐邪要藥。主諸風癮疹。小兒驚癇。治口眼喎斜。手足抽掣。

【開寶】主諸風癮疹。及中風半身不遂。口眼喎斜語澀。手足抽掣。

【綱目】小兒驚癇風搐。大人痎瘧。耳聾。疝氣。諸風瘡。女人帶下陰脫。

【註】痎瘧。見人參條註。疝氣。見山查條註。

【用量】普通一二錢。

【禁忌】似中風及小兒慢脾病屬於虛者均忌。

〔編者按〕風滯於筋絡則發爲抽掣搐搦。蠍能祛其風而通其滯。故効。然有毒之藥。究非常用之物也。用整者曰全蠍。宜去足焙。用其尾曰蠍尾。力尤猛峻。汪機曰。破傷風宜以全蠍防風爲主。龔信曰。諸風掉眩搐掣。瘧疾寒熱耳聾。皆屬厥陰風木之病。故亦可用。

二十畫

爐甘石

【產地】產我國四川雲南湖南西北諸省亦多有之綱目石類。

【性味】味甘性溫無毒。

【主治】爐甘石爲眼科要藥主翳膜爛弦腫毒赤眼點一切目疾散風益血以明目。

【綱目】止血消腫毒生肌明目去翳退赤收溼除爛同龍腦點治目中一切諸病。

【註】翳膜見木賊草條註。　爛弦眼弦腐爛也。

【用量】合眼藥或點或洗無定量。

【禁忌】宜童便浸煆研末水飛極細用質粗者不易化能損目。

礬石

【產地】產四川陝甘我國南省諸山亦多有之色白淨者名明礬綱目鹵石類。

【性味】味酸性寒無毒。

【主治】礬石爲收濕解毒止血要藥功能除濕化痰追涎墜濁主明目堅齒除風殺蟲蝕惡肉生好肉治蛇蟲咬傷

【本經】主寒熱洩利白沃陰蝕惡瘡目痛堅骨齒。

【別錄】除固熱在骨髓去鼻中瘜肉。

【大明】除風去熱消痰止渴煖水臟治中風失音和桃仁葱湯浴可出汗。

【甄權】生含嚥津治急喉痺療鼻䶊齆鼻鼠漏瘰癧疥癬。

【宗奭】枯礬貼嵌甲牙縫中治血出如衂。

【綱目】吐下痰涎飲澼。燥溼。解毒追涎。止血。定痛蝕惡肉。生好肉。治癰疽疔腫惡瘡。癲癇。疸疾。通大小便。口齒眼目諸病。虎犬蛇蠍百虫傷。

【註】陰蝕。見羊蹄菜條註。 瘜肉。見巴豆條註。 喉痺。見五倍子條註。 鼺鼻。見肉桂條註。 鼠漏。見蟾蜍條註。 瘰癧。見山慈姑條註。 癰疽。疔腫。見山慈姑條註。 惡瘡。見人中黃條註。

【用量】普通內服數分至一錢。外用無定量。

【禁忌】雖可常用無所忌。但不可多服。

【編者按】礬石之用甚廣。今南方人多用置水缸中以解毒。其水澈底澄淸。陳師古曰。礬石之用有四。吐利風熱痰涎。取其酸苦涌泄也。治諸血痛。脫肛陰挺瘡瘍。取其酸澀而收也。治痰飲洩痢崩帶風眼。取其收而燥溼也。治喉痺中蠱蛇蟲傷螫。取其解毒也。礬石經火煅者稱枯礬。研細用作敷撲良。滲小兒臍眼。防腐收溼。礬石治一切瘡癰惡毒。或爲蛇蟲所傷。配黃蠟二倍。溶化研細。外用亦可內服。其他配合方劑甚夥。凡礬石色暗者不入藥。以白而明爲佳。故色白者曰白礬。光明者曰明礬。

穭豆

【產地】產田野中。又名野馬料豆。爲黑豆中之細小者。綱目穀類。

【性味】味甘。性溫。無毒。

【主治】穭豆主補腎。助元氣。去煩熱。制金石藥毒。去賊風風痹。穭豆衣治盜汗。

【藏器】主調中下氣。通關脈。制金石藥毒。去賊風風痺。婦人產後冷血。炒焦黑熱投酒中。漸漸飮之。

【綱目】煑汁飮去煩熱。

【註】金石毒見人參條註。賊風見代赭石條註。風痺見丹皮條註。

【用量】普通錢半至三四錢。

【禁忌】腎家有火者宜斟酌用之。忌蓖麻子厚朴豬肉。

【編者按】穭豆補腎甚佳。古今方中。用以入補劑者頗多。同製首烏尤良。惟驟然多服。能令人身重。一年後方可復原。不必疑慮也。

罌粟殼

【產地】罌粟花處處有之。庭園亦可種植。其子名罌子粟。亦名御米。外皮即罌粟殼。內含少量雅片質。均入藥。綱目穀類。

【性味】味酸濇。性微寒。無毒。

【主治】罌粟殼爲收斂要藥。主久咳遺精脫肛瀉痢。斂而止之。治心腹筋骨諸痛。

【綱目】主止瀉痢。固脫肛。治遺精久欬。斂肺澀腸。止心腹筋骨諸痛。

【用量】普通一錢至三錢。

【禁忌】性能收斂。故痢疾咳嗽等症初起。均忌之。

〔編者按〕罌粟殼長於收斂。治久病滑脫之症固佳。但新病之有邪者。用之則邪無出路。引爲大忌。故瀉痢經久。邪去正傷。腸滑肛脫。可用。瀉痢初起不可用。（但虛人暴瀉。漫無關束以致形神俱脫者亦可急用以治標）咳嗽經久。肺虛氣散。非斂不愈。可用。咳嗽初起不可用。遺精經久。玉關不固。以致滑洩者可用。遺精初起。下焦有火者不可用。世人治病。往往最畏收斂。但輔佐得當。其功至偉。亦不可偏廢也。

【附錄】

【罌子粟】味甘。性寒。無毒。主行風氣。逐邪熱。止赤白痢。治反胃胸中痰滯。

藿香

【產地】產我國廣東。庭園亦可栽種。莖與葉皆入藥。綱目芳草類。

【性味】味辛。性微溫。無毒。

【主治】藿香爲霍亂吐瀉要藥。功能行氣助胃。升清降濁。辟邪惡氣。止心腹痛。

【別錄】主風水毒腫。去惡氣。止霍亂吐瀉心腹痛。

【蘇頌】脾胃吐逆爲要藥。

【元素】助胃氣。開胃口。進飲食。

【好古】溫中快氣。肺虛有寒。上焦壅熱。飲酒口臭。煎湯漱之。

【註】霍亂。見大腹皮條註。

【用量】普通一錢至三錢。

【禁忌】凡陰虛火旺。胃弱欲嘔。胃熱作嘔。中焦火盛熱極。溫病熱病。胃家邪實作嘔作脹均忌。

〔編者按〕藿香爲解四時不正之氣之良藥。著名方劑有藿香正氣丸。（藿香三錢。陳皮白朮厚朴半夏桔梗各二錢。大腹皮紫蘇白芷茯苓各一錢。甘草五分。）治時邪頭痛寒熱上喘咳嗽。夾食及霍亂。王海藏曰。入順氣烏藥散則補肺。入黃耆君子湯則補脾。仲醇曰。入桂苓甘露飲。治中暑吐瀉。一言以蔽之。皆其升清氣降濁氣之功。古方用以治鼻淵。（鼻中久流濁涕亦曰腦漏）亦以其能引清陽之氣。上通顛頂也。

蘄艾

艾之產於湖北蘄春者。性味與艾同。而尤爲純良。詳見艾葉條。

蘆根

【產地】生於下濕之地。處處有之。莖葉似竹。花似荻。根白而長。有節。亦曰葦根。綱目隰草類。

【性味】味甘性寒。無毒。

【主治】蘆根爲清熱解渴要藥。主治肺熱煩悶。胃熱嘔逆。透痧疹。解魚肉諸毒。

【別錄】主消渴。客熱。止小便痢。

【蘇恭】療反胃嘔逆不下食。胃中熱。傷寒內熱彌良。

【甄權】解大熱開胃。治噎噦不止。

【大明】寒熱時疾煩悶。瀉痢久渴。孕婦心熱。

【甯原】蘆筍主膈間客熱。止渴利小便。解河豚及諸蟹毒肉毒。

【註】消渴見人乳汁條註。

【用量】普通四錢至八錢。

【禁忌】因寒霍亂作脹。因寒嘔吐。均忌。

【附錄】

【蘆筍】蘆筍卽蘆尖。主膈間客熱。止渴利小便。解河豚及諸魚蟹毒。

【蘆花】主熱霍亂。煑汁飲大驗。亦入崩中藥。

蘆薈

【產地】產印度及非洲等熱帶地方。爲木之脂液凝集而成。色黑如飴。綱目香木類。

【性味】味苦性寒。無毒。

【主治】蘆薈爲滌熱殺蟲淸血要藥。主五疳。殺三蟲。涼肝明目。通便調經。治鼻癢。

【開寶】主熱風煩悶。胸膈間熱氣。明目鎭心。小兒癲癇驚風。療五疳。殺三蟲。及痔病瘡瘻。解巴豆毒。

【李珣】主小兒諸疳熱。

【甄權】單用殺疳蚘。吹鼻殺腦疳。除鼻癢。

【蘇頌】研末傅䘌齒甚妙。治淫癬出黃汁。

【註】五疳。見五靈脂條註。三虫。見石長生條註。瘻。見山慈姑條註。䘌。見丁香條註。腦疳。小兒頭皮光急。滿頭生瘡。腦熱如火。髮結如穗。偏身多汗。顋腫顖高者。

【用量】普通五分至錢半。

【禁忌】味苦氣劣。胃氣虛弱及泄瀉者忌之。

蘇子、梗、葉

詳見紫蘇條。

蘇木

【產地】產東印度及安南等地。又名蘇方木。因出自古之蘇方國也。其木含有殷紅之汁。入藥綱目喬木類。

【性味】味甘鹹。性平。無毒。

【主治】蘇木爲散表行血要藥。主破瘀血。排膿止痛。消癰腫。治婦人血氣心腹痛。月經不調。產後惡露不安。心腹攪痛。

【唐本】主破血。產後血脹悶欲死者。水煮五兩。取濃汁服。

【大明】婦人血氣心腹痛。月候不調及蓐勞。排膿止痛。消癰腫撲損瘀血。女人失音血噤。赤白痢。幷後分急痛。

【海藥】虛勞血癖氣壅滯。產後惡露不安。心腹攪痛。及經絡不通。男女中風。口噤不語。並宜研乳頭香末方寸匕。以酒煎蘇方木調服。立吐惡物瘥。

【藏器】霍亂嘔逆。及人常嘔吐。用水煎服。
【東垣】破瘀瘍死血。產後敗血。
【註】血癖。血聚成癖也。霍亂。見大腹皮條註。瘀瘍。見香附條註。
【用量】普通八分至二錢。
【禁忌】產後惡露已盡。由血虛腹痛者。不宜用。發散表裏風氣。宜與防風同用。又能破死血。

蘇合香

【產地】產小亞細亞及我國新疆等地。其樹皮中之樹膠。可以製之爲香。綱目香木類。
【性味】味甘。性溫。無毒。
【主治】蘇合香爲辟邪氣。開清竅要藥。主祛痰。通經絡。和氣血。治心痛。外用可作塗擦藥。療疥癬。
【別錄】主辟惡。殺鬼精物。溫瘧蠱毒。癇痓。去三蟲。除邪。令人無夢魘。
【註】溫瘧。見大戟條註。蠱毒。見人牙條註。夢魘。見安息香條註。
【用量】普通二三分。
【禁忌】辛香走竄。不宜多用。
〔編者按〕蘇合香可以製油。可以合酒。使用最便。著名方劑有蘇合香丸。（蘇合香丁香安息香青木香白檀香沈香華撥香附子訶梨勒烏犀角硃砂薰陸香龍腦麝香）治傳屍骨蒸。狐鬼邪祟。驚癇。中風。痰厥。心腹猝痛。昏迷僵仆。寒症氣閉。霍亂吐利。時氣瘴瘧。婦人瘀血經閉。小兒驚搐。痃癖疔腫。大凡急症有閉脫兩種。外狀頗有相似。而根本則絕不相同。下藥生死立辨。不可不愼。脫症必須參附峻補。用香藥開之。立成不救。至於閉症。有熱閉與寒閉之別。其須開洩一也。寒閉者溫開。蘇合香丸之類是。熱閉者涼開。牛黃丸之類是。均須審證酌用。勿可妄投。

蠐螬

【產地】產卑濕腐穢之地。處處有之。綱目蟲類。

【性味】味鹹。性微溫。(或作微寒)有毒。

【主治】蠐螬主逐惡血。破癥積明目。下乳。取汁點目中青翳白膜。搗敷療丹毒惡瘡痔漏。

【本經】主惡血血瘀痺氣。破折血在脅下堅滿痛。月閉。目中淫膚。青翳白膜。

【別錄】療吐血在胸腹不去。破骨踒折血結。金瘡內塞。產後中寒。下乳汁。

【藥性】取汁滴目。去翳障。主血止痛。

【日華】傅惡瘡。

【藏器】汁主赤白遊瘮。瘮擦破塗之。

【蘇頌】取汁點喉痺。得下即開。

【綱目】主唇緊口瘡。丹瘮。破傷風瘡。竹木入肉芒物眯目。

【註】金瘡。見土當歸條註。惡瘡。見人中黃條註。喉痺。見五倍子條註。

【用量】普通二三錢。

【禁忌】惡附子。

鐘乳石

又名石鐘乳。詳見石鐘乳條。

露蜂房

【產地】處處有之。多生樹木中。有數種。大者如甕。小者如桶。最小者卽草蜂窠是也。綱目蟲類。

【性味】味甘鹹。性平。有毒。

【主治】露蜂房爲祛風殺蟲要藥。主驚癇瘈瘲。寒熱邪氣。治附骨癰疽。塗瘰癧成瘻。壯陽治痿。

【本經】主驚癇瘈瘲。寒熱邪氣。癲疾。鬼精蠱毒。腸痔。火熬之良。

【別錄】療蜂毒毒腫。合亂髮蛇皮燒灰以酒日服二方寸匕。治惡疽附骨癰。根在臟腑。歷節腫。出丁腫惡脈諸毒皆瘥。

【蘇恭】療上氣。赤白痢。遺尿失禁。燒灰酒服。主陰痿。水煮洗狐尿刺瘡。服汁下乳石毒。

【蘇頌】煎水洗熱病後毒氣衝目。炙研和猪脂塗瘰癧成瘻。

【大明】煎水漱牙齒。止風蟲疼痛。又洗乳癰蜂疔惡瘡。

【註】蠱毒見人牙條註。癰瘲見丹皮條註。乳癰見木鼈子條註　惡瘡見人中黃條註。

【用量】普通一二錢。

【禁忌】凡病屬氣血虛無外邪者。與癰疽潰後元氣乏絕者。均忌。

【編者按】露蜂房。外科用之。取其能拔毒殺虫。以毒攻毒也。壯陽有效。取其能強壯於一時。但能刼精傷陰。非平易之品。汪昂曰。附骨疽不破。附骨成濃故名。不知者誤作賊風治。沈金鰲曰。賊風與附骨疽。本自不同。附骨疽痛處必發熱。四肢乍寒乍熱。小便赤。大便祕。却無汗。治之之法。只須瀉熱發散。其毒自消。若賊風。則其病處不熱。亦不發寒熱。但覺身冷。欲得熱熨則稍寬。并時有汗。此宜風藥以治之。附骨疽與賊風之別如是。蘇恭治附骨疽。卽以蜂房蛇皮亂髮燒灰。洒服方寸匕。取效甚良云。

黨參

【產地】產我國山西舊潞安府太行山中。根粗而長。質壯實。色黃潤。

【性味】味甘。性平。無毒。

【主治】黨參主補中益氣。生津和脾胃。治煩渴。肺虛。

【用量】普通一錢至三錢。大劑一二兩。

【禁忌】氣實中滿者忌。

【編者按】黨參以產山西潞安者爲良。故又號潞黨參。功似人參。近時藥肆合丸。多以黨參代人參。功効亦殊不弱云。

二十一畫

續隨子

【產地】產四川。今南北處處有之。爲一年生草本。園圃亦可栽植。子淡褐色。入藥。綱目毒草類。

【性味】味辛。性溫。有毒。

【主治】續隨子主破血瀉水。治癥瘕痰飲。塗敷癬疥。除黑痣疣。

【開寶】主婦人血結月閉。瘀血癥瘕痃癖。除蠱毒鬼疰。心腹痛冷氣脹滿。利大小腸。下惡滯物。

【蜀本】積聚痰飲不下食。嘔逆及腹內諸疾。碎研酒服不過三顆。當下惡物。

【大明】宣一切宿滯。治肺氣水氣。日服十粒。瀉多以酸漿水或薄醋粥喫即止。又塗疥癬瘡。

【註】癥瘕。見大黃條註。　痃癖。見五味子條註。　蠱毒見人牙條註。　鬼疰。見丹砂條註。

【用量】普通一二錢。

【禁忌】性與大戟甘遂相似。禁忌亦相彷。

續斷

【產地】產我國山西陝西四川一帶。爲原野自生多年生草。其根細長。作赤黃色。入藥。綱目隰草類。

【性味】味苦。性微溫。無毒。

【主治】續斷爲補益筋骨要藥。主傷中。腰脊痛。折跌續筋骨。瘡癰止痛生肌。破瘀生新。補肝腎。安胎氣。并治產後諸病。

【本經】主傷寒補不足。金瘡癰瘍。折跌續筋骨。婦人乳難。

【別錄】婦人崩中漏血。金瘡血內漏。止痛生肌肉及腕傷惡血腹痛。關節緩急。

【甄權】去諸溫毒。通宣血脈。

【大明】助氣。補五勞七傷。破癥結瘀血。消腫毒。腸風痔瘻乳癰瘰癧。婦人產前後一切病。胎漏子宮冷面黃虛腫。縮小便止泄精尿血。

【註】金瘡。見土當歸條註。乳難。見貝母條註。崩中。見三七條註。五勞七傷。見人參條註。癥結。見山茱萸條註。腸風。見山茶花條註。乳癰。見木鼈子條註。瘰癧。見山慈姑條註。

【用量】普通一錢至三四錢。

【禁忌】禁與苦寒藥治血病及與大辛熱藥用於胎前。又氣味頗劣。頗不宜於胃。惡雷丸。

【編者按】續斷昔多用於金瘡折跌。今則視爲婦女胎產良藥。蓋皆取其補益筋骨。破瘀生新之功。仲醇曰。欲行血理傷。當與當歸牛膝肉桂延胡索同用。欲止血療崩中補不足。則與白膠阿膠地黃麥冬杜仲人參山萸杞子黃耆五味同用。欲安胎則與涼血補血順氣藥同用。欲療金瘡。則與金瘡藥同用。

蘭草　又名省頭草

【產地】產池澤畔。處處有之。庭園亦可栽種。葉入藥。綱目芳草類。

【性味】味辛。性平。無毒。

【主治】蘭草爲消痰除惡。盪滌腸胃要藥。功能推陳致新。生津止渴。治消渴。辟穢毒。

【本經】主利水道。殺蠱毒。辟不祥。
【別錄】除胸中痰癖。
【東垣】其氣清香。生津止渴。潤肌肉。治消渴膽癉。
【元素】辛平能散肺氣鬱結。芬芳能去胃氣鬱滯。
【汪機】蘭草走氣分。故能利水道除痰癖。殺蠱辟惡而爲消渴良藥。與澤蘭走血分。能消水腫。除癰毒。除癥破瘀。爲婦人要藥者不同。
【好古】消癰腫。調月經。煎水解中牛馬毒。
【註】痰癖。見巴豆條註。 消渴。見人乳汁條註。
【用量】普通一錢至三錢。
【編者按】蘭草之別名爲省頭草。然近時又有一種佩蘭。其別名亦爲省頭草。據藥肆所備。則省頭草（卽蘭草）爲此草之老者。而佩蘭則爲此草之嫩者。亦有人謂蘭草爲別一種。又號草蘭。而不同於佩蘭。未知究如何也。我國藥品難於鑑別者。往往各有各說。茲特並存之以俟博雅之訂定。

蠡實 又名馬藺子

【產地】我國陝西河南一帶多有之。爲山野自生之宿根草。實入藥。綱目隰草類。
【性味】味甘性平。無毒。
【主治】蠡實主治皮膚寒熱。一切瘡癤。產後血暈。寒疝諸疾。利大小便。

【本經】主皮膚寒熱。胃中熱氣。風寒溼痺。堅筋骨。令人嗜食。
【別錄】止心煩滿。利大小便。長肌膚肥大。
【蘇恭】療金瘡血內流。癰腫有效。
【大明】婦人血氣煩悶。產後血運。幷經脈不止。崩中帶下。消一切瘡癤。止鼻衂吐血。通小腸。消酒毒。治黃病。殺蕈毒。傅蛇虫咬。
【綱目】治小腹疝痛。腹內冷積水痢諸病。
【註】風寒溼痺。見丹皮秦椒及大豆黃卷條註。金瘡見土當歸條註。血暈見三七註條。崩中見三七條註。
【用量】普通一錢至三錢。
【禁忌】不詳。

鐵粉

【產地】鐵產於鑛山。鐵鑛各國皆有之。鐵粉爲鋼鐵之鎚屑。綱目金類。
【性味】味鹹。性平。無毒。
【主治】鐵粉爲强壯補益要藥。
【開寶】主安心神。堅骨髓。除百病。變黑。潤肌膚。令人不老。體健能食。久服令人身重肥黑。合和諸藥。各有所主。
【叔微】化痰鎮心。抑肝邪特異。
【用量】普通內服一厘至五厘。煎服者雖數錢亦可。近時多用以融化他藥中服之。
【禁忌】鐵性重墜。有礙消化。服原質者宜愼之。患腫者服之。一生須忌鹽。

〔編者按〕近世補血要藥。內中多含鐵質。蓋以鐵能補助人之紅血質。以使漸臻強壯。其功用誠如開寶所云。至於用以煎服者。則取其重墜能鎭驚消積。不作補劑服。乃暫用而非久用也。著名方劑有鐵粉丸。（鐵粉一兩。天竺黃眞珠地黃琥珀各五錢朱砂牛黃麝香各一分。金箔三十片。如法爲丸。）治產後體虛。血邪攻心。狂語。或見鬼神。

【附錄】

【鍼砂】性味主治同鐵粉。乃作鍼家磨濾之細末。故名。虞博曰。鍼砂醋炒。入豬脂生地龍各三錢。爲葱汁和。敷臍中約一寸厚。縛之。能治水腫尿少。加甘遂末更妙。以尿多爲度。若不加甘遂。亦治洩瀉無度。百藥不効者。又喉間似有核而無核。常隨氣而升於食管間。用鍼砂及調和氣血之藥進。甚効。取其重墜能降濁氣也。藏器曰。和沒食子染鬚至黑。

【鐵落】味辛性平無毒。乃煅家燒鐵赤沸。砧上擊落之屑。主平肝去怯。治善怒發狂。驚邪癲癇。賊風痙。風熱氣竄皮膚。鬼打鬼疰。此物性沉下降能除心肝二經之熱。爲治狂怒之良品。

【鐵鏽】主塗瘡疥損傷蟲咬。

鶴虱

【產地】鶴虱爲天名精草之子實。有强烈氣味。炒熟則香。綱目隰草類。參看天名精條。

【性味】味苦辛。有小毒。

【主治】鶴虱爲殺蟲要藥。主治蚘蟲心痛。小兒腹中生蟲。大腸蟲出不斷。

【開寶】主蟲心痛。以淡醋和半匙服立瘥。

【大明】殺五臟蟲。止瘧。傅惡瘡。

【註】蟲心痛見木香條註。惡瘡見人中黃條註。

【用量】普通七分至二錢。

【禁忌】腹痛非確定有蟲者勿用。

【編者按】鶴虱殺蟲。雖有奇驗。然性猛而不如使君子之馴良。故用鶴虱以殺蟲後。急宜調和胃氣。或與扶正藥並用。否則一面殺蟲。一面傷正。則蟲將愈殺而愈生矣。必使胃氣一強。肺氣伸張。蟲死不復再生。方爲正治。著名方劑有化蟲丸。（鶴虱海人草二兩蜀椒牡蠣一兩）參看烏梅條。

麝臍香

【產地】產我國青海西藏陝西甘肅四川等地。似鹿而小。牡麝之臍部有囊。分泌奇香之質。曰麝臍香。結成顆粒者曰當門子。綱目獸類。

【性味】味辛。性溫。無毒。

【主治】麝臍香爲開關通竅要藥。主內透骨髓。外徹皮毛。走竄開通。治中惡痞滿。風毒。風痰。暴痛卒閉。療痰厥驚癇。鼻塞耳聾目翳。

【本經】主辟惡氣。殺鬼精物。去三蟲蠱毒。溫瘧驚癇。痦魘寐。

【別錄】療諸凶邪鬼氣。中惡。心腹暴痛。脹急。痞滿。風毒。去面䵟。目中膚翳。婦人產難。墮胎。

【弘景】佩服及置枕間辟惡夢。及尸疰鬼氣。又療蛇毒。

【日華】治蛇蠶咬。沙蝨溪瘴毒。辟蠱氣。殺臟腑蟲。治瘧疾。吐風痰。療一切虛損惡病。納子宮暖水臟。止冷帶下。

【藥性】熟水研服一粒。治小兒驚癇客忤。鎭安心神。止小便利。又能蝕一切癰瘡膿水。

【孟詵】除百病。治一切惡氣。及驚怖恍惚。

【好古】療鼻窒不聞香臭。

【綱目】通諸竅。開經絡。透肌骨。解酒毒。消瓜果食積。治中風中氣中惡。痰厥積聚癥瘕。

【註】三蟲。見石長生條註。　蠱毒。見人牙條註。　溫瘧。見大戟條註。　魘寐。見安息香條註。　尸疰。見丹砂條註。　溪毒。見大蒜條註。　瘴毒。即瘴氣之毒。見茗條註。　客忤見天竹黃條註。　癥瘕。見大黃條註。

【用量】普通數厘至分許。

【禁忌】凡病之屬於虛者法當補益。概勿施用。勞怯及孕婦均不宜佩帶。忌蒜。及近鼻嗅之。

【編者按】麝香開竅。塞者通之也。但塞之

為病。有內外之殊。毛孔閉塞者。麻黃以通之。腠理閉塞者。葛根以通之。榮衛閉塞者。桂枝以通之。風塞者獨活羌活以通之。血塞者。延胡鬱金以通之。肺氣塞者。桔梗前胡以通之。心氣塞者。菖蒲遠志以通之。胃氣塞者。藿香川朴以通之。肝氣塞者。香附川芎以通之。諸如此類。皆可以一臟一腑一經為治。非閉塞之甚者也。惟諸邪深入。或內病暴作。內則經絡全有壅遏之勢。外則諸竅因有閉塞之象。心失其主。神志為蒙。是非麝香通之不可矣。著名方劑有麝香天麻丸。(麝香天麻防風川芎天南星菊花。治風痰氣厥。頭痛目眩。四肢倦怠睡臥不寧。)麝香蟾酥丸。(麝香蟾酥輕粉乳香砒石雄黃巴豆寒水石。治癰疽發背。疔瘡內毒。)及至寶丹紫雪丹蘇合香丸牛黃清心丸等。

二十二畫

鰻鱺魚

【產地】產江湖溪潭中。處處有之。善攻江岸似鱔而巨大過之。無鱗體滑綱目鱗類。

【性味】味甘性平有毒。

【主治】鰻鱺魚主痔瘻殺三蟲。治風濕痹補骨蒸勞瘦。

【日華】主五痔瘻瘡。殺諸蟲。治惡瘡。女人陰瘡蟲癢。治傳尸疰氣勞損。暖腰膝起陽。

【孟銑】療濕腳氣。腰腎間濕風痺常如水洗。以五味煮食甚補益。患諸瘡瘻癧瘍風人宜長食之。
【綱目】治小兒疳勞及蟲心痛。
【張鼎】婦人帶下療一切風瘙如蟲行。又壓諸草石藥毒不能爲害。
【註】五痔見丁香條註。惡瘡見人中黃條註。陰瘡見沒石子條註。傳尸疰氣見人參及丹砂註條。脚氣見大腹皮條註。溼風痺見大豆黃卷及丹皮條註。骨蒸見地骨皮條註。
【用量】普通爲服食之品。入藥無定量。
【禁忌】動風。妊娠食之令胎有疾。忌與銀杏同食。蘇頌曰。魚雖有毒。以五味調和羮臛能補虛損及久病勞瘵。

鷓鴣菜

【產地】產我國福建。生海濱石上。花微黑。亦名海人草。拾遺諸蔬類
【性味】味性缺。
【主治】鷓鴣菜主治小兒腹中蟲積。
【綱目】主療小兒腹中蟲積食之即下如神。
【用量】普通一二錢。
【禁忌】不詳。

二十三畫

鱔魚

【產地】處處有之。又名鱓魚。生水岸泥窟中。似鰻鱺而細。黃質黑章。

綱目鱗類。

【性味】味甘。性大溫。無毒。

【主治】鱔魚主補中益氣。去風。止血。逐風濕。壯陽道。

【別錄】主補中益血。療瀋脣。

【藏器】補虛損。婦人產後惡露淋瀝。血氣不調。羸瘦。止血。除腹中冷氣腸鳴及溼痺氣。

【丹溪】善補氣。婦人產後宜食。

【孟銑】補五臟。逐十二風邪。患溼風惡氣人作臛。空腹飽食。暖臥取汗出如膠。從腰脚中出。候汗乾。暖五枝湯浴之。避風。三五日一作。甚妙。

【綱目】專貼一切冷漏。痔瘻。臁瘡。引蟲。

【註】瀋脣。脣牽斜也。

【用量】普通爲服食之品。入藥無定量。

【禁忌】忌犬肉。犬血。性熱能動風氣。多食則損人。發疾。患霍亂。生諸瘡。黑色者有毒。不可食。

【附錄】

【鱔魚血】主口眼喎斜。甚効。和麝香少許。左喎塗右。右喎塗左。正卽洗去。(或以金鈎牽正之)治耳痛。鼻衄。(滴入少許)疹後目生障翳。(點之)塗敷瘻癬。

鷹屎白

【產地】處處有之。產北地海濱者爲上。其糞之白者曰鷹屎白。綱目山禽類。
【性味】味缺。性微寒。有小毒。（或作無毒）
【主治】鷹屎白主消虛積。殺勞蟲。外治滅瘢痕去面皰。除目中宿翳。
【本經】主傷撻滅痕。（用殭蠶及衣魚合膏效。）
【藥性】燒灰酒服。治中惡。
【蘇恭】燒灰酒服方寸匕。主邪惡。勿令本人知。
【綱目】消虛積。殺勞蟲。去面皰䵟黯。
【註】面皰䵟黯見山慈姑條註。
【用量】普通一錢許。
【禁忌】不詳。

二十四畫

鱧魚

【產地】處處有之。產池澤河渠。首有七星。生玄色斑點之細鱗。綱目鱗類。
【性味】味甘。性寒。無毒。（或作小毒）
【主治】鱧魚主下水。治濕痺。面目浮腫。
【本經】主療五痔。治溼痺。面目浮腫。下大水。
【孟詵】下大小便壅塞氣。作鱠與脚氣風氣人食之。
【括要】合小豆白煮。療腫滿最効。主妊娠有水氣。
【註】五痔。見丁香條註。溼痺。見大豆黃

上海大眾書局印行

卷條註。脚氣。見大腹皮條註。

【用量】普通爲服食之品．入藥無定量．

【禁忌】能發痼疾．無益不宜多食．有瘡者不可食令人瘢白．

鱧腸草

又名旱蓮草。詳見旱蓮草條。

鼈甲

【產地】處處有之生水中．岳州沅江所出甲有九肋者爲勝綱目介類．

【性味】味鹹．性平．無毒．

【主治】鼈甲爲益陰除熱散結要藥．主心腹癥癖堅積寒熱治老瘧瘧母．骨節間勞熱．消腫下瘀．能墮胎．

【本經】主心腹癥瘕堅積。寒熱。去痞疾。瘜肉。陰蝕。痔核。惡肉。

【別錄】療溫瘧。血瘕腰痛。小兒脅下堅。

【甄權】宿食癥塊痃癖。冷瘕勞瘦。除骨熱結實壅。下氣。婦人漏下五色。下瘀血。

【日華】去血氣。破癥結惡血。墮胎消瘡腫腸癰。并撲損瘀血。

【丹溪】補陰補氣。

【綱目】除老瘧瘧母。陰毒腹痛。勞復食復。斑痘煩喘。小兒熱癇。婦人經脈不通。難產。產後陰脫。丈夫陰瘡石淋。歛潰癰。

【註】癥瘕。見大黃條註。瘜肉。見巴豆條註。陰蝕。見羊蹄菜條註。溫瘧。見大戟條註。血瘕。見天名精條註。痃癖。

見五味子註條。漏下。見當歸條註。
腸癰。見大薊條註。瘧母。見射干條註。
石淋見苦匏條註。

【用量】普通二錢至四錢。

【禁忌】妊娠及陰虛胃弱。陰虛泄瀉。產後泄瀉。產後飲食不消。不思食及嘔惡等證均忌。反莧菜鷄子。參看龜板條。

【編者按】鼈甲著名方劑有青蒿鼈甲湯。（青蒿鼈甲細生地知母丹皮）治溫病夜熱早涼。熱退無汗。熱自陰來者。鼈甲煎丸。（鼈甲鼠婦黃芩柴胡蜣螂乾薑大黃桂枝石葦厚朴紫葳半夏阿膠芍藥丹皮䗪蟲葶藶人參烏扇瞿麥蜂窠赤硝桃仁。一方有海藻大戟。無鼠婦赤硝。）治瘧母

二十六畫

驢

【產地】產我國西北部。似馬而較小。耳與頰皆長。綱目畜類。

【性味】味甘。性涼。無毒。

【主治】驢肉主補血益氣。治心煩。勞損。一切風疾。

【日華】主解心煩。止風狂。釀酒治一切風。

【孟詵】主風狂憂愁不樂。能安心氣。同五味煑食。或以汁作粥食。

【綱目】補血益氣。治遠年勞損。煑汁空心飲。療痔引蟲。

【用量】普通少用以入藥。故無定

量。

【禁忌】多食能動風氣。脂肥者尤甚。不可合豬肉麂茈荊芥同食。孕婦忌之。

【附錄】

【驢皮】主補血。治吐血下血。血崩中帶下。風毒骨節痛。可以熬膠。詳見阿膠條。

二十八畫

麢羊角

又名羚羊角。詳見羚羊角條。

二十九畫

鬱金

【產地】產四川廣東及臺灣琉球等地。爲多年生之宿根草。根莖似芋。內暗褐色或黃色。其香能及遠。綱目芳草類。

【性味】味辛苦。性寒。無毒。

【主治】鬱金爲涼血破瘀要藥。功能開血中之鬱。洩血中之熱。治吐血。溺血。惡血留積。失心癲狂。

【唐本】主血積下氣。生肌止血。破惡血。血淋。尿血。金瘡。

【甄權】單用治女人宿血氣心痛。冷氣結聚。溫醋摩傳之。亦治馬脹。

【元素】涼心。

【東垣】治陽毒入胃。下血頻痛。

【丹溪】治吐衄。婦人倒經。痘毒入心。

【綱目】治血氣心腹痛產後敗血衝心欲死。失心癲狂蠱毒。

【註】金瘡見土當歸條註。　倒經。婦人臨月事時忽然鼻血吐血者。　蠱毒見人牙條註。

【用量】普通一錢至三錢。

【禁忌】凡病屬真陰虛極陰分火炎。迫血妄行溢出上竅。而非氣分佛逆肝氣不平以致傷肝吐血者。均忌。

【編者按】鬱金近時用者以川廣兩省產者爲多。川省者曰川鬱金廣東者曰廣鬱金。形狀功用與薑黃蓬莪皆相近似。但鬱金入心治血。薑黃兼入脾兼治氣。蓬莪則入肝兼治氣中之血爲不同耳。此時珍之說也。藏器曰。薑黃辛溫色黃。兼治血中之氣。鬱金苦寒色赤。單治血。修園曰。鬱金不可以治氣鬱之症。是鬱金專於入血解鬱破瘀明矣。至荊稜三與蓬莪朮。則行氣破血。削堅散結之力較鬱金爲大。故用者恆舍之而任鬱金云。鬱金配合白礬名白金丸。治癲狂失心良效。取其能開鬱豁痰。鬱金配葱白煎服。治小便混鮮血。鬱金研末炒黑醋服治產後惡露少昏暈者。均佳。

增補

石腦

【產地】產山中石內。或曰石鐘乳之類。形似曾青狀如結腦。故名。拾遺石類。

【性味】味甘。性溫。無毒。

【主治】安五臟。益氣治風寒虛損。腰脚疼痛欬逆上氣。癥堅血閉。

【用量】普通二三錢。

板藍根

【產地】產山野中。爲藍草類之根。拾遺草類。

【性味】味苦。微鹹。性寒。無毒。

【主治】瀉。瀉溫治斑疹熱毒喉痧。咽喉腫痛。

【用量】普通二三錢。

虎頭蕉

【產地】產山野中。福建臺灣等處爲佳亦曰美人蕉。拾遺草類。

【性味】味苦。性溫。有毒。

【主治】去風治風痺吐血。（焙末酒服）血淋婦女白帶。

【用量】普通二三錢。

【禁忌】性溫力猛而毒。服後須避風。否卽發風疹。幷忌多服。

金耳

【產地】產雲南山中．形較銀耳（白木耳）爲大．其色金黃．故名．拾遺芝類．

【性味】味甘淡．性平．無毒．

【主治】主滋陰補腎．潤腸益津．

【用量】普通爲服食之品．入藥無定量．

海馬

【產地】產南海．爲硬骨魚之一種．拾遺介類．

【性味】味甘．性溫平．無毒．

【主治】壯陽道．暖水臟．治血氣痛．瘕塊婦人難產．（佩身上．臨時燒末服．幷手握之）功效與蛤蚧相似．（雌雄成對）爲治陰莖痿弱之良品．

【用量】普通成對用．

海龍

【產地】同海馬．乃海馬之最大者．首尾如龍．而無爪牙．拾遺介類．

【性味】性味同海馬．

【主治】壯元陽．暖腰膝．益房術．催生．

【用量】同海馬。

萵苣

【產地】產田野中。可作菜食。拾遺諸蔬類。

【性味】味苦。性冷。無毒。

【主治】瀉熱。利腸。順氣。明目。白齒。去口氣。開胸膈。通經脈。堅筋骨。治小便不利。溺血。乳汁不通。殺蟲蛇毒。

【用量】普通爲服食之品。入藥無定量。

【禁忌】久食昏人目。患冷疾者亦忌之。中其毒者。薑汁可解。

龍涎香

【產地】產洋島之中。其說互異。實則爲水族之涎。吐石上結成。拾遺鱗類。

【性味】味微酸鹹。性溫。無毒。

【主治】活血。利水。助陽道。益精髓。通利血脈。治氣結。癥結。心痛。諸淋。辟精魅。鬼邪。逐勞蟲。尸產。

【用量】普通數分至錢許。

附錄煎藥方法

一、器具——煎藥器具。不宜用金屬製成之罐。因金屬與若干藥性不宜。應避忌之。最好採用瓷罐或砂罐。

二、水類——普通煎藥用水。宜取清潔之長流水。或有需用特種之水。可參看本書水字條。亦有水與酒同煎者。宜用糯米製成之酒為佳。

三、另品——凡有加金器銀器同煎者。宜將其器用肥皂水洗淨垢膩。再用沸水泡過。然後入煎。凡有散類加入者。宜乘藥煎畢傾出後。(亦可同煎)冲入藥中。凡有膠類入煎者。宜先烊化加入。凡石質入胃不化之藥。或有細毛之藥。及細粒之藥。宜盛入小布袋中入煎。以免散入湯中。或先煎一味。用以代水者。宜長湯(即用水倍多而取汁多)不宜太濃。

四、火候——凡煎滋補藥類。宜用緩火多煎。凡煎發散藥類。宜用急火少煎。其僅取氣味者。則一沸即可。多煎反致失性。故宜後下。(亦曰次入)其有久煎始能出藥性者。必須先煎。後入其他各藥。亦有藥力過暴。則先煎一二沸。去沫或棄其頭汁。然後煎服者。燃料宜以炭火為佳。或桑柴亦可。大忌有烟臭氣味之煤類。

附錄服藥方法

一、服湯——凡服湯劑滋補藥宜空腹服。發散藥宜食後服。皆須乘熱飲之。發散藥能熱服覆被取微汗尤佳。凡大熱之病。藥可冷服。或內寒外熱。用溫補之劑而冷服之。或內熱外寒。用清熱之劑而熱服之。均可臨證化裁。

二、服丸——服丸劑多宜於空腹。用溫湯送用鹽湯送用蜜湯送。各從所宜。凡煎劑中另有丸劑者。宜將丸劑取出。待煎畢將丸送湯下。不能吞丸者可以同煎。凡久病或長期調理。宜服丸劑。

三、服散——散劑所以治病之在上者。亦治新病。多宜食後服之。凡煎劑中另有散劑者。宜將散劑取出。待煎畢將散送湯下。

四、服膏——膏劑多用沸水冲烊服。普通每服一湯匙至二湯匙。冲水半盞許。

五、時間——普通時間俱宜於清晨空腹。或臨臥服。然急證則服不拘時。瘧疾則宜病前二小時服。有須一次頓服大劑者。取其藥力峻而治病速。有須數次分服者。取其藥力緩而不傷正。若丸劑膏劑。用以調理者。尤宜常服而不必多服。時間在清晨爲佳。

藥性字典 別名附錄

丁香（別名）丁子　丁子香　公丁香
如字香　索瞿香　百里香　瘦香嬌
九香蟲（別名）黑兜蟲
人中白（別名）溺白垽　人尿白　千年冰
萬年霜　尿白鹼
人中黃（別名）甘中黃　馬子鹼
人牙（別名）人齒
人乳汁（別名）孀汁　仙人酒
人參（別名）人身　人御　人薓　土精
玉精　地精　神草　黃參　血參　遼
東參　吉林參　皺面還丹　金井玉蘭
刀豆（別名）劍豆
三七（別名）參三七　山漆　不換金
土茯苓（別名）奇良　奇糧　岐良　山歸
來　冷飯塊　地茯苓　山地栗　土萆
薢　木豬苓　刺豬苓　過山龍　仙遺
根　草禹餘糧
大豆黃卷（別名）豆卷　豆蘖　黃卷皮
大蒜（別名）葫　葷　天師葫
大薊（別名）地疔　地丁香　地丁草
牛溺刺　地下草　大居寒
女貞子（別名）貞木　蠟樹　鼠梓木　冬
青
小薊（別名）貓薊　山牛蒡　野紅花
山豆根（別名）中藥　解毒　黃結　金鎖
匙
山奈（別名）三奈　三籟　山辣　舌香
三乃子
山査（別名）山樝　山果子　山纍子
木桃子　猴梨　猴樝　赤棗子　柹査
子　和圓子　棠毬子　映山紅果

山茱萸（別名）石棗　肉棗　蜀酸棗　雞足

山慈姑（別名）山茨菰　慈菰　朱姑　金燈

川芎（別名）芎藭　藥芹　杜芎　胡藭　香果　山鞠藭　蛇避草　閣莫伽

丹皮（別名）牡丹皮　花王　花相　血樻　鹿韭

丹砂（別名）朱砂　辰砂　硃砂　塊砂　巴砂　眞朱　白金砂　白庭砂　半面砂　馬牙砂　光明砂　雲母砂　金星砂　辰錦砂　鏡面砂　洋尖砂

丹參（別名）赤參　山參　逐馬　木羊乳　郄蟬草　奔馬草

五加皮（別名）木骨　五佳　五花　文章草　五葉木　豺節　白刺　追風使

五味子（別名）壯味　玄及　會及　嗽神　菫豬　六亭剌　紅內消

五倍子（別名）川文蛤　百蟲倉　五去風　五棓子

五穀蟲（別名）糞蛆　屎蟲　糞蟲　天漿子

五靈脂（別名）寒號蟲糞　丹芝　白芝　鶡鴠屎

井底泥（別名）井泉泥

升麻（別名）周麻　雞麻　收靡　旣濟公

天仙藤（別名）天仙

天名精（別名）地菘　天蔓青　皺面草　杜牛膝　天門精　玉門精

天竹黃（別名）天竺黃　竹黃　竹膏　空個玄

天門冬（別名）天冬　天門　金華　顚勤　天文冬　地門冬

天南星（別名）虎掌　南星　虎膏　半夏精
天麻（別名）石箭　赤箭　神草　定風草　分離草　御風草　獨搖草　鬼督郵
巴豆（別名）巴仁　巴菽　日剛子
巴戟天（別名）巴戟　不凋草　三蔓草
木瓜（別名）欒櫨　鐵脚梨
木耳（別名）木檽　木菌
木芙蓉（別名）拒霜
木香（別名）五香　蜜香　廣木香　南木香
木通（別名）通草　附支　丁翁　萬年藤
木賊草（別名）木賊　銼草
木蓮（別名）薜荔　木饅頭　鬼饅頭
木蝴蝶（別名）千張紙
木鼈子（別名）木蟹　木別子　土木鼈
水仙（別名）金盞銀臺
水蛭（別名）蚑　馬蛭　馬蟥
水精（別名）水晶　水玉　石英
水銀（別名）汞
水獺肝（別名）水狗肝
水蘇（別名）雞蘇　香蘇　蘇薄荷　龍腦
牛黃（別名）丑寶　西黃
牛蒡子（別名）惡實　鼠黏子　大力子　牛菜子
牛膝（別名）牛莖　百倍　山莧菜　淮牛膝
王不留行（別名）禁宮花　剪金花　金盞銀臺
王瓜（別名）土瓜　野甜瓜　赤雹子　老鴉瓜　公公鬚
仙茅（別名）獨茅　茅瓜子　婆羅門參
代赭石（別名）須丸　血師　土朱　蟲朱
冬瓜（別名）白瓜
冬蟲夏草（別名）夏草冬蟲
半夏（別名）守田　水玉　地文　和姑
玄參（別名）元參　黑參　烏元參　玄臺

鹿腸　馥草

玄精石(別名)元精石　太乙玄精石

玉簪花(別名)白鶴仙

瓦松(別名)瓦花

瓦楞子(別名)魁蛤　瓦壟子　蚶子　瓦屋子

甘松香(別名)甘松

甘草(別名)蜜草　靈草　國老草　主人蜜甘

甘遂(別名)甘藁　甘澤

甘蔗(別名)竿蔗

甘蕉(別名)芭蕉

生薑(別名)薑根　百辣雲　勾粧指　因地辛　炎涼小子

田螺(別名)田贏

田雞(別名)長股　青雞　坐魚　蛤魚

白朮(別名)天生朮　冬朮　山薊　楊枹馬薊

白芍(別名)白芍藥　金芍藥　將離　冠芳豔友

白果(別名)銀杏　鴨脚子

白芥子(別名)胡芥子　蜀芥子

白芨(別名)白及　白給　甘根　連及草

白花蛇(別名)蘄蛇　褰鼻蛇

白芷(別名)白茝　芳香　澤芬　符離

白附子(別名)白波串　新羅白肉

白茅根(別名)茹根　蘭根　地筋根　野管根

白堊(別名)白善土　白粉土　畫粉

白榤(別名)棪

白薇(別名)白微　白幕　薇草

白頭翁(別名)野丈人　胡王使者　奈何草

白斂(別名)白蘞　白草　白根　兔核　猫兒卵　崐崘　鏡草

白殭蠶(別名)直殭蠶　死冰　白甘遂
白鮮皮(別名)白羶　白羊鮮　地羊鮮　金雀兒椒
石灰(別名)石堊　堊灰　礦灰　煆石
石决明(別名)九孔螺　千里光　石厥明　海蚌殼
石長生(別名)丹草　丹沙草
石炭(別名)石墨　煤炭　鐵炭　焦石　烏金石
石胡荽(別名)鵝不食草　雞腸草　天胡荽　野園荽
石韋(別名)石韀　石皮　石蘭
石斛(別名)金釵斛　金石斛　川石斛
石膏(別名)細理石　寒水石
石蒜(別名)烏蒜　老鴉蒜　蒜頭草　蘡薁酸　一枝箭　水麻
石榴皮(別名)安石榴
石龍芮(別名)地椹　天豆
石鐘乳(別名)鐘乳石　鵝管石　留公乳
石鹼(別名)灰鹼　花鹼
伏龍肝(別名)竈心土　釜月下土
合歡皮(別名)合昏　夜合　烏賴樹
吐鐵(別名)麥螺　梅螺
地栗(別名)荸薺　烏芋
地骨皮(別名)地節　地佳　杞根　却老根　仙人杖
地榆(別名)玉豉　酸赭
地膚子(別名)地葵　地麥　落帚　白地草　鴨舌草
地錦(別名)血見愁　草血竭
安息香(別名)辟邪　攮香　安悉香　千金木脂
朴消(別名)皮硝　消石　朴硝
百合(別名)重箱　途花　強瞿　麻羅　蒜

腦藷
百草霜（別名）竈突墨　竈額墨
百部（別名）婆婦草　野天門冬
羊蹄（別名）水黃芹　禿菜　羊蹄大黃
羊躑躅（別名）鬧羊花　黃躑躅　黃杜鵑
羊不食草
肉豆蔻（別名）肉果　脾家瑞氣
肉桂（別名）連桂　官桂　木桂　大桂　丹
桂　咄者　丹陽木皮
肉蓯蓉（別名）肉松蓉　別當　地精　地丁
艾葉（別名）冰臺　醫草　黃草　艾蒿
血竭（別名）麒麟竭　麒麟血　血結　爪兒
血
西瓜（別名）水瓜　夏瓜　寒瓜　青登瓜
西施舌（別名）車蛤
西洋參（別名）佛蘭參　花旗洋參
西國米（別名）沙孤米

何首烏（別名）首烏　交莖　夜合　地精
山翁　瘡帚　紅內消　九眞藤　夜交
藤
吳茱萸（別名）吳萸　川薑　藥茱萸　辟邪
翁
呂宋果（別名）加穵弄果
延胡索（別名）元胡索　玄胡索　武胡索
延胡
旱蓮草（別名）鱧腸草
杏仁（別名）苦杏仁　德兒　草金丹
杜仲（別名）思仲　思仙
杜衡（別名）杜葵　馬蹄香　土細辛
決明子（別名）槐豆　金荳兒　江南豆　狄
小豆　馬蹄草　馬蹄決明
沈香（別名）蜜香　沈水香　惡揭嚕　阿迦
嚧華
沒石子（別名）沒食子　無食子

沒藥（別名）末藥
沙苑蒺藜（別名）同蒺藜　潼蒺藜
沙參（別名）白參　文希　羊奶婆
沙魚翅（別名）魚翅　鮫魚翅
牡蠣（別名）牡蛤　蠣蛤　蠔　左牡蠣
皂莢（別名）皂角　鷄栖子　烏犀　懸刀
芋（別名）芋艿　芋頭
貝母（別名）川貝　川貝母
貝齒（別名）貝子
赤小豆（別名）赤豆　紅豆
赤芍（別名）赤芍藥　木芍藥　西赤芍
赤箭（別名）赤箭芝
車前子（別名）當道　芣苡　牛遺　地衣
　車輪菜　打官司草
辛夷（別名）木筆　迎春　望春　辛雉　房
　木　朝天蓮　報春花
防巳（別名）解離　石解

防風（別名）屛風　回草　百蜚　百枝　銅
　芸
乳香（別名）名香　纏木　滴乳　馬尾香
　天澤香　多伽羅香
使君子（別名）史君子　四君子　風稜御史
兒茶（別名）孩兒茶
刺猬皮（別名）刺蝟皮　蝟鼠皮
卷柏（別名）求股　交時　萬歲　含生草
　地石草　長生不死草
夜明砂（別名）蝙蝠糞　天鼠矢　千里光
　石肝　鼠法　鼠眞
松脂（別名）松香　松膠　松肪　瀝靑
河豚（別名）吹肚魚　氣包魚　鯸鮧　鰗鮧
　鮭魚　嗔魚
波羅蜜（別名）曩伽結
狗脊（別名）金毛狗脊　狗靑　強膂　扶筋
知母（別名）連母　蚳母　蝭母　兒草　貨

母　地參　水參
羌活(別名)羌青　護羌使者　胡王使者
芡實(別名)芡子　雞豆　雞頭米　雞頭蓮
蔆弟　鳧頭
芫花(別名)杜芫　赤芫　去水　毒魚　頭
痛花
芫青(別名)青娘子
花蕊石(別名)花乳石
虎杖草(別名)苦杖　大蟲杖　斑杖　酸杖
金果欖(別名)金苦欖
金鈴子(別名)楝實　苦楝子　川楝子
金銀花(別名)忍冬花
金線釣蝦蟆(別名)金線重樓　金線釣蛤蟆
金櫻子(別名)刺梨子　山石榴　山雞頭子
長松(別名)仙茆
阿膠(別名)烏膠　盆膠　傅致膠　驢皮膠
阿魏(別名)阿虞　薰渠　哈昔泥

青皮(別名)小青皮　青橘皮
青葙子(別名)青襄子　還瞳子　草決明
青蒿(別名)香蒿
青黛(別名)靛花　青蛤粉
前胡(別名)全胡　西天蔓
厚樸(別名)川朴　赤朴　劉朴　厚皮　重
皮
威靈仙(別名)能消　壽祖
枳椇子(別名)結留子　雞距子　雞橘子
枳實(別名)洞庭　破胸槌
柏子仁(別名)側柏仁
柞木(別名)鑿子木
柴胡(別名)茈胡　地薰　芸蒿　山菜　茹
草
玳瑁(別名)瑇瑁
砒石(別名)信石　人言
穿山甲(別名)鯪鯉

紅花（別名）紅藍花

胖大海（別名）安南子　大洞子

胡瓜（別名）黃瓜

胡桃（別名）核桃　羌桃

胡桐淚（別名）胡桐瀝　胡桐鹼

胡荽（別名）香荽　胡菜

胡麻（別名）巨勝子　脂麻　芝麻　油麻

胡黃連（別名）胡連

胡蘿蔔（別名）胡盧巴　苦豆

苦參（別名）苦識　苦骨　地槐　白莖

苦菜（別名）荼　苦苣　苦蕒

苦匏（別名）苦瓠　苦壺盧

茄子（別名）落蘇　崑崙瓜　草鼈甲

茉莉（別名）奈花

郁李仁（別名）棣仁　爵李　棠棣　隱上座　山梅子

韭（別名）草鐘乳　起陽草

香附（別名）莎草根　莎草香附　雀頭香　草附子　水香稜　水巴戟

香蕈（別名）香菌

香薷（別名）香茹　香柔　香耳　香菜　蜜蜂草

香櫞（別名）枸櫞　佛手柑

夏枯草（別名）夕句　鐵色草

射干（別名）烏扇　烏翣　仙人掌　紫金牛　野萱花

栝樓（別名）果臝　瓜蔞

桃仁（別名）脫核仁　脫核嬰

桑上寄生（別名）桑寄生

桑白皮（別名）桑根白皮

桑葉（別名）霜桑葉

桑螵蛸（別名）蜱蛸　螳螂子房

桔梗（別名）白藥　梗草

浮萍草（別名）水萍　紫背浮萍

海金沙(別名)海金砂
海浮石(別名)浮石　海石　浮海石
消石(別名)火硝　焰硝　地霜
烏梅(別名)薰梅　巢煙九助
烏賊骨(別名)海螵蛸　烏鰂骨
烏頭(別名)川烏　川烏頭
烏藥(別名)矮樟　鰟魮樹
烏蘞莓(別名)五葉莓　龍葛　赤葛　赤潑藤　五爪龍
狼牙(別名)狼子　狼齒　犬牙
狼把草(別名)狼杷草
益智仁(別名)英華庫　益志子
眞珠(別名)珍珠　蚌珠　廉珠
秦皮(別名)梣皮　苦樹皮　樳木皮
秦艽(別名)秦爪　秦仇　秦糺　秦膠　網草
秫米(別名)黃米　糯秫　糯粟　黃糯

粉錫(別名)白粉　鉛粉　胡粉　定粉　水粉　光粉　杭粉　官粉　白膏　鉛華
荔枝(別名)離枝　丹荔
茜草(別名)蒨　茅蒐　茹藘　地血　染緋草　血見愁　風車草　過山龍　牛蔓
伏苓(別名)伏靈　雲苓　伏兔　松腴
茴香(別名)懷香　八月珠
茵陳蒿(別名)茵陳　因塵　白蒿　家茵陳　石茵陳
茺蔚子(別名)益母草子
荊三稜(別名)三稜　削堅都尉
荊芥(別名)假蘇　薑芥　鼠蓂
草豆蔻(別名)豆蔻
草烏(別名)　草烏頭　土附子
蚤休(別名)草河車　草甘遂　蚩休　重樓　金線
釜臍墨(別名)釜月中墨

馬勃（別名）馬疕　灰菰　牛屎菰

馬兜鈴（別名）都淋藤

馬齒莧（別名）馬莧　五行草　五方草　長命菜　九頭獅子草

馬鞭草（別名）龍牙草　鳳頸草

骨碎補（別名）猴薑　猢猻薑　石菴蕳

高良薑（別名）蠻薑

乾地黃（別名）生地

側柏葉（別名）叢柏葉

商陸（別名）白昌　昌陸　馬尾　莧陸　當陸

密陀僧（別名）沒多僧　爐底

密蒙花（別名）水錦花　寒不凋

常山（別名）恆山　亙草　雞屎草　鴨屎草

敗醬草（別名）苦菜　苦蘵　澤敗　鹿腸　鹿首　馬草

旋覆花（別名）金沸草　金錢花　滴滴金　夏菊

曼陀羅花（別名）風茄兒　山茄子　醉仙桃　惡客　佛花　癲茄

梔子（別名）山梔子　巵子

淡豆豉（別名）豆豉　大豆豉

淡菜（別名）殼菜　海蜌　東海夫人

淫羊藿（別名）仙靈脾　放杖草　棄杖草　千兩金　乾雞筋　黃連祖　剛前　三枝九葉草

牽牛子（別名）黑白丑　草金鈴　盆甑草　狗耳草

甜瓜（別名）甘瓜　果瓜　熟瓜

硇砂（別名）磠砂　狄鹽　氣砂　北庭砂　透骨將軍

紫河車（別名）胞衣

紫花地丁（別名）箭頭草　獨行虎　羊角子

米布袋

紫荊皮(別名)紫珠　肉紅　紫金皮

紫草(別名)紫丹　紫芙　地血　鴉銜草

紫參(別名)牡蒙　五鳥花

紫菀(別名)青菀　紫蒨　返魂草　夜牽牛

紫菜(別名)紫英

紫蘇(別名)蘇　水蘇　赤蘇　香蘇　桂荏

細辛(別名)小辛　少辛　馬辛　玉香絲　綠鬚菖

羚羊角(別名)羬角　𤜵羊角　麢羊角　九尾羊角

莨菪(別名)行蓎　狼蓎　虎茄　天仙子　牙疼子　草牛黃

蚯蚓(別名)地龍　曲蟺　螼螾

蚯蚓泥(別名)蚓螻　六一泥

蛇床子(別名)思益　虺床　鬼考　馬牀　蛇米　蛇常　鬼老子

蛇含(別名)蛇銜　威蛇　小龍芽　紫背龍芽

蛇蛻(別名)蛇退　蛇符　蛇脫　蛇皮

貫衆(別名)貫仲　貫節　貫渠　鴟頭　管仲　百頭草　黑狗脊

通草(別名)通脫木

連錢草(別名)地錢草　積雪草　海蘇　錢葛　穿牆草　胡薄荷

連翹(別名)三廉　軹　連喬　連異　異翹　連軺　大翹　蘭華　旱蓮子

野菊(別名)苦薏

陳皮(別名)黃橘皮　新會皮　陳廣皮　紅皮　貴老

陳倉米(別名)陳廩米

鹿銜草(別名)薇銜
鹿蹄草(別名)小秦王草 秦王試劍草
麥門冬(別名)麥冬 麥文 麥門 愛韭
馬韭 羊韭 不死草 階前草
麥芽(別名)麥蘗
麻仁(別名)大麻仁 火麻仁 麻子
麻黃(別名)龍沙 狗骨 赤根 卑相
卑鹽 中央節士 中黃節士
斑蝥(別名)蠻蝥 斑貓 斑尾 斑蚝
款冬花(別名)氐冬 虎鬚 款花 款凍
冬花蘂 敕肺候
無名異(別名)土子 錳
無花果(別名)蜜果 映日果 映日紅 文
光果
琥珀(別名)丹珀 血珀 南珀 紅松脂
虎魄 蠟珀
硫黃(別名)黃牙 黃英 黃礦 倭硫黃

童便(別名)人尿 輪迴酒 還元湯 還
魂酒
絡石藤(別名)耐冬 石鯪 石龍藤
絲瓜(別名)天絲瓜 天羅 布瓜 蠻瓜
菊花(別名)女節 女華 節華 日精
菖蒲(別名)昌陽 堯韭 水劍草 石上
草 白菖 昌本 蘑蒲 綠劍眞人
菟絲子(別名)菟縷 菟邱 野狐絲 金線
草
菴蕳(別名)覆閭
萊菔子(別名)蘿蔔子 蘆萉子
萎蕤(別名)玉竹 女萎 葳蕤 委萎
蛤蚧(別名)蛤蟹 仙蟾
訶子(別名)訶黎勒
越瓜(別名)梢瓜 菜瓜
酢漿草(別名)酸漿 三葉酸 雀兒酸 酸
箕草

陽起石(別名)羊起石 白石 石生
雄黃(別名)黃金石 石黃 夜金 男精
白陵 丹山 朱雀金 鷄冠石
雲母(別名)貝石 雲砂 雲液 雲英
雲華 雲膽 雲珠 千層紙 金星石
黃耆(別名)黃蓍 黃著 王孫 綿耆
黃連(別名)王連 支連 川連 雅連
黃精(別名)黃芝 戊己芝 菟竹 鹿竹
仙人餘糧 救窮草 山生薑
黃蘗(別名)黃柏 蘗木 山屠
楊梅(別名)杭子
楮實(別名)穀楮 實桃
滑石(別名)畫石 液石 白滑石
瑞香(別名)雪花 奪香花
當歸(別名)大芹 乾歸 山蘄 文無
白蘄 女二天 地仙圓 夷靈芝
硼砂(別名)蓬砂 鵬砂 盆砂

萱草(別名)忘憂 宜男 鹿葱
萹蓄草(別名)扁竹 扁蔓 粉節草 道生
草 百節草 猪牙草 鐵綿草
落花生(別名)長生果
落得打(別名)土木香 山雄黃 五香草
葛仙米(別名)天仙菜 天仙米
葛根(別名)雞齊 鹿藿 黃斤
葡萄(別名)蒲桃 草龍珠
葱白(別名)芤 菜伯 和事草 鹿胎
葶藶子(別名)丁歷 狗薺
蜀黍(別名)蜀秫 蘆穄 蘆粟 木稷
荻梁 高粱
蜀葵花(別名)吳葵 杖石 戎葵 衛足
蜂蜜(別名)蜂糖 石蜜 石飴 巖蜜
蜆肉(別名)扁螺
蜈蚣(別名)天龍 蝍蛆
補骨脂(別名)破故紙 婆固脂 胡韭子

鉛（別名）青金　黑錫　金公　水中金
鉛丹（別名）黃丹　丹粉　朱粉　鉛華
雉（別名）野雞
雷丸（別名）雷實　雷矢　竹苓
預知子（別名）聖知子　聖先子　盍合子
　仙沼子
鼠婦（別名）鼠負　負蟠　伊威　鼠姑
　溼生蟲
鼠麴草（別名）米麴　香茅　黃蒿　鼠耳
　佛耳草　茸母草　無心草　黍麴草
　猫耳朵　毛女兒菜
慈姑（別名）慈菇　藉姑　河鳧　茨菰
榧子（別名）披子　赤果　玉榧　玉山果
漏蘆（別名）野蘭　莢蒿
綠豆（別名）菉豆
綠礬（別名）皂礬　青礬　絳礬　紅礬
膃肭臍（別名）海狗腎

蒲公英（別名）黃花地丁　構耨草　金簪草
　奶汁草
蒲黃（別名）香蒲花
蒼朮（別名）仙朮　赤朮　山精　山薊
蒼耳子（別名）枲耳　卷耳　爵耳　耳璫
　胡葈　常思菜　羊負來　道人頭
蜻蛉（別名）蜓蜻　蜻蝏
豨薟草（別名）希仙　豨膏母　狗膏　虎膏
　白花菜　羊屎菜　虎薟
輕粉（別名）水銀粉　汞粉　峭粉　膩粉
辣茄（別名）辣椒　辣蓼　辣虎
遠志（別名）小草　細草　棘菀　醒心杖
酸棗仁（別名）樲　山棗
酸漿草（別名）燈籠草　醋漿　苦耽　天泡

草

銀（別名）白金
銅青（別名）銅綠

鳳仙子(別名)急性子　旱珍珠
劉寄奴(別名)金寄奴　烏藤菜　九里光
　六月雪　鴨脚　大葉蒿子
墨　(別名)金墨　松煙
樟腦　(別名)韶腦　朝腦　潮腦　樟冰
熟地黃(別名)還元大品　婆婆奶　深深
磁石　(別名)慈石　玄石　吸鐵石
穀芽　(別名)稻糵
穀精草(別名)戴星草　戴精草　鼓槌草
　文星草　流星草
蓬莪朮(別名)蓬莪　蓬莪茂
蓮子　(別名)蓮肉　水芝　藕實　珠實
　珠璽　玉擎　玉蛹　澤芝
蓽撥　(別名)蓽茇
蝦　(別名)鰕
蝱蟲　(別名)蜚蝱
蝸牛　(別名)蠡牛　蜒蚰蠃　土牛兒

醋　(別名)米醋
凝水石(別名)寒水石　白水石　凌水石
　鹽精石
橄欖　(別名)青果　忠果　諫果
澤漆　(別名)五鳳草
澤瀉　(別名)及瀉　水瀉　禹瀉　禹孫
澤蘭　(別名)水香　風藥　虎蒲　虎蘭
　龍棗　九畹菜
燕脂　(別名)臙脂　胭脂
燕窩　(別名)燕蔬菜
獨活　(別名)獨滑　羌青　長生草　護羌
　使　獨搖草
蕓薹　(別名)寒菜　胡菜　薹菜　薹芥
蕤核　(別名)白桵　蕤仁
蕪荑　(別名)莁荑　無姑　藙瑭　木名榎
豬苓　(別名)朱苓　茱苓　猪苓　豕橐
　豬零　地烏桃

霍山石斛(別名)霍石斛　甜石斛　西楓斗
西楓斛
鴨　(別名)鶩　舒鳧　家鳧
龍骨　(別名)陸虎遺生
龍眼　(別名)龍目　圓眼　益智　桂圓
亞荔枝
龍腦香(別名)梅片　冰片
龍膽草(別名)陵游
龍鬚草(別名)石龍芻　草續斷　縉雲草
西王母簪
龜板　(別名)龜版　水龜甲
營實　(別名)薔薇子　英實
縮砂仁(別名)砂仁　縮砂密
膽礬　(別名)石膽
蕺菜　(別名)菹菜　魚腥草
薄荷　(別名)英生　菝蔄　冰喉尉
薏苡仁(別名)苡仁　苡米　芑實　米仁

起目　玉珠　草魚目　回回米　解蠡
薏珠子
薑黃　(別名)蒁　寶鼎香　片子薑黃
薤白　(別名)火葱
螻蛄　(別名)蟪蛄　天螻　螻蟈　土狗
䗪蟲　(別名)地鼈蟲　土鼈　簸箕蟲
鴿　(別名)白鴿　鵓鴿　飛奴
檳榔　(別名)賓門　仁頻　橄欖子
瞿麥　(別名)南天竺草　蘧麥
薯蕷　(別名)山薯　山蕷　山藥　薯藥
玉延　玉糝
薺苨　(別名)杏參　空沙參　白麵根　甜
桔梗
藁本　(別名)藁茇
蟬蛻　(別名)蟬衣　蟬退　蟬殼
覆盆子(別名)缺盆　大麥莓　插田藨　畢
楞伽

鷄卵（別名）雞子　雞蛋
礜石（別名）毒砂　太白砂　立制石　青介石
礞石（別名）靑礞石
藺茹（別名）藘蕠
藜蘆（別名）山葱　憨葱　鹿葱
蟹（別名）螃蟹　郭索　無腸公子
蟾蜍（別名）癩蝦蟆
爐甘石（別名）爐眼石　爐先生
礬石（別名）涅石　羽涅　羽澤
穭豆（別名）黑小豆　馬料豆
藿香（別名）兜婁婆香
蘆薈（別名）奴會　訥會　象膽
蘇木（別名）蘇方木　蘇枋木
蠐螬（別名）蟦蠐　蜰蠐
露蜂房（別名）蜂窠　蜂腸　百穿
黨參（別名）防黨　潞黨參

續隨子（別名）千金子　千兩金　菩薩豆　拒冬　聯步
續斷、（別名）屬折　接骨　龍豆　南草
蘭草（別名）省頭草　都梁香
蠡實（別名）馬楝　馬帚　馬藺子　鐵掃帚
麝臍香（別名）麝香　臍香　臍堂　莫訶婆伽
鰻鱺魚（別名）鰻鱺
鷓鴣茶（別名）海人草
鱔魚（別名）鱓魚　黃鱔
鱧魚（別名）蠡魚　黑鱧　玄鱧　烏鱧　銅魚　黑魚
鬱金（別名）馬蒁　乙金　玉金